# 上肢運動障害の作業療法

麻痺手に対する作業運動学と作業治療学の実際

著 大阪府立大学 竹林 崇

文光堂

# 序　文

　筆者は2003年から脳卒中後の麻痺手に対するアプローチであるconstraint-induced movement therapy（CI療法）に関わり続け，はや15年が経過する．当初から，CI療法のことを，「作業療法を圧縮したようなアプローチ方法」だと考えていた．その理由としては，心理学を基盤としていることや，運動・行動学習などを基盤としていることなど，作業療法と共通する点が多岐にわたることもあるが，最も大きな理由は，目標の「作業」を成し遂げるために，「作業」を用いてアプローチする点にあると筆者は考えている．そして，最も重要な指標を生活での麻痺手の使用行動を測定するmotor activity logや，それらを促進するための行動学的戦略であるtransfer packageなども，強く作業療法を連想させるキーワードとなっていることは間違いない．

　ただし，このように作業療法とシンクロニシティが高いアプローチ方法だと筆者が考えていたにもかかわらず，世間の作業療法士からは「機能練習」として大きな誤解を受けていたことも事実である．その結果，2000年代は一部の作業を大切にする作業療法士からは，「機能的アプローチであるCI療法は私たち作業療法士の仕事ではない」とまで揶揄されることも少なくなかった．ただし，最近では多くの作業療法士がCI療法の本質を理解し，CI療法の代名詞でもある「エビデンス」に加えて，作業療法を成就するための一手法として市民権を得てきた印象がある．

　本書は6章から構成されており，I章の作業療法とCI療法の歴史から始まり，II，III章では，実施するための具体的な評価方法について触れている．さらに，IV章からは，実践的な課題指向型アプローチの課題の作成方法と膨大な数の課題一覧表を記載し，初学者が本書を手に取りながら，方法論を理解できるような構成となっている．さらにV章では，CI療法を中等度と重度の対象者に実施するための工夫や，効果をより促進するための物理療法や他療法など，多くの併用療法の実際に触れた後に，VI章にて行動学的手法であるtransfer packageにも触れている．多くの場面で，事例に関わるエピソードを記載しており，文字面だけでなく，読者の実体験にも訴えかけ，学習が進むように工夫を凝らしている点が特徴である．

　最後に，本書の出版にあたり，前職の兵庫医科大学病院にてCI療法を著者に教育し，多くの研究課題を提供してくださった，リハビリテーション医学教室主任教授である道免和久先生と，医師・作業療法士の皆さんには感謝の念をこの場を借りて述べたい．さらには，ここまでの研究や知見を提供してくださった多くの対象者の方にも深謝したいと思う．

2018年9月

竹林　崇

# 目次　上肢運動障害の作業療法

## I 作業療法における機能的アプローチの役割 …… 1

**1** 作業療法の機能的なアプローチに対するスタンス …… 2
**2** 上肢アプローチの作業活動を用いたアプローチの台頭 …… 5
**3** 脳卒中後の上肢麻痺に対する課題指向型アプローチ …… 17
　1 作業活動を用いたアプローチ＝課題指向型アプローチとは？ …… 17
**4** 脳卒中後の上肢麻痺に対する作業を用いたアプローチのエビデンス …… 20
　1 CI療法が中枢神経システムの可塑性に関わるメカニズム …… 20
　2 CI療法のエビデンス …… 24

## II 作業を用いた上肢機能アプローチを行うための基本的な評価 …… **33**

**1** 脳卒中後の上肢麻痺に対する特異的評価と運動学的評価の役割 …… 34
**2** 「客観的数値」を示すための脳卒中後の上肢麻痺に対する特異的な検査 …… 34
　1 身体機能・構造（body function）…… 35
　　① Fugl-Meyer assessment（FMA）の上肢運動項目　35
　　② ブルンストロームステージ（BRS）　39
　　③ modified Ashworth scale（MAS）　40
　　④ motricity index（MI）　41

　2 活動（activity）…… 41
　　① action research arm test（ARAT）　41
　　② Wolf motor function test（WMFT）　43
　　③ box and block test（BBT）　45
　　④ 簡易上肢機能検査　45
　　⑤ assessment of motor and process skills（AMPS）　46

　3 参加（participation）…… 46
　　① motor activity log（MAL）　46
　　② カナダ作業遂行測定（COPM）　49
　　③ stroke impact scale（SIS）　49
　　④ 活動量計　51

| | | |
|---|---|---|
| **3** | 運動学的評価の役割 | 52 |
| **4** | 事例を通した運動学的評価の実際 | 54 |

    1 ボトムアップ評価 …………………………………………………… 56
        ① 異常な共同運動パターンを評価する　56

    2 トップダウン評価 …………………………………………………… 57

# Ⅲ 運動学的評価による課題作成と アプローチ手法の決定　　63

| | | |
|---|---|---|
| **1** | 事例を通して運動学的評価を実践してみよう | 64 |
| **2** | 練習課題の作成 | 64 |

    1 shaping ……………………………………………………………… 65
        ① 肩の適合性を整える　66
        ② 使用する物品を決める　72
        ③ 課題のなかで使える手をつくる　74
        ④ さらに分離を促し機能向上を目指す　76
        ⑤ その他の手指，手関節に対するアプローチ　76

    2 task practice につなぐための shaping ………………………… 78
        ① 肩甲骨の適合性をつくる　79
        ② 使用する物品を決める　80
        ③ 課題のなかで使える手（近位上肢）をつくる　80
        ④ 課題のなかで使える手（遠位上肢）をつくる　80

    3 task practice ……………………………………………………… 84
        ① task practice を導入するタイミング　87
        ② task practice における難易度調整　90
        ③ task practice における両手動作の位置付け　93

目次　上肢運動障害の作業療法

## Ⅳ 練習課題の種類と運用方法 …………………………………………………… 99

### 1 作業課題のバリエーション ……………………………………………………… 100

#### 1 shaping の例 ……………………………………………………………… 100

1.ブロック移動　100／2.ひも結び　102／3.液体をすくう　102／
4.ボタンの着脱　103／5.物品にバンテージを巻きつける　105／
6.ビー玉をチラシで包む　105／7.タイピング　106／8.書字動作　106／
9.コイン操作　108／10.手掌内でのボールの操作　109／11.おはじき弾き　110／
12.ページめくり　111／13.輪ゴム入れ　111／14.のりのキャップを開ける　112／
15.トランプめくり　113／16.輪移動　113／17.ペグボード移動　114／
18.ネジまわし　115／19.ベルクロ®を剝がす　115／20.レースボード　116／
21.プラスチックコーンの移動　117／22.ピンチペグの移動　118／
23.アークアンドリング　119／24.手指で円を描く　120／
25.ホッチキスやパンチを使用する　120

#### 2 task practice の例 ………………………………………………………… 121

1.爪切り課題　121／2.身体を洗う　122／3.髪をとく　122／
4.ジャケットのジッパーを締める　123／5.歯磨き　123／
6.スープを食べる　飲み物を飲む　124／7.衣服の着用　125／
8.靴下の着脱　125／9.顔剃り　126／10.手袋の着脱　126／
11.マウスをクリックする　127／12.テーブルや壁を拭く　127／
13.テーブルセッティング　128／14.食材を切る　129／15.携帯電話の操作　130

### 2 作業課題の運用方法の実際 ……………………………………………………… 130

#### 1 適切な練習量 ……………………………………………………………… 130
#### 2 練習量を担保するマネジメント ………………………………………… 134

① 家族に CI 療法の教育を行う　135
② ほかの医療スタッフと連携を図る　136

## V 課題指向型アプローチを効率化する手法 ... 141

- 1 経頭蓋磁気・直流電気刺激 ... 142
- 2 末梢電気刺激 ... 143
- 3 ミラーセラピー ... 149
- 4 振動刺激 ... 151
- 5 ロボット療法 ... 152
- 6 ボツリヌス毒素施注 ... 157

## VI 練習成果を生活環境に定着するための行動学的手法 ... 163

- 1 どうして行動学的手法が必要なのか ... 164
- 2 行動学的手法である transfer package とは ... 169
  - 1 transfer package の構成要素 ... 172
    - ① 毎日 MAL の QOM を自己評価する（麻痺手の観察：monitoring） 172
    - ② 麻痺手に関わる日記をつける 174
    - ③ 実生活で麻痺手を使用するために存在する, 障害を克服するための問題解決技法の獲得 176
    - ④ 行動契約 179
    - ⑤ 介助者との契約 192
    - ⑥ 自宅での麻痺手の使用場面の割り当て 193
    - ⑦ 自主練習の指導 195
    - ⑧ 毎日の練習内容の記録 195
  - 2 CI 療法の手続きの流れ ... 196

索 引 ... 201

# I

# 作業療法における機能的アプローチの役割

# I 作業療法における機能的アプローチの役割

## 1 作業療法の機能的なアプローチに対するスタンス

　作業療法の源流の一つは18・19世紀の道徳療法（moral treatment）であると考えられている[1]．どの道徳療法のなかでも「作業」が治療的に用いられたことから，作業治療（occupational cure），仕事治療（work cure）などと呼ばれ，1840〜1860年頃に大いに盛況を迎えた．しかしながら，それらの作業を用いた道徳療法は，1870年頃からは，医療従事者の精神疾患に対する興味の変化や南北戦争による人々の価値観の変化により，瞬く間に衰退した．また，当時の道徳療法は，主として，精神疾患患者を対象に用いられたものであった．

　時代は流れ，1800年代後半になると，作業療法の第2の源流として，アーツ・アンド・クラフツ運動が挙げられる．この一種の社会改革運動は，産業革命後に工業化してしまった社会のなかで，失われがちであった人の尊厳を回帰することを目的に実施されたものである．生命を満たす真の労働を手作業に求めたこの運動によって，従来の作業を用いた治療の対象者であった精神疾患患者に加え，社会的弱者といった健常人などにも対象を拡大しつつ，「作業」を再び治療的に利用しようとする動きが認められた．それらをきっかけに，1900年代の初頭には複数の職種が集結し，道徳療法に加えさまざまな知識を基盤として作業療法が誕生した．

> **メモ　道徳療法とは？**
> 
> 　ここでいう道徳療法とは，フィリップ・ピネルの道徳療法のことを指している．別名では人道療法，人道的処遇などとも呼ばれる．Peloquinら[2]の定義では，moralという言葉に，心理的・感情的な意味をもたせているという解釈もある．これらから，道徳療法とは，人道的処遇，仕事や遊びを含めたすべての規律正しい生活，理性の育成，善行のしつけなどというさまざまなものに対してアプローチ行う治療と考えられている．つまり，人道的な処遇を徹底することにより，対象者の生活行動の回復を目的とする手法である．

　アメリカにおける作業療法の誕生に寄与した全国作業療法推進協会（the National Society for the Promotion of Occupational Therapy：NSPOT）が発足した1917年に，アメリカが第一次世界大戦に参戦し，それを契機に，障害を有する兵士たちを対象としたリハビリテーションで，作業療法が重宝されるようになった．これらを契機に身体障がい者を対象とした作業療法（身体障害作業療法）が急速に成長を見せたのであった．

　しかしながら，1922年頃には，その発展にも陰りが見られ始める．その要因としては，身体障害のリハビリテーションに参画する作業療法士の医学的知識の低さが挙げられた[3]．これ

に対し，作業療法教育最低基準が制定され，医学教育の充実が図られた．この時期の身体作業療法は，ポリオや脳性麻痺のほか，多くの疾患を扱っていたが，脳卒中や脊髄損傷といった，現在主となる疾患に対しては提供されていなかった．

　1939年に第二次世界大戦が勃発し，これにより作業療法の需要は再び高まった．ただ，大戦によって生じた全ての需要を作業療法士のみでは賄うことができず，他職種の手により代行され，後にとって代わられた．このような状況のなかで，作業療法は作業の指導だけでなく，ADLやIADLである家事動作，義肢装具の操作に関する練習を担うようになった．その後，アメリカでリハビリテーションセンターが設立され，作業療法士はその要員の一部として選定されるようになったが，その技術系統を一層専門化させ，脱作業化に拍車をかけた．

　1950年代に入ると医学の発達に伴い，もともと対象の中心としていたポリオなどが医学的コントロール下に置かれるようになったこともあり，作業療法の対象疾患は，心臓疾患，脳卒中，整形外科疾患の比重が大きくなっていった．さらに，この時期になると作業療法教育カリキュラムが改変され，運動学，義肢装具学，神経学，ADLなどの比重が多くなり，手工芸を筆頭にした「作業」の比重はさらに低下した．

　もちろん，同時代の世界作業療法連盟（World Federation of Occupational Therapists：WFOT）は，作業療法の定義として，1962年の時点では，作業は機能再建を図るための手段的利用として用いられると記載した．

　この時点では，作業は機能回復の手段にすぎず，身体機能という身体の最下層にある変数が快復すれば，全ての問題が解決するといった還元主義的な作業療法であった．これは，当時の欧米で医学的モデルに基づいた還元主義的な作業療法が全盛であったことを強く反映しているものかもしれない．

　しかしながら，この流れに危機感を抱いたWFOTは，時間の経過と世間からのニーズに応える形で，1974年および1984年には，作業療法の目的に個人のニーズの達成に関する記述が加えられ，機能改善にのみ終始しないことが示された．1993年の改訂では作業療法の目的に「participate（参加）」が用いられ，対象者の主体的な参加によって健康が促進されることが提言された．

　2004年の改訂では，これまで一貫して使用されてきた「function（機能）」という言葉がなくなり，作業がもつ意味が，治療媒体としての手段的利用から，「作業を通して健康を促進する」という目的的利用へと変容することが期待された．また，作業療法の成果が人々の参加によって判断（評価）されるということが強調されるようになった．つまり，作業療法が作業に関して展開されることを宣言することで，他職種との役割の差別化が図られてきた．さらに，2010年の声明文では，クライエント中心（client-centered）という言葉が新しく登場し，よりいっそう対象者の個別の作業に焦点を当てるといった意図が示された．

　このようにWFOTは，定義のマイナーチェンジを繰り返しながら作業療法士の職業としての専門性や独自性の確立を図ってきた．実際の治療手段としての作業療法のアプローチも，Tromblyら[4]は，対象者にとって意味のある作業を獲得するためには，その作業を実施するために必要な能力や文脈を含むような類似した作業を用いたアプローチ（task-oriented approach，課題指向型アプローチ，task-specific approach，課題特異型アプローチ）が重要だと述べており，作業への回帰を訴えるものが少なからず台頭してきた．

**表1** 課題指向型アプローチを構成する要素

| | | |
|---|---|---|
| 1. | functional movements | 目標のない単関節運動や単一面のみの運動課題は行わない |
| 2. | clear functional goal | 日常生活や趣味などに関する明確な機能的目標のある課題を行う |
| 3. | client-centered patient goal | 対象者の価値や嗜好，もちうる経験や知識，求めるニーズを尊重する |
| 4. | overload | 過負荷の原則 |
| 5. | real-life object manipulation | 通常の日常生活で扱う物品の操作課題を行う（例：カトラリー，櫛など） |
| 6. | context-specific environment | 特定の課題環境に等しい（または，模擬的に想定した）練習環境を準備する |
| 7. | exercise progression | 課題は改善する対象者の能力に合わせて漸増する |
| 8. | exercise variety | 課題は多様に提示する |
| 9. | feedback | 適切なフィードバックを与える |
| 10. | multiple movement planes | 複数の関節自由度を要する運動課題とする |
| 11. | total skill practice | 対象者の運動パフォーマンスに対する特定の情報を与える |
| 12. | patient-customized training load | 対象者個人の治療ターゲットに適した運動負荷の課題を提供する |
| 13. | random practice | 課題はランダムに提示する |
| 14. | distributed practice | 課題に費やす時間は分散して行う |
| 15. | bimanual practice | 両手を用いる課題を取り入れる |

（文献9）より一部改変）

しかしながら，その時流に伴い臨床の作業療法が変化しているかというとそういうわけではない．近年の作業療法士が対象とする主な疾患の一つである脳卒中に対するアプローチでも，時流に逆らって，逆に作業から離隔する大きな変化が生じてきたといわれている．例えば，近代作業療法に関して，Smallfieldら[5]は，入院中の脳卒中患者に対する作業療法の手法を分類した際に，"They discovered that more sessions were spent on prefunctional activities rather than on functional activities（生活活動に対するアプローチよりも機能的アプローチに多くの時間を費やしている）．In fact, almost 66％ of session were not related to function（実際，約66％のセッションは生活活動以外のものに対するアプローチであった）"と報告している．このように，定義を作成する学者を中心とした組織本部と，臨床家を中心とした個々の作業療法士の間で大きな齟齬が生まれ，作業療法の機能的アプローチはより作業から離れ，作業を用いることすらなくなりつつあるのが現状であるように思える．この傾向は，作業療法の上肢機能アプローチにも同じような道をたどっていることは言うまでもない．

### メモ　作業を用いたアプローチ—課題指向型アプローチとは—

　課題指向型アプローチとは，運動制御のシステムモデルや生態理論，運動学習理論を背景に，Carr[6]や，Shumway-Cookら[7]によって提唱されたアプローチ方法である．身体機能に焦点を当てた抽象的な介入方法（関節可動域練習，筋力練習，神経筋促通術など）とは一線を画しており，世の現実的な環境を踏まえ，具体的な課題を想定した能力を高めるための練習方法である．なお，課題指向型アプローチは，立ち上がり，移乗といった能力レベルの課題全般を指すものであり，上肢に関するアプローチは狭義の課題指向型アプローチであると考えられている．
　課題指向型アプローチは読んで字のごとく，対象者が価値を見出している課題を達成するためのアプローチ方法であり，それらを達成するために，主体的に機能改善以上に，能力制限を改善させることに主眼を置いたアプローチである．なお，課題指向型アプローチは，従来のリハビリテーション手法に認められる異常反射の完全な抑制を目的としているわけではなく，現存する運動パターンをより効率化し，代償的な手法も含めて，活動レベルにおける能力向上を目標としたアプローチ方法でとされている[8]．なお，課題指向型アプローチの必要条件としての要素が挙げられているので，**表1**[9]に記す．

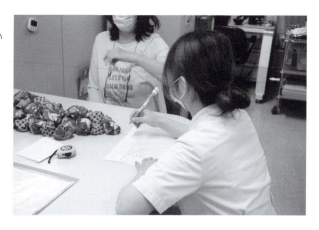

**図1** CI療法の実施場面
麻痺手を作業課題を通して集中的に練習していくアプローチ

## 2　上肢アプローチの作業活動を用いたアプローチの台頭

　さて，前項で示した通り，すっかり作業に対する認識が衰退してしまった印象がある作業療法分野であるが，科学の世界では作業療法とは全く別の分野から，麻痺手で作業活動を集中的に実施するアプローチである「CI療法（constraint-induced movement therapy，図1）」が発展を見せ始めていた．その息吹は，1910年代の霊長類を用いた基礎研究に遡る．まず，1917年にOgdenら[10]が，1940年にTower[11]が，1963年にKnappら[12]が，錐体路に障害をもち片側の前肢に麻痺を呈したサルで，非麻痺側の前肢の拘束を行ったところ，作業活動で麻痺側の前肢の使用頻度が増え，上肢機能が向上したと述べている．

　その後，先人の研究をさらに発展させたのが，アラバマ州バーミンガムにあるアラバマ大学の心理学者で基礎研究者であったTaub[13]で，サルに対する行動実験を行っていた．彼らは，サルの前肢に連絡をもつ脊髄の後根を片側のみ切断し，サルのその後の行動を観察した．すると，後根を切断されたサルは，切断側の麻痺手を使用せず，非切断側の前肢のみで代償的に生活を行うようになった．この現象を「学習性不使用（learned non use）」と名付け，その治療のためにはどのような手段が適切かについて，探索的に実験を行った．そのなかで，彼らは先人たちと同様に，後根遮断を行っていない麻痺手をミトンなどの拘束具で固定し，使用できないような環境設定を行った．すると，その後からサルは遮断側前肢を使用し始めた．

　一方，この基礎研究の知見を臨床応用する動きが，1980年代に入ると見られてきた．1981年にはOstendorfら[14]がいち早く臨床応用を実施する．彼らは脳卒中発症後18か月経過した女性の脳卒中患者を対象に，1週間のアプローチを三つのフェーズ（対照-実験-対照）に分けて実施した．当時はCI療法とは呼ばれておらず，forced use therapyと呼ばれていた（forced use therapyとCI療法は同一のものを指さず，CI療法はforced use therapyをより体系化されたものを指す）．

　forced use therapyは，作業療法士が練習として課題指向型アプローチを提供するものではなく，あくまでも終日（起きている時間全て）非麻痺手をスリングなどで拘束しながら，日常生活を麻痺手のみで過ごす試みである．この報告の介入のアウトカムは，17項目のリストに表記された活動（表2）[14]で麻痺手を用いる頻度を観察し，計測した値を用いている．結果は，

表2 目的動作の一覧
（文献14）を筆者が和訳）

| 項目 | 目的行動 |
|---|---|
| 1 | 腕を上げる |
| 2 | 腕もしくは手を物の上に置く |
| 3 | ものに手を伸ばす：ペン，コート |
| 4 | コートの袖に腕を通す |
| 5 | ものを握る |
| 6 | ものを支えるために腕を伸ばす |
| 7 | ものを支える：更衣の際のズボン |
| 8 | ほかの場所に物を置く |
| 9 | 歩いている際にものを運ぶ |
| 10 | 手で食物を食べる |
| 11 | 髪をとく |
| 12 | 顔を洗う |
| 13 | 紙や本をめくる |
| 14 | フォークやスプーンで食事をとる |
| 15 | 歯を磨く |
| 16 | ホックやボタンをとめる |
| 17 | その他 |

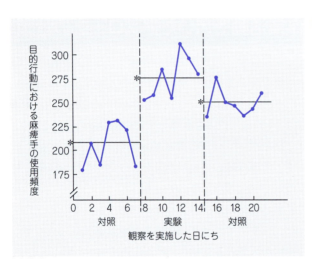

図2 麻痺手の使用頻度
本研究の実験期間とは，非麻痺手に拘束を実施し，通常の生活を行った期間
（文献14）を筆者が和訳）

実験を行った第2フェーズで，活動中の麻痺手の使用頻度が向上したことを報告した（図2）[14]．続けて，1989年には，ジョージア州アトランタにあるエモリー大学のWolfら[15]が，25名の慢性期の中等度から軽度の上肢麻痺を呈した脳卒中患者と脳外傷患者を対象に行ったセルフ・コントロールド・スタディで，forced use therapyを2週間実施し実施した．結果，アウトカムとして使用したWolf Motor Function Test（WMFT）の前身であるfunctional tasksの結果がアプローチ前後，そして1年後までのフォローアップでも継続したことを報告した（表3）[15]．

その後，Taubら[16]によって，学習性不使用やそれを克服するためのアプローチの心理学的な回復理論（図3，4）が報告され，それを元にTaubら[17]が，1993年に現在の礎となるCI療法のプロトコルを開発した（この時点ではまだCI療法という名称は使われていない）．

**メモ** 学習性不使用に関わる心理学的理論（図3）[16]

麻痺を呈した対象者は，今まで通りに麻痺手を使用しようとするものの，実際は失敗してしまう．これが失敗体験（罰，負の強化）となり，その後麻痺手の使用を制限してしまう．一方，麻痺手で失敗した活動に対して，非麻痺手で代償的に対応してみると，問題なく実施できるため，これが成功体験となり正の強化を受

表3 Functional tasks の介入前後，および1年後までの推移

| 課題 | 標的関節 | 強制的使用 1週 | 強制的使用 2週 | 追跡期間 1週 | 追跡期間 2か月 | 追跡期間 4か月 | 追跡期間 1年 |
|---|---|---|---|---|---|---|---|
| 時間を測定する動作 | | | | | | | |
| 1. 前腕を机に乗せる | 肩 | −0.03 | −0.08* | −0.12* | −0.18* | −0.21* | −0.23* |
| 2. 前腕を箱に乗せる | 肩 | −0.09* | −0.11* | −0.19* | −0.25* | −0.22* | −0.22* |
| 3. 手を机に乗せる | 肩 | +0.01 | −0.07* | −0.07* | −0.11* | −0.17* | −0.18* |
| 4. 手を箱に乗せる | 肩 | −0.18 | −0.17* | −0.20* | −0.29* | −0.27* | −0.34* |
| 5. 肘で円を描く | 肩 | −0.89 | −1.17* | −1.26* | −1.50* | −1.71* | −1.67* |
| 6. 肘の伸長 | 肘 | −0.03 | −0.12 | −0.13 | −0.15* | −0.18* | −0.24* |
| 9. 負荷をかけて肘の伸長 | 肘 | −0.05 | −0.08 | −0.13* | −0.17* | −0.17* | −0.23* |
| 10. 手を伸ばす―物をとる | 肘 | −0.21 | −0.29 | −0.35* | −0.40* | −0.41* | −0.49* |
| 11. 缶を口元まで挙上する | 全関節 | −0.14 | −0.09 | −0.25* | −0.51* | −0.37* | −0.47* |
| 12. 鉛筆を挙上する | 全関節 | −0.32 | −0.60* | −0.69* | −0.70* | −0.88* | −0.85* |
| 13. ペーパークリップを挙上する | 全関節 | −0.15 | −0.19 | −0.11 | −0.59* | −0.50* | −0.63* |
| 14. ブロックを積み重ねる | 全関節 | −1.05 | −1.60* | −1.72* | −2.01* | −1.23* | −2.05* |
| 15. カードを反転させる | 全関節 | −1.93 | −1.90 | −2.17* | −2.30* | −2.53* | −2.74* |
| 17. 拳から手指の伸展が生じるタイミング | 全関節 | −0.03 | −0.05 | +0.02 | −0.06 | −0.04 | −0.20 |
| 18. 鍵を回す | 全関節 | −0.04 | −0.45 | −0.68* | −0.68* | −0.56* | −1.09* |
| 19. タオルをたたむ | 全関節 | −1.83 | −2.76* | −4.04* | −0.91 | −4.13* | −3.69* |
| 20. かごを挙上する | 全関節 | +0.15 | −0.20 | −0.27 | −0.61 | −0.89* | −0.97* |
| 21. 氏名を書く | 全関節 | −2.76 | −0.28 | −2.14 | −0.40 | −5.59* | −7.64* |
| 力の測定 | | | | | | | |
| 7. 箱に重量負荷をかける(lb) | 肩 | 0.0 | +2.0 | +2.0 | +4.0 | +4.0* | +4.0* |
| 8. 厚紙を固定する(lb) | 肩 | 0.0 | +1.0 | +2.0 | 0.0 | +2.0 | +2.0 |
| 16. 握力(lb) | 全関節 | −1.0 | −1.0 | −0.5 | +2.0 | +2.0* | +4.0* |

(文献15)より引用)

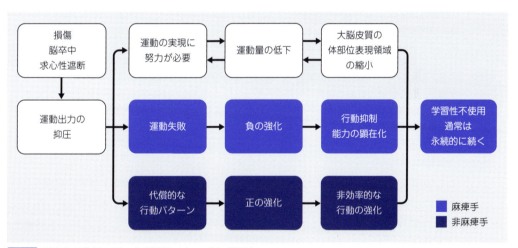

図3 学習性不使用に至る心理学的メカニズム（理論）
(文献16)より引用)

けるため，麻痺手の不使用と非麻痺手の使用が進んでしまう．この結果，麻痺手の使用頻度の低下に伴い，損傷側の中枢神経システムの運動関連領域が縮小し（負の可塑性），より麻痺手の運動出力が低下し，不使用が進む．これが，学習性不使用(learned non use)と呼ばれる脳卒中後の麻痺手の不使用に関わる心理学的メカニズムである．

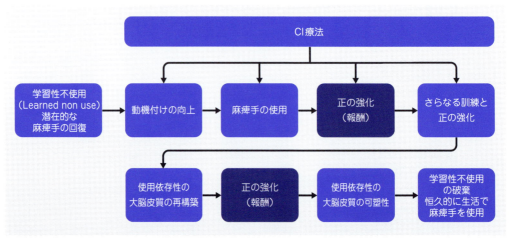

**図4** CI療法の心理学的メカニズム(理論)
(文献16)より引用)

### メモ　CI療法における回復に関する心理学的理論(図4)[16]

　CI療法は，麻痺手によって行う目標を設定することにより動機付けを促し，麻痺手を適切な難易度調整がなされた作業課題のなかで使用していく．そのなかで「この課題ができれば，目標を達成できそう」といった予感が生じた際，もしくは目標を達成できた際に，この体験が正の強化となり，麻痺手を練習や生活のなかで使用する頻度が向上する．この結果，使用頻度に依存した中枢神経システムの運動関連領域が拡大し(正の可塑性が生じ)，より麻痺手の運動出力が向上することによって，麻痺手の使用が向上する．いわば，学習性不使用を撤廃するような行動を選択していくのである．これは，課題指向型アプローチであるCI療法が，ほかのアプローチに比べ，実生活における麻痺手の使用行動を促進することからも明らかである．
　さらに筆者らは，この反応が生物が行動を学習する際に重要な報酬系に，非常に強い関与があると考えている．Schultzら[18]は，サルの実験で，報酬となるジュースの刺激の前に，その予測刺激となる光源を提供すると，サルはその光源を確認した際に，ジュースを予測し，ドーパミンを分泌させると報告している．筆者らは，CI療法の「この課題ができれば，目標を達成できそう」という予測が，麻痺手の報酬依存的に行動変容を促すと考えている．

　この研究では，2週間の介入期間中，対象者は起きている時間は全て非麻痺手を拘束していた．ここまではforced use therapyと変わりがない．しかし，Taubら[16]は，それらに加え，1日6時間の手段的な作業を用いた上肢機能アプローチを実施した．すると，上肢機能は向上し，その結果は2年後まで継続したと報告されている．その後，1990年代後半から2000年代前半にかけて，多くの無作為化比較試験が実施された(この辺りはのちのエビデンスの項で述べる)．

### メモ　非麻痺手の拘束と麻痺手の使用はどちらが重要かあるか？

　倫理的と健康被害の観点から，ミットやスリングによる非麻痺手の拘束は，多くの批判を浴びてきたが，それらについて，多くの臨床試験が実施されている．
　CI療法の開発元であるアラバマ大学のUswatteら[19]は，比較研究を用いて，非麻痺手をミットで拘束した状態で，課題指向型アプローチを受け，かつ起きている時間の90％の生活を過ごす群と，アプローチ中と生活中でミットで拘束しなかった群を比較した．結果，両群間の日常生活での麻痺手の使用頻度は，アプローチ直後と2年後に差を認めなかったと報告した．

### 表4 麻痺手の拘束を行った群と行わなかった群の差

| | 1年後 vs CI療法前 | 1年後 vs CI療法後 | 群間差 |
|---|---|---|---|
| Sollerman score | | | |
| ミットによる拘束を行った群 | +31.0† | +11.0† | 有意差なし |
| ミットによる拘束を行わなかった群 | +25.0† | +15.0* | |
| Motor assessment scale | | | |
| ミットによる拘束を行った群 | +5.0† | +3.0† | 有意差なし |
| ミットによる拘束を行わなかった群 | +6.0* | +1.0 | |
| Motor activity log Amount of use | | | |
| ミットによる拘束を行った群 | +1.5† | +0.8* | 有意差なし |
| ミットによる拘束を行わなかった群 | +0.8* | +0.8 | |
| Motor activity log Quality of movement | | | |
| ミットによる拘束を行った群 | +1.6† | +0.9† | 有意差なし |
| ミットによる拘束を行わなかった群 | +1.2* | +0.8* | |

ミットによる拘束の有無に関わらず，1年後までの麻痺手の機能，生活中の使用頻度と麻痺手の使用感に有意差を認めない
*：$P<0.05$，†：$P<0.01$
（文献22）より引用し，著者が一部改変）

### 表5 非麻痺手を拘束した修正CI療法と両手動作訓練の比較

| | 修正CI療法 | 両手動作訓練 | ANCOVA |
|---|---|---|---|
| Action research arm test | | | |
| 訓練前 | 26.46±13.18 | 30.07±13.18 | |
| 訓練後 | 39.68±13.40 | 45.27±13.40 | 0.421 |
| 訓練から3か月後 | 44.23±15.08 | 45.53±15.08 | 0.091 |
| Motor activity log Amount of use | | | |
| 訓練前 | 1.64±1.16 | 1.58±1.8 | |
| 訓練後 | 2.92±1.89 | 3.52±1.12 | 0.518 |
| 訓練から3か月後 | 3.40±1.36 | 3.42±1.26 | 0.786 |
| Motor activity log Quality of movement | | | |
| 訓練前 | 1.23±0.67 | 1.96±0.82 | |
| 訓練後 | 2.80±1.24 | 3.42±1.12 | 0.420 |
| 訓練から3か月後 | 3.27±1.32 | 3.33±1.28 | 0.692 |

麻痺手を同回数適切使用すれば，麻痺手単独訓練と両手動作訓練では効果は大きく変わらない
ANCOVA：analysis of covariance
（文献23）より引用し，著者が一部改変）

　また，Brogårdhら[20]は，慢性期の脳卒中後片麻痺患者に対して，1日6時間の集中的課題志向型アプローチと起きている時間の90％で非麻痺手をミットで拘束して過ごすといった介入を12日間実施した．さらに，その後3か月のうち21日間で実生活中に非麻痺手をミットで拘束する群と，一切拘束を実施しない群に無作為に割り付け，経過を観察した．結果，3か月後の両群間の麻痺手の上肢機能と，日常生活の使用頻度と主観的な麻痺手の使用感に差がなかったと報告した．さらに，同一グループの研究では[20, 21]，回復期と慢性期の脳卒中後上肢麻痺患者に対して，1日3時間の集中的課題志向型アプローチに加え，起きている時間の90％で非麻痺手をミットで拘束した群と，拘束せずに実施した群の上肢機能を比較した．結果，アプローチ前後と3か月後の両群間の上肢麻痺と日常生活中の使用頻度と，主観的な麻痺手の使用感に差がなかったと報告した（表4）[22]．

　さらに，別のグループの研究となるが，Brunnerら[23]は，回復期の脳卒中後片麻痺患者で，拘束しつつ行う修正CI療法群と拘束を行わず，両手動作を用いた課題指向型アプローチを実施した群に無作為に割り付け経過を観察した（表5）．各アプローチは，1日4時間の作業療法士による介入と2時間の自主練習とされていた．結果，両群間の上肢機能と生活中の使用頻度と麻痺手の使いやすさは，アプローチ後，3か月後では有意な差を認めなかったとした．

**表6** CI療法の3つのコンポーネントと下位構成要素

反復的課題志向型アプローチ
　―shaping（作業の手段的利用）
　―task practice（作業の目的的利用）
行動定着を高めるための行動戦略（transfer packageなど）
　―1日1回の運動機能評価
　―自宅日誌
　―実生活で麻痺手（UE）を使用することで，目に見える障壁を克服する問題解決法
　―行動契約
　―療法士契約
　―ホームスキルアサイメント
　―自宅練習
　―毎日のスケジュール
麻痺手のみを使用すること
　―ミトンによる制限
　―麻痺手の使用を参加者が常に意識するような方法であれば何でも

（文献25）より引用）

**表7** 手段・目的としての活動（作業）の利用

| | 手段としての活動（作業） | 目的としての活動（作業） |
|---|---|---|
| 目的性<br>（purposefulness） | 能力や潜在能力を組織化する | 能力や潜在能力を活動・役割へ組織化する．行動（人の態度・日常・人生）を組織化する |
| 意味性<br>（meaningfulness） | 治療的に活動を行うこと（療法室で治療として活動を行うこと）に動機を与える | 実際の行動（活動・生活役割を行うこと）に動機を与える |
| 効果<br>（effect） | 治療的に提示した課題が達成できることを要求する．活動は，能力や潜在能力を改善する | 目的としての活動（作業）は，適応的・教育的な側面を含み，生活上の役割を含む活動や課題（行動）を改善する |

（文献26）より引用，筆者が一部改変）

　最後に，Deldenら[24]は，脳卒中後片麻痺患者で，同一の訓練量を実施した麻痺手のみで課題指向型アプローチを実施した群と，両手で課題指向型アプローチを実施した群に無作為に割り付け，観察した．結果，アプローチ後と6か月後の麻痺手のパフォーマンスは，両群間で差がなかったと報告した．さらには，両手動作訓練群で，片手動作訓練群や対照群よりも麻痺手の協調性がより向上していたと報告した．これらから，麻痺手の拘束自体のもつ効果は小さいことが考えられた．また，それ以上に対象者が麻痺手を練習場面と生活場面で「適切に」使用することが，麻痺手の機能向上と実生活での使用を促すことにつながると筆者は考えている．

　2006年には，アラバマ大学のMorrisら[25]が，"Constraint-induced movement therapy：characterizing the intervention protocol"という論文を発表した．この論文では，今までのCI療法の臨床研究で数センテンスにまとめられていた具体的な方法を，11ページにわたり解説している（オープンジャーナルであるため，インターネットで誰でも自由に閲覧できる）．この論文の中で，MorrisらはCI療法の重要なコンポーネントとして，1）反復的課題志向型アプローチ（repetitive task-oriented training），2）行動定着を高めるための行動戦略（adherence-enhance behavioral strategy）（Transfer package），3）麻痺手のみを使用すること（constraining use of more affected upper-extremity），の三つを挙げている（**表6**）．
　この論文の中で，課題指向型アプローチのshaping（Tromblyの分類（**表7**）[26]でいうならば作業の手段的利用）やtask practice（作業の目的的利用）の詳細（対象者のインタラクションの方法など（後項にて解説））や，それらのアプローチによって改善した麻痺手の機能を，生活に転移するための行動定着を高める行動戦略としてのTransfer packageのあり方が詳細に紹

介されている．また，これらの紹介とともに，Morrisは[25]，CI療法の最も重要な目的の一つは，療法室で改善した機能を実際の生活に転移することだと述べている．これらから，CI療法の本質が，麻痺手の機能向上のみならず，ADLやIADLの作業活動での，麻痺手の使用頻度の向上に焦点が当てられていることがわかる．

> **メモ　生活において手を使用する意味**
>
> 作業療法で解き明かされていない仮説の一つに，Mary Reilyが示した"Man, through the use of his hands, as they are energized by mind and will, can influence the stage of his own health（人は心と意思に賦活されて両手を使用するとき，それによって自身を健康にすることができる）"がある[27]．この仮説は，なんらかの機能障害を呈した上肢が，機能練習によって，手が開く，腕が上がる，等に代表される能動的な関節可動域の改善に大きな意味を認めず，その先にある機能を自らにとって意味のある活動に結びつけた際に，健康を促進する可能性について述べている．現在は推測の域を超えないこの仮説だが，障害を呈した上肢に対するアプローチの最終的な目的を「健康や幸福」といった観点から示唆した非常に重要なものと考えられている．

さらに同年，Taubら[28]がMorrisら[25]の示したプロトコルを用いたCI療法の効果について無作為化比較試験を用いて検証している．この研究では，CI療法群は1日6時間の反復的課題指向型アプローチを実施した．また，CI療法群は，起床時間の90％の時間は非麻痺手を拘束した．

一方，対照群は，一般的なフィットネスプログラム（筋力トレーニング，バランス練習，持久力練習，認知機能を必要とするゲーム，リラクゼーション）を同じ時間実施した．結果は，上肢機能と，生活中の麻痺手の使用頻度，主観的な使いやすさでCI療法群が対照群に比べ，有意な改善を認めた（表8）[28]．さらに，生活中の麻痺手の使用頻度は，アプローチ後2年間にわたって維持されていた（図5）[28]．この結果から，Morrisら[25]が主張するように，作業を用いる課題，すなわち課題指向型アプローチの代表格であるCI療法の本質は，麻痺手の使用行動の改善にあるといってもよいかもしれない．

そこで，麻痺手の使用を促すことを目的としている課題指向型アプローチと，機能指向型アプローチ（Impairment oriented training（機能障害指向型アプローチ））の特徴の違いについて触れてみる．

Hungら[29]は，脳卒中後に軽度から中等度の上肢麻痺を呈した慢性期の対象者に，ロボット療法に併用する治療法として，課題指向型アプローチを実施した群と，機能障害指向型アプローチを実施した群とを無作為化比較試験によって調べたところ，課題指向型アプローチを実施したほうが機能障害指向型アプローチを実施した群に比べ，Fugl-Meyer assessment（FMA）の上肢機能スコアの有意な改善を認めたと報告している．

さらに，Huseyinsinogluら[30]が興味深い検討を行っている．この検討では，慢性期の軽度から中等度の麻痺を呈した脳卒中患者を対象に，機能指向型アプローチであるBobath concept（ボバースコンセプト）を基盤とした介入を10時間実施した群と，課題指向型アプローチであるConstraint-induced movement therapy（CI療法）を30時間実施した群について，上肢機能と実際の生活での使用頻度（使用行動）について無作為化比較試験を用いて調べている．その結果は，両群間の上肢機能（Wolf motor function test（WMFT）のfunctional ability（FA）とperformance time（PT）で評価）は有意な差は認めなかったが，生活中の使用頻度（使用行動）（mo-

表8 アプローチ前後の両群における麻痺手の機能と実生活における使用頻度の変化

| 検査 | CI療法(21例) | | | プラセボ対照群(20例) | | | 変化の群間差の効果量($f$)*と有意水準($P$) | |
|---|---|---|---|---|---|---|---|---|
| | 前 | 後 | 変化 | 前 | 後 | 変化 | $f$* | $P$ |
| 実生活における麻痺手の使用<br>(MAL:最大値=5) | | | | | | | | |
| 　患者評価による腕の使用† | 1.3±0.6 | 3.1±0.6 | 1.9±0.6 | 1±0.5 | 1.1±0.5 | 0.1±0.3 | 3.6 | <0.0001 |
| 　介護者による腕の使用 | 1.1±0.1 | 2.6±0.7 | 1.6±0.9 | 1±0.5 | 1.2±0.4 | 0.2±0.5 | 0.8 | <0.0001 |
| AAUT | | | | | | | | |
| 　盲検化した評価者による<br>　腕の使用の評価†<br>　(最大値=4) | 0.8±0.4 | 1.5±0.9 | 0.7±0.7 | 1±0.7 | 0.9±0.6 | −0.2±0.5 | 0.5 | 0.0003 |
| WMFT | | | | | | | | |
| 　Performance time(PT)<br>　(遂行時間)‡ | 5.3±3.1 | 3±1.1 | −2.3±2.3 | 4.1±2.5 | 4.6±4.4 | 0.5±3.6 | 0.2 | 0.005 |
| 　Functional ability(FA)<br>　(機能的能力)<br>　(最大値=4) | 3±0.4 | 3.2±0.4 | 0.2±3 | 2.9±0.4 | 2.9±0.5 | 0±0.4 | 0.1 | 0.1 |

数値は平均値±SDで示す
* Cohenの$f$は効果量の測定値(効果量小$f=0.1$，中$f=0.25$，大$f=0.4$)である．介入前と介入後を比較した変化の2群間の差の大きさを示す．各転帰において，効果量は，要因についての誤差分散で除した各群(CI療法群，プラセボ対照群)と時間(介入前，介入後)の交互作用ごとに説明される関連評価項目における分散となる
† AAUTスコアはCI療法群15例と対照群17例から得た．検査の開発が完了していなかったことから，最初の4例についてはAAUTを行わなかった．他5例の介入前後のAAUTデータは，録画のエラーから欠損していた．AAUTスコアの有無に関わらず，介入前のMALの腕の使用，または介入前から介入後までのMALの変化に有意差は見られなかった
‡ WMFTについて，PT($f=0.23$，46％)の改善のほうがFA($f=0.08$，6％)よりも実質的に大きかった．PTで比較的大きな改善が得られたことは，CI療法ではトレーニング中の運動の質ではなく，実行率に重点を置いたことによって説明される可能性がある．一般的に，トレーニング中に形成するパラメータは運動パターンではなく，一定時間の反復回数，または一定の反復回数を実行する時間とする
AAUT: Actual amount of use test
(文献28)より引用)

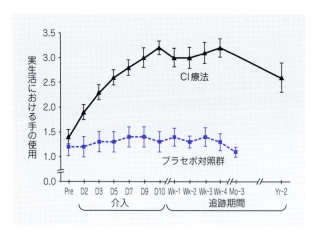

図5 CI療法後の麻痺手の実生活における使用頻度の推移

(文献28)より引用)

tor activity log(MAL)のamount of use(AOU)とquality of movement(QOM)で評価)は，有意に課題指向型アプローチを実施した群のほうが優れていたというものであった(表9)[30]．

また，上記の研究と同様の結果は，Barzelら[31]の研究でも認められる．この研究では，介入群と対照群は1回1時間の介入を計5回，4週間のうちに行うこととしている．介入群は，課題指向型アプローチであるCI療法を作業療法士ではなく，自宅にて家族が実施できるように，

表9 機能指向型アプローチ（ボバースコンセプト）と課題指向型アプローチの特徴

| 評価項目 | CIMT群（11例） | | | BC群（11例） | | | P値† | 効果量, r |
|---|---|---|---|---|---|---|---|---|
| | ベースライン<br>平均値±SD<br>中央値<br>（最小－最大） | 療法後<br>平均値±SD<br>中央値<br>（最小－最大） | P値 | ベースライン<br>平均値±SD<br>中央値<br>（最小－最大） | 療法後<br>平均値±SD<br>中央値<br>（最小－最大） | P値* | | |
| MAL-28 AOU | 0.9±0.6<br>0.9<br>(0.2-2) | 3.2±0.57<br>3.2<br>(2.1-4) | 0.003 | 0.63±0.65<br>0.46<br>(0.03-2.2) | 1.78±1.08<br>1.6<br>(0.25-3.32) | 0.003 | 0.003 | 0.64 |
| MAL-28 QOM | 0.79±0.58<br>0.75<br>(0.2-2) | 3±0.56<br>3<br>(1.9-3.9) | 0.003 | 0.63±0.66<br>0.46<br>(0.03-2.3) | 1.78±1.09<br>1.73<br>(0.25-3.40) | 0.003 | 0.01 | 0.53 |
| WMFT FA | 3.27±0.96<br>3.1<br>(2-4.8) | 4.03±0.78<br>4.2<br>(2.4-5) | 0.003 | 2.9±0.9<br>2.6<br>(2-4.8) | 3.3±1.1<br>3<br>(2-5) | 0.008 | 0.137 | 0.31 |
| WMFT PT | 25.6±19<br>22.8<br>(6-60) | 15.2±13.7<br>7.8<br>(4.2-46) | 0.003 | 31.5±23.7<br>30.8<br>(5-84) | 20.5±18<br>17.4<br>(3.60-65) | 0.003 | 0.922 | 0.02 |
| MESUPES | 43±7.4<br>44<br>(33-53) | 48.7±7.1<br>51<br>(37-56) | 0.003 | 38±12.2<br>41<br>(17-54) | 43.4±11.5<br>42<br>(26-58) | 0.003 | 0.947 | 0.01 |
| FIM セルフケア | 30.1±8.75<br>28<br>(15-40) | 35±6.6<br>36<br>(19-42) | 0.003 | 31.9±6.9<br>33<br>(18-40) | 35.1±5.2<br>36<br>(24-42) | 0.005 | 0.259 | 0.24 |
| FIM 合計 | 112.2±12.5<br>110<br>(86-124) | 116.3±11.1<br>119<br>(87-126) | 0.003 | 112±13.4<br>117<br>(77-124) | 115.7±10.9<br>119<br>(87-126) | 0.005 | 0.336 | 0.20 |

機能指向型アプローチはより効率的に機能を改善させる可能性があるが，実生活での麻痺手の使用頻度は改善しにくい可能性がある．一方，課題指向型アプローチは，機能向上にはやや時間を要するものの，実生活での麻痺手の使用については，より効率的に改善することができる
＊ベースライン 対 療法後についての P
† CIMT 対 BC についての P
CIMT：constraint-induced movement therapy（CI療法），BC：Bobath Concept（ボバースコンセプト），MAL-28 AOU：Motor Activity Log-28 Amount of use（運動機能評価-28 使用頻度），MAL-28 QOM：Motor Activity Log-28 Quality of movement（運動機能評価-28 運動の質），WMFT FA：Wolf Motor Function Test Functional Ability（Wolf 運動機能検査 機能的能力），WMFT PT：Wolf Motor Function Test Performance Time（Wolf 運動機能検査 遂行時間），MESUPES：Motor Evaluation Scale for Upper Extremity in Stroke Patients（脳卒中患者における上肢の運動評価スケール），FIM：Functional Independence Measure（機能的自立評価）
（文献 30）より引用）

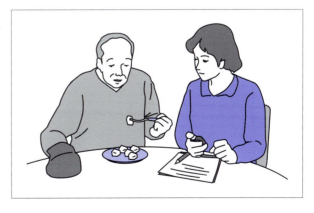

図6 Home CI 療法の様子
作業療法士より指導を受けた家族が対象者に対して，課題指向型アプローチである CI 療法を実施する

最初の 2 回は作業療法士が家族に対して，CI 療法を実施できるように教育を行う．さらに，残りの 3 回は正確に家族によって CI 療法が履行できているかを確認するためにスーパーバイズを行う（Home CI 療法群）[31]（図6）．

一方，対照群は，作業療法士が1対1でボバースコンセプトを基盤にしたアプローチや，固有受容覚性神経筋促進法（proprioceptive neuromuscular facilitation：PNF），機能練習，soft tissue manipulation 等といった機能指向型アプローチを4週間のうちに1回1時間計5回を実施した．結果は，両群間の間に上肢機能（WMFT の FAS と実施時間で評価）では有意な差は認めなかったが，生活中の使用頻度と主観的な使いやすさ（MAL の AOU と QOM で評価）は，課題指向型アプローチである Home CI 療法を実施した群のほうが有意に改善したというものであった（表10）[31]．

　この結果は非常に興味深いもので，麻痺手に対するアプローチを一定時間，作業療法士が実施した結果よりも，作業療法士によって指導された家族がアプローチを行った結果が上回っている．この点については，環境因子としての人的資源のあり方などについて，ステレオタイプに単一のアプローチ方法を使用するのではなく，多種多様なアプローチ方法の特徴をしっかりと吟味する時期に来ているのかもしれない．

　さて，こういった観点から，誤解を招かないために説明をしておくが，先に実施された異なるリハビリテーションアプローチの結果を比較する無作為化比較試験は，どちらが優れた療法かを決めるためのものではないと筆者は考えている．むしろ，機能指向型・障害指向型アプローチ（impairment-oriented approach）と課題指向型アプローチの違いを如実に表している研究であると理解している．

　例えば，Huseyinsinoglu ら[30]（表9）の結果などを見ると，ボバースコンセプトをはじめとした機能指向型アプローチを実施した群は，課題指向型アプローチである CI 療法を実施した群の約3分の1の時間で同等の WMFT の FAS と，実施時間で測定した機能改善を獲得している．これは，ハンドリングを用いた機能指向的アプローチがより効率よく機能改善を導くことを意味している印象がある．逆に MAL の AOU と QOM で測定した実生活での麻痺手の使用頻度や主観的な使いやすさは，同等の上肢の機能改善を獲得した2群であるにも関わらず，課題指向型アプローチである CI 療法を実施した群のほうが有意に向上していた．

　このように，機能に焦点を当てた機能指向型アプローチと作業に焦点を当てた課題指向型アプローチでは，脳卒中後の上肢麻痺に対する役割や効能が全く異なることがわかっている．

　上記に示した通り，上肢機能に対するアプローチとして，作業療法とは別の心理学の分野から基礎研究を経由して，作業を用いた上肢機能練習である課題指向型アプローチは大きく発展している．また，現在，作業療法士が用いているといわれる機能的アプローチ（prefunctional treatment）では，麻痺手を生活活動で使用するリハビリテーションの重要な目的を達成することは，アプローチの特徴上困難なのかもしれない．

　Andrews ら[32]は，脳卒中後の対象者で，病院内の療法室で実施可能な活動も，実際の環境下ではほとんど使っていない患者は全体の25〜45％に認められると報告している．Andrewsらが報告するような経験は，作業療法士ならば誰しもが一度は経験があるエピソードだと思われる．よって，このような対象者が生活行為で麻痺手を使用するためにも，作業療法の上肢機能アプローチは，課題指向型アプローチという「作業」に今一度回帰する必要性があるのかもしれない．これは決して，作業療法士だから「作業」を使わなければならないといった強迫観念やプロパガンダではなく，「作業」を用いるアプローチの特徴や効率性を見て，必然的・論理的に「作業」を用いるといった考え方である．

### 表10 Home CI 療法と機能指向型アプローチの比較

| | 自宅CIMT群＝85例 | | | 標準療法群＝71例 | | | 群間差<br>(自宅CIMT群 対 標準療法群)* | |
|---|---|---|---|---|---|---|---|---|
| | 平均値(SD) | ベースラインからの変化 | | 平均値(SD) | ベースラインからの変化 | | | |
| | | 補正平均値<br>(95% CI) | $p$値 | | 補正平均値<br>(95% CI) | $p$値 | 補正平均値<br>(95% CI) | $p$値 |
| **主要評価項目†** | | | | | | | | |
| 介入から4週後のMAL-QOM(スコア0〜5) | 1.78(1.13) | 0.56<br>(0.41-0.71) | <0.0001 | 1.81(1.23) | 0.31(0.15；0.46) | 0.0003 | 0.26<br>(0.05-0.46) | 0.0156 |
| 介入から4週後のWMFT-PT(0〜120秒)‡ | 12.71(1.62) | −25.60%<br>(−36.75 to −12.49) | 0.0006 | 10.98(1.64) | −27.52%<br>(−38.94 to −13.94) | 0.0004 | 2.64%<br>(−17.94-28.40) | 0.8152 |
| **副次評価項目∫¶** | | | | | | | | |
| MAL-QOM(スコア0〜5) | | | | | | | | |
| 介入から4週 | 1.78(1.13) | 0.58(0.44-0.72) | <0.0001 | 1.81(1.23) | 0.37(0.22-0.51) | <0.0001 | 0.21<br>(0.04-0.38) | 0.0154 |
| 追跡期間3か月 | 1.80(1.13) | 0.52(0.39-0.66) | <0.0001 | 1.78(1.23) | 0.32(0.17-0.46) | <0.0001 | | |
| 追跡期間6か月 | 1.73(1.28) | 0.58(0.44-0.72) | <0.0001 | 1.87(1.44) | 0.37(0.23-0.52) | <0.0001 | | |
| MAL-AOU(スコア0〜5) | | | | | | | | |
| 介入から4週 | 1.58(1.18) | 0.53(0.37-0.69) | <0.0001 | 1.65(1.31) | 0.25(0.08-0.42) | 0.0045 | 0.28<br>(0.07-0.49) | 0.0105 |
| 追跡期間3か月 | 1.53(1.20) | 0.49(0.31-0.66) | <0.0001 | 1.61(1.24) | 0.20(0.02-0.39) | 0.0315 | | |
| 追跡期間6か月 | 1.57(1.31) | 0.57(0.41-0.74) | <0.0001 | 1.75(1.47) | 0.29(0.12-0.47) | 0.0012 | | |
| WMFT-PT(0〜120秒)‡ | | | | | | | | |
| 介入から4週 | 12.71(1.62) | −25.57%<br>(−36.64 to −12.57) | 0.0005 | 10.98(1.64) | −28.08%<br>(−39.33 to −14.75) | 0.0003 | 3.48%<br>(−17.09-29.16) | 0.7573 |
| 追跡期間6か月 | 13.37(1.95) | −23.73%<br>(−36.43 to −8.49) | 0.0040 | 10.90(1.73) | −26.30%<br>(−39.06 to −10.87) | 0.0020 | | |
| WMFT-FA(スコア0〜5) | | | | | | | | |
| 介入から4週 | 2.88(0.96) | 0.15(0.05-0.26) | 0.0033 | 3.10(1.11) | 0.28(0.18-0.39) | <0.0001 | −0.13<br>(−0.27-0.01) | 0.0678 |
| 追跡期間6か月 | 2.88(1.11) | 0.12<br>(−0.00-0.25) | 0.0547 | 3.04(1.24) | 0.25(0.13-0.38) | 0.0002 | | |
| 指先の器用さ(9ホールペグテスト，ペン/秒)∥ | | | | | | | | |
| 介入から4週 | 0.17(0.21) | −0.01<br>(−0.01-0.03) | 0.3259 | 0.21(0.23) | 0.01<br>(−0.01-0.03) | 0.1900 | −0.00<br>(−0.03-0.02) | 0.7595 |
| 追跡期間6か月 | 0.16(0.21) | 0.00<br>(−0.02-0.02) | 0.8412 | 0.21(0.24) | 0.01<br>(−0.02-0.03) | 0.5847 | | |
| 手の機能(SIS，スコア0〜100) | | | | | | | | |
| 介入から4週 | 39.09(31.03) | 9.89<br>(5.83-13.96) | <0.0001 | 36.83(28.97) | 4.42(0.09-8.74) | 0.0453 | 5.47<br>(−0.00-10.95) | 0.0501 |
| 追跡期間6か月 | 38.35(30.93) | 11.09<br>(6.76-15.43) | <0.0001 | 40.55(33.84) | 5.62<br>(1.04-10.20) | 0.0167 | | |
| 日常生活の独立性(バーセル指数，スコア0〜100) | | | | | | | | |
| 介入から4週 | 82.65(20.74) | 2.32(0.86-3.79) | 0.0021 | 83.52(20.20) | 1.25<br>(−0.27-2.77) | 0.1074 | 1.07<br>(−0.82-2.97) | 0.2653 |
| 追跡期間6か月 | 80.71(22.30) | 0.98<br>(−0.72-2.67) | 0.2572 | 82.89(19.78) | −0.10<br>(−1.84-1.65) | 0.9132 | | |
| IADL(スコア0〜5または0〜8) | | | | | | | | |
| 介入から4週 | 4.05(2.45) | −0.09<br>(−0.35-0.17) | 0.5091 | 4.03(2.24) | −0.07<br>(−0.35-0.20) | 0.5991 | −0.01<br>(−0.35-0.33) | 0.9372 |
| 追跡期間6か月 | 4.27(2.57) | 0.14(−0.14-0.41) | 0.3205 | 4.25(2.46) | 0.15(−0.14-0.44) | 0.3005 | | |

WMFTで測る機能面では有意差は認めなかったが，MALで測る麻痺手の使用頻度は，CI療法群が種々の機能指向型アプローチを実施した群に比べて改善した

CIMT：constraint-induced movement therapy(CI療法)，MAL-QOM：Motor Activity Log of Quality of movement(運動機能評価 運動の質)，WMFT-PT：Wolf Motor Function Test Performance Time(Wolf運動機能検査 遂行時間)，MAL-AOU：Motor Activity Log of Amount of Arm usage(運動機能評価 手の使用頻度)，WMFT-FA：Wolf Motor Function Test Functional Ability(Wolf運動機能検査 機能的能力)，SIS：stroke impact scale(脳卒中影響尺度)，IADL：Instrumental Activities of daily Living(日常生活関連動作)

*群間差の解釈は転帰変数に依存する．WMFT PTを除き，数値が正の場合は自宅CIMT群が優位，負の場合は標準療法群が優位であることを示す．† 共分散変量効果解析．‡ 乗法モデルの変更によって導き出された対数正規分布による幾何平均とSE．∫変量効果の反復測定ANCOVA．¶ 主要解析では，ベースラインと4週のデータのみを使用，副次解析では4週のデータも含めて6か月までの反復測定データを使用した．補正をわずかに変更したことから，補正後平均値と$p$値の間にごくわずかな差が発生した．∥1秒あたりのペグ数(最大120秒間に，最大18ペグ，すなわちボードに9ペグを差し込み，9ペグを外す)

(文献31)より引用)

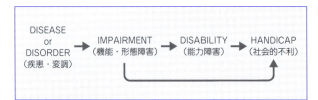

図7 1980年当時のICIDH

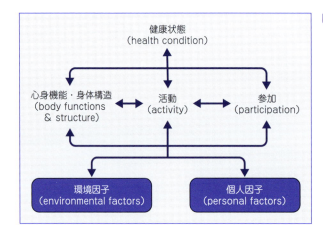

図8 ICFの分類

> **メモ** 国際障害分類（ICIDH）と国際生活機能分類（ICF）の違い[33]

　ICIDHの制定作業は1972年に始まり，種々の議論を経て，1980年に「機能障害（impairment）・能力障害（disability）・社会的不利（handicap）の国際分類が世界保健機関（WHO）から試用のためにWHOより発行された．当時，新しい障害概念は一挙に広まり，各方面に多大な影響を及ぼした．当時使用されていたモデルを 図7 に示す．

　このモデルは，障害に階層性を設定した点で当時画期的であったといわれている．疾患・変調といった比較的低次な事象からから機能・形態障害，能力障害，社会的不利といった比較的高次な事象へ一方向性の関係性が描かれている．ここでいう階層性とは，より高次で複雑な階層の事象は，より低次で単純な階層の法則を複数統合することで説明し尽くすことが可能といった，還元主義的な誤解を抱きやすいモデルになっており（実際は，還元主義的な考え方は大きな誤りを犯す可能性が高く，それぞれの階層に独自の法則があり，ほかの階層の法則によって100％説明され得る事象はあり得ないと考えられている），これらがより機能指向型アプローチ主体のボトムアップアプローチを後押ししたのかもしれない（実際に，モデルだけを鑑み，階層論を理解しない完全な誤解由来の感情的な批判も多数あった）．

　このような批判のなか，WHOは1990年より専門家だけでなく障害当事者も参加し，2001年にICFを発行した．ICFは障害を三つのレベルで把握することに変わりはないが，障害をクローズアップする「ネガティブな言語」から「ポジティブな言語」への変更を図った．その結果，「心身機能・身体構造」「活動」「参加」といった分類がなされた（ 図8 ）．これらからICFは，もはやICIDHを踏襲するものではあるが，障害のみの分類ではなく，生活機能の分類と再構成された．

　さらに，ICIDHでは「疾患・変調」であったものが「健康状態」と中立的な用語に変更されたうえに，上記の三つの分類に加え，背景因子として「個人因子」と「環境因子」が追記された．さらに，それぞれの階層を両方向の矢印でつないだ相互作用モデルとなることで，ICIDHで生じた「還元主義」的な誤解に対し，手を打つことで正確な「階層論」の頒布に配慮が行われた．

　こういった流れのなかからも，脳卒中上肢麻痺での心身機能・構造（function：単純に動くこと）と活動（activity：使うこと）は異なる階層にあり，それぞれの階層の間に，「相互依存性と相対的独立性」が存在することがより明確に示された．つまり，リハビリテーションアプローチにおいても，それぞれの階層の相対的独立性に働きかける「特徴」が存在し，我々作業療法士はその特徴を探索・理解したうえでアプローチを使い分ける必要がある．

**表11 課題指向型アプローチの概念**

1. 活動を含む課題：ADL/IADL に明確に向けられている課題を提供し，実行する
2. 明確な活動：目標は，患者の ADL/APDL のなかから作成する
3. 運動負荷：課題の反復，課題の実施時間，強度の種類・量・頻度を十分に課す
4. 実生活で用いる物品使用：普段の ADL/APDL で使用する物品を使用する
5. アプローチの環境：特定の課題を実施する際には，状況・文脈に大きく影響されるので，できるだけ自然の環境下で実施する
6. アプローチを段階的に進める：対象者の能力の獲得に合わせて，徐々に難易度を向上する
7. 課題の多様性：さまざまな運動や環境，問題解決技能を必要とするような課題に多様性をもたせることで，運動学習を効率的に行えるようにする
8. インタラクション：運動学習の促進やモチベーションを上げるような運動の結果・パフォーマンスに関わる提示を行う
9. 患者に合わせた課題の負荷量：個々の患者に合わせた負荷量を設定する

（文献 34）を筆者が和訳）

# 3 脳卒中後の上肢麻痺に対する課題指向型アプローチ

## 1 作業活動を用いたアプローチ＝課題指向型アプローチとは？

　前項で挙げた CI 療法であるが，この療法も課題指向型練習の一つにすぎない．本項では，課題指向型アプローチについて，詳細に解説を行っていく．

　作業活動を用いたアプローチである課題指向型アプローチは，対象者にとって「意味のある活動」を聴取し，その目標を到達するために，手段や目的として作業活動を用いる介入方法を指す．この概念とほぼ同様のアプローチ方法に，課題特異型アプローチ（task-specific approach）」「目標指向型アプローチ（goal directed approach）」とも呼ばれるものもある．これらは，総じて読んで字のごとく，設定した目標をかなえるための体系的なアプローチを指す．しかしながら，課題指向型アプローチであるためには，種々の諸条件が設定されており，目標設定を行えば，手続きはなんであれ全てのアプローチが上記の名前で呼ばれるわけではない（例：手段的に機能指向型アプローチを用いた場合などが該当する）．

　Timmermansら[34]は，このアプローチの定義を**表11**のように 9 項目定義している．特にこのなかでも，(1) 日常生活活動（ADL）や応用的日常生活活動（IADL）に明確に向けられている課題を提供し，実行すること，(2) 目標は，明確な ADL と IADL（趣味活動を含む）のなかから作成すること，(4) 普段の ADL/IADL で使用する物品を使用すること，(5) 特定の課題実行はその状況や環境が生み出す文脈や脈絡（context）に左右されるので，できるだけ自然な環境下で実施すること，といった項目がとても重要になる．つまり，作業療法士が用いる代表的な治療手段であるハンドリングという特殊な環境下で実施するのではなく，周囲の環境の物理的な難易度調整や文脈・脈絡に配慮することにより，作業活動を用いて目標を達成することが求められる．

　課題指向型アプローチは，運動制御の諸理論（システムモデルや生態理論）と運動スキルの獲得に深く関与している学習理論を背景に，Carrら[6]や，Shumway-Cookら[35]が提唱したアプローチ方法と考えられている．複数の研究者[35〜38]は，従来のアプローチと課題指向型アプローチの違いについて，以下のように述べている．

1970〜1980年に導入された神経筋促通手技は，反射理論や階層理論に依拠している手法である．これらの理論を用いた解釈としては，中枢神経障害が生じることで，高位中枢神経（大脳皮質）が下位中枢神経（脳幹・脊髄）を制御不能とさせる．結果，下位中枢神経がつかさどる原始的な反射機構が解放されることで，末梢運動器に異常な共同運動パターンを生じるという解釈である．これに対し，臨床場面の対応としては，促通手技やハンドリングによって，対象者が受ける感覚刺激を調整することで，解放された異常反射を抑制するとともに，正常な反射や運動を促通するというものである．

　一方，1990年代以降に導入され出した課題指向型アプローチは，反射理論，階層理論に加え，システム理論，生態学的理論を含めた多角的な理論に依拠している．これらの理論を用いた解釈としては，先に示した神経筋促通手技でいわれる中枢神経の階層構造の破綻というよりは，身体内に存在する一つもしくは複数の神経機構に障害が及んだ結果生じたものと定義した．そして，生じた異常な共同運動パターンは，反射機構の解放といった神経機構の退行によるものではなく，残存した神経機構を複雑に絡み合わせたいわば代償的な動きで，全く異なる別の運動であると捉えている．この現象に対し，対象者が使用している代償的な運動が，最適でないと捉えたうえで，代償的方略を最適化することに重点を置いている．

　上記のような理論背景の違いからも，課題指向型アプローチは，身体機能に焦点を当てた抽象的介入である従来からの機能指向型アプローチ（関節可動域練習，筋力トレーニング，ファシリテーション等）とは異なり，現実的な環境条件に類似した状況のなかで，対象者の求める具体的な活動に直接的に関連するスキルを高めることを目的としている．

### メモ　動物実験での課題指向型アプローチの論拠

　本文内で機能指向型アプローチと課題指向型アプローチの理論的背景の違いを示したが，その違いを示す可能性のある動物実験と健常人や脳卒中患者を用いた基礎研究を紹介する．
　Maldonadoら[39]は，脳卒中を人為的に起こした脳卒中モデルラットを作成した．それぞれの脳卒中モデルラットを，リーチング課題を行う群（狭い隙間に前肢をリーチして，エサを取るような課題），ホイールランニング課題を実施する群（ホイールの中で四肢全てを使用してランニングを行う），介入を行わない群の3群に割り付け，介入後に再評価した（図9）．
　結果は，対照群以外の前肢の機能は有意に向上したと報告した．しかしながら，ホイールランニング課題を実施した脳卒中モデルラットは，リーチングスキルの向上は認めなかった．
　次に，健常者に対する研究で，van Vilietら[40]は，2種類のカップ（取っ手があるものと取っ手がないもの）に対する到達運動を検定した結果，取っ手が付いていたカップのほうが手指の伸展が生じるタイミングが遅かったと述べた．さらに，Wuら[41]は料理の包丁に手を伸ばすという活動に焦点を当てて，動作解析を実施したところ，模擬的なシミュレーションを行った場合よりも，実際に「野菜を切る」という前提で包丁に手を伸ばしたほうが，運動効率がよりよかったと報告した．これらの研究はそれぞれの活動にはその活動で使用する手続きや戦略があり，そのものの練習をする必要があるということを示している．

### メモ　道具使用に関わる経路

　Lewisら[42]は，道具使用に関わるネットワークについてメタアナリシスで公表している（図10）．多くの研究者は道具使用に関わる，視覚情報由来の運動の選択・算出と行為のシミュレーションがされるこのシステムを「キャノニカルニューロン」と呼んでいる．キャノニカルニューロンは，運動前野から頭頂小葉にかけての前頭－頭頂ネットワークが大きく関わるといわれている．ADLとIADLで，上肢を使う場面のほとんどは，道具を使用することが予測される．生活中での手の使用を促すならば，作業を用いるアプローチの課題指向型アプローチによって，このネットワークの強化は必然であるとも思われる．

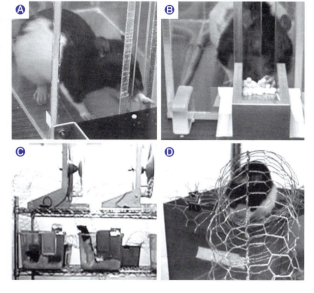

**図9** ラットに対するリーチング課題とホイールランニング課題，練習を行わない群の違い
A）リーチングの課題（single-pellet retrieval task）
B）リーチング課題（tray-reaching task）
C）ホイールランニング課題
D）介入を行わない
（文献39）より引用）

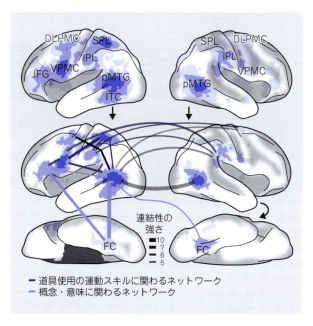

**図10** 道具使用に関わるネットワーク
DLPMC：背側外側前頭前野，SPL：上頭頂小葉，IPL：下頭頂小葉，VPMC：腹側運動前野，IFG：下前頭回，pMTG：後方の中側頭回，ITC：下側頭回，FC：紡錘状回
（文献42）より引用）

後述するが，脳のネットワークの可塑性は活用頻度により強化される．よって，特異的な目標を生活で達成することを念頭に置いた課題指向型アプローチは，必要であると思われる．

上記に課題指向型アプローチの定義を示した．ただし，課題指向型アプローチという概念や名称は，上肢機能に特化したアプローチだけでなく，ヒトが関わる全ての「動作・活動」を目標にし，概念の近しい作業課題を用いるアプローチを指す．よって，寝返りや立ち上がりといった基本動作から，上肢機能アプローチ，種々の作業活動，歩行にわたるまで多岐の目標に対して用いられる言葉である．このうちで，上肢の機能に焦点を当てた課題指向型アプローチとして，上記にも挙げているCI療法が世界的にも有名である．

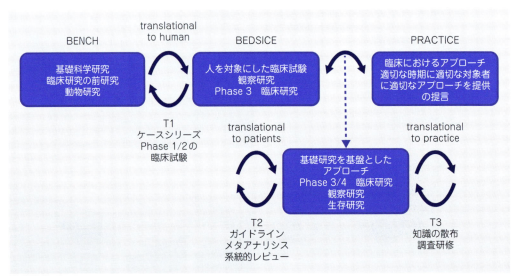

**図11** translational study の概要
（文献43）を筆者が和訳）

## 4 脳卒中後の上肢麻痺に対する作業を用いた アプローチのエビデンス

　脳卒中後の上肢麻痺に対する作業を用いたアプローチで，代表的なものは，先の項でも挙げたCI療法である．translational studyと呼ばれる，これも薬剤の開発によく使われている手法の一つである．translational studyとは，基礎研究の成果に基づいた臨床研究の施行と，その解析による新しい基礎研究の実施というサイクル的な研究の展開を指している（図11）[43]．これを用いることにより，効果のメカニズムも明確に検証されている．

　さらにCI療法は，薬剤などの検証方法に用いられる疫学的な研究デザインを使用して，効果検証が行われているため，根拠となるメカニズムに加えて，実証的なエビデンスがきちんと確立されている治療である．

> **メモ** リハビリテーション医療におけるエビデンスに対する誤解
> 
> リハビリテーションを取り扱う作業療法士のなかでエビデンスという言葉は，少々誤解され，誤用されている印象がある．例えば，英和辞典でエビデンスという言葉を引くと「根拠」という和訳がある．しかし，疫学上でのエビデンスは，根拠という意味では使われていない．むしろ，「実証や証拠」という意味で使用されている．つまり，疫学でのエビデンスの意味するところとは，非・偽無作為化比較試験や系統的レビューを通して，厳密な比較検討がなされた結果，異なるアプローチを受けた群間に「差があること」が実証されたものである．つまり，臨床のリーズニングで基礎研究の知識を推測的なメカニズムとして用いても，思考に根拠はあるが，エビデンスはないということになる．

### 1 CI療法が中枢神経システムの可塑性に関わるメカニズム

　CI療法が中枢神経システムの可塑性に関わることが明らかになっている．基礎研究では，1996年のNudoら[44]の報告が有名である．彼らは人為的にリスザルの一次運動野の手・手関

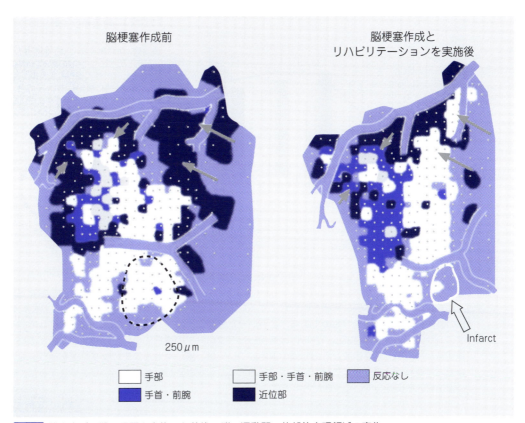

**図12 難易度が困難な課題を実施した前後の脳の運動野の体部位表現領域の変化**
難易度が困難な課題をサルが随意運動のみで実施した結果，運動野の手部に関わる領域が拡大する
（文献44）より引用）

節・前腕を支配する一次運動野の皮質に脳梗塞を作成し，上肢に麻痺を生じさせた．そして，麻痺手で餌を食べさせるという練習を行った．この練習は，大きさが異なる穴に餌を入れ，それを麻痺手で食べるというものである（二つの課題の難易度は，麻痺を生じさせる前の段階の評価結果から，小さな穴から餌を取る設定のほうが，高い難易度であることを確認していた）．実験の結果，小さな穴から餌を食べる群（少し困難な課題を実施する群）のほうが，麻痺手に関わる領域の拡大を認めたと報告している（図12）[44]．

この研究を例に挙げ，Taubら[16]は，"Shows that a CI-therapy like procedure in monkeys produces plastic alteration in the organization and function of the brain"（サルが実施したCI療法に類似した行動が，脳の機能と組織の可塑性変化を促した）"と系統的レビューを用いて紹介した．

> **メモ　基礎研究からの知識の誤用**
>
> 上記に挙げたNudoら[44]の基礎研究は，(1)ハンドリングを伴わない麻痺手の随意運動，(2)麻痺手で餌を食べるという反復的課題指向型アプローチ，(3)何度も失敗するような難易度の課題．これらの条件を満たした実験セッティングでこの現象が生じている．このように，実験の方法をしっかりと鑑み，Taubら[16]は「この方法はCI療法に似ているもので，その結果起こった現象」と紹介をしている（Nudoも上記の論文の考察で，TaubらのCI療法のメカニズムに触れている）．こういった，細かな方法の一致まで吟味し，初め

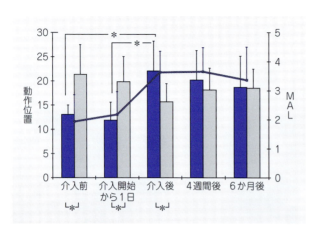

**図13** CI療法後の上肢に関わる領域の推移

損傷側／非損傷側のTMSを刺激した際に上肢が反応したポジションの数を，介入前，介入開始から1日，介入後，4週間後，6か月後に測定した．一緒に表記しているMALのデータは麻痺手のものである．＊$P<0.05$
TMS：transcranial magnetic stimulation，MAL：motor activity log
（文献45）より引用）

てメカニズムの候補としてリーズニングできる．この結果を，運動療法全般（ハンドリングや課題指向アプローチでないものも含めて）の効果として扱い，リーズニングに使用するのは，個人的には少々乱暴だと思われる．

リーズニングは基本的に病態を明らかにするために後ろ向きに対象者を丁寧に検討し，次回に類似した症例の眼前にたつ際に役立つものである．こういった場面で，オーバーリーズニングを実施していると，メカニズムやエビデンスを冒瀆し，さらには無視したアプローチの選択につながりやすい印象がある．これらを律するためにも，基礎研究からの知識の誤用については，厳しくセルフモニタリングを行う必要がある．そして，できればそのリーズニングによって創造された仮説が正しいものかどうかを検証するために，さらなる追加研究を実施していくべきだと考えている．

---

さらに，2000年代に入ると，非侵襲の大脳を直接的に刺激できる機器の発展に伴い，Nudoらがサルに実施したものと類似したプロトコルの研究を，ヒトを対象に実施できるようになった．そこで，Liepertら[45]は，経頭蓋磁気刺激を利用した研究では，CI療法前後でサルと同様に，主要感覚運動領野の麻痺手に関わる領域が有意に向上したと報告した（**図13**）．さらに，CI療法前後の可塑性に関わる研究は進み，感覚運動野以外の部分に関わる研究も増加した．

Könönenら[46]は，CI療法の前後で，一次運動野以外に，両側の補足運動野，運動前野，小脳と損傷側の前頭葉，後方の帯状回の血流の増加を認めたと報告している（**図14**）．Gauthierら[47]は，CI療法の課題指向型アプローチで向上した機能を生活に活かすための行動戦略であるTransfer packageを実施した場合，両側の補足運動野，運動前野，一次感覚野，海馬の皮質の質量の増大を認めたと報告した（**図15**）．また，同じ研究のなかで，CI療法前後の大脳皮質と小脳の質量の増大と，実生活の麻痺手の使用頻度の増加の間に，中等度の関連性を認めたと報告している（**図16**）[45]．さらに，CI療法の長期的な効果の行動学的なメカニズムについて，筆者ら[48]は麻痺手の使用頻度の長期的な向上と麻痺の改善の間に密接な関係があることを示した（**図17**）．

筆者らの研究で，短期的なCI療法は，さまざまな残存率に寄与する可能性が明らかになった．具体的には，皮質脊髄路として機能する内包後脚や大脳脚，大脳と小脳をつなぐ経路である内包前脚や大脳脚，左右の脳をつなぐ脳梁（上肢の機能予後に関連すると報告されている半球間抑制をつかさどる線維），目的指向型アプローチや報酬に関連するドーパミンの伝達経路として機能する帯状束（帯状回から前頭―頭頂葉に接続する連合線維），オペラント条件学習に関わると報告されている脳弓である．

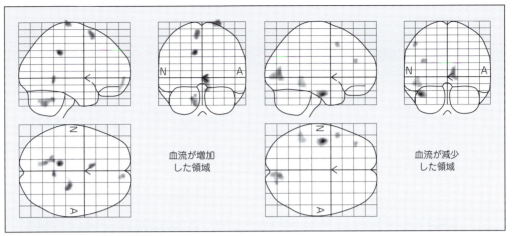

**図14 CI療法後の血流の増減**
損傷側脳の補足運動野，運動前野，前頭葉，前頭前野非損傷側の補足運動野，運動前野，後方の帯状回両側の小脳に血流の増加を認めた
（文献46）より引用）

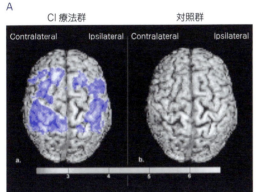

**図15 CI療法後の皮質の質量の変化と生活における麻痺手の使用頻度の変化**
A）CI療法（Transfer package含む）前後で，補足運動野，運動前野，一次感覚野，海馬の質量が増加した
B）対照群であるCI療法（Transfer package省く）よりもCI療法（Transfer package含む）のほうが，有意なMotor activity logのQuality of movementの変化を認めた
（文献47）より引用）

さらに，長期的なCI療法の効果には，上記に加えて，オンライン・オフラインの運動（パフォーマンスにおける運動学習）コントロールに関わる上後頭前頭束の関与の可能性が明らかになっている．皮質脊髄路に由来する運動出力に関わる学習だけでなく，麻痺手の行動学習に関わる経路でも関連性が出てきているのが，このアプローチの興味深いところである[49]（表12，図18）．

これらから明らかなように，脳卒中後の麻痺手に対する課題指向型アプローチであるCI療法の回復メカニズムには，上記の脳の構造や可塑性が大きく関わることがわかっている．

### メモ　オンラインとオフラインの運動コントロールとは？

運動コントロールにはオンラインとオフラインの二つのシステムがある．オンラインとは，動作中に動作

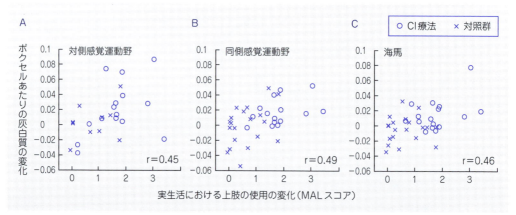

**図16** 皮質の質量の増大と Motor activity log（MAL）の Quality of movement との関連性

灰白質増加の規模と実生活における上肢の使用の変化量の関連性．灰白質増加は，（A）対側の感覚野および運動野，（B）同側の感覚野および運動野，（C）海馬において MAL の Quality of Movement（運動の質）スケールの改善と有意に関連している（rs≧0.45，P≦0.024）．CI 療法は「○」，対照群は「×」で示した．CI 療法群では（A）12 例，（B）15 例，（C）16 例，対照群では（A）13 例，（B）20 例，（C）20 例について示している

（文献 45）より引用）

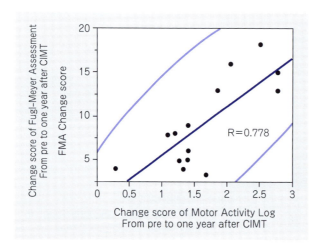

**図17** CI 療法終了後 1 年までの Fugl-Meyer Assessment と Motor Activity Log の Amount of use の変化量の関係性

（文献 48）より引用）

修正をしながら目標とする運動を実施するためのシステムであり，オフラインとは動作前の運動プログラムに依存したシステムである．脳内では，オンラインは背背側視覚経路，オフラインは背腹側視覚経路を利用すると考えられている[50]．

さらに，これらの運動コントロールに関わる経路は，運動学習にも深く関与している．Dayanら[51]は，運動学習を早期学習（fast learning）と遅延学習（late learning）に分けている．そして早期学習には，オンラインの運動コントロールのみが関与し，遅延学習には，オンラインとオフラインの両方の運動コントロールが関与している．

## 2　CI 療法のエビデンス

エビデンスとは，普遍性や論理性，客観性を基盤とした疫学研究や臨床研究によって，「実証」された知見を指す．日本語ではエビデンスを「根拠」と訳すことが多く，基礎研究などの結果

表12 CI療法の長期効果（Fugl-Meyer Assessment）と各連合線維の関係性

|  | 対側 | 同側 | 対側 | 同側 |
|---|---|---|---|---|
| 内包後脚 | 0.62 (0.02) | 0.32 (0.27) | 0.49 (0.08) | 0.30 (0.32) |
| 上後頭前頭束 | 0.41 (0.17) | 0.41 (0.17) | 0.59 (0.03) | 0.20 (0.52) |
| 帯状束（帯状回に接続） | 0.64 (0.02) | 0.18 (0.55) | 0.58 (0.04) | 0.22 (0.48) |
| （海馬に接続） | 0.30 (0.32) | 0.047 (0.88) | 0.05 (0.86) | -0.04 (0.90) |
| 上縦束 | -0.15 (0.62) | 0.20 (0.52) | -0.08 (0.79) | 0.16 (0.61) |
| 矢上層 | 0.36 (0.23) | 0.31 (0.31) | 0.19 (0.52) | 0.31 (0.29) |
| 鉤状束 | -0.22 (0.45) | 0.27 (0.34) | -0.014 (0.96) | 0.24 (0.43) |

Values are presented as $R(P)$
CI療法の短期効果は，損傷側の内包後脚と帯状束（帯状回に接続）と中等度の関連が認められた
CI療法の長期効果は，損傷側の上後頭前頭束と帯状束（帯状回に接続）と中等度の関連が認められた

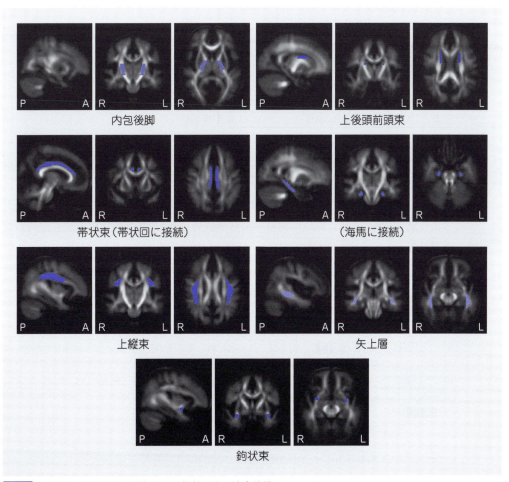

図18 CI療法の長期効果に関与する可能性のある連合線維
（文献49）より引用）

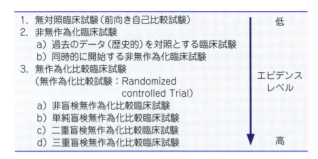

表13 臨床試験（介入試験）の種類

表14 エビデンスレベルの分類

をアプローチの「根拠」とし，リーズニングを行う際などに，「エビデンスがある」などと示すものもあるが，これは疫学のエビデンスという言葉の完全な誤用である．この場合の根拠は，言葉としては「メカニズムが明らかになっている」といったほうがニュアンスが近い印象である．つまり，「根拠＝メカニズム」「実証＝エビデンス」という言葉の使用方法も混同しないことが重要である．こういった「実証」では，特にCI療法の場合は，多くの研究者によって介入研究が実施されて効果が実証されており，エビデンスも確立されている．

### メモ　介入試験とは？

介入試験の目的は，介入そのものの効果を調べることとなっているが，その目的を達成するための研究デザインは多岐にわたる（表13）．例えば，介入群に対して，その比較対象となる対照群を設定しているのか，または，介入の内容と介入前後の評価・統計分析を試験の概要を熟知していない者が実施する（盲検化）を採用しているのか，こういった試験で生じうる交絡（後述）をどのレベルで制御しているか，といった観点により分類される．また，それらの有無により「エビデンス（証拠／実証）のレベル」に試験が与える影響も変化する（表14）．

慢性期のCI療法を用いた介入研究では，van der Leeら[52)]の研究が有名である．van der Leeらは，初発の慢性期の脳卒中患者を対象に無作為化比較試験を行った．彼らはCI療法を実施した群とボバースコンセプトを基盤とした両手動作練習を実施した群に，同時間それぞれの介入を提供し，比較検討を行った．結果，CI療法群のほうが，ボバースコンセプトを基盤とした両手動作練習を実施した群に比べ，action research arm test（ARAT）と motor activity log（MAL）の結果が有意に向上したと報告した．

亜急性期の研究では，Wolfら[53]のThe Extremity Constraint Induced Therapy Evaluation（EXCITE）が有名である．EXCITEでは，発症後3〜9か月の初発の脳卒中患者を対象に無作為化比較試験を実施している．1日6時間のCI療法を提供する群と，通常のケアを提供する群に無作為に対象者を割り付け，効果検討をした結果，CI療法群は通常のケアを提供する群に比べて，介入前後・1年後（表15）[53]・2年後（表16）[54]のWMFTとMALが有意に向上したと報告している．

　また，この研究では，サブ解析として，CI療法を脳卒中発症から3〜9か月後に実施した群と15〜21か月後に実施した群で，効果の差を検討しているが，両群間に有意な差はなかったと報告している[55]．つまり，亜急性期から生活期にかかる時期であれ，生活期の時期であれ，効果に大差はなかったと述べている．

　最後に，発症後2週間以内の急性期の研究では，Dromerickら[56]の研究が有名である．彼らは発症後2週間以内の初発の脳卒中患者を対象に無作為化比較試験を行っている．彼らは，高負荷のCI療法群（1日3時間の介入と起床時間の90％は非麻痺手を拘束）と，低負荷のCI療法群（1日2時間の介入と5時間の麻痺手の拘束），伝統的な作業療法を実施した群の3群に分け，介入前後と180日後の結果を比較した．結果は，高負荷のCI療法群は，低負荷のCI療法群と伝統的な作業療法群に比べ，介入から90日後の麻痺手の機能予後が悪かったと報告した（図19）[56]．

　また，El-Helowら[57]も，発症から2週間以内の脳卒中患者を対象に無作為化比較試験を行っている．1日2時間のCI療法を実施した群と，通常のリハビリテーションを実施する群を比較した結果，CI療法を実施した群が有意にFMA（図20）とARATの向上を認めている．これらの結果から，脳卒中発症から2週間以内の急性期の症例に対しては，1日2時間以内の介入であれば良好な結果が得られる可能性があると考えることができる．

　なお，慢性期の脳卒中患者に限って実施された，上肢機能に対するアプローチのメタアナリシスでも良好な結果を残している（表17）[58]ことから，作業を用いた介入である課題志向型アプローチは，脳卒中後上肢麻痺を呈した症例に対して，推奨されるべき意味のあるアプローチと考えられる．

#### メモ　認知症を呈した対象者に課題指向型アプローチは意味があるか？

　対象者中心に目標設定をする課題指向型アプローチは，多くの言語刺激にまつわる知的能力を必要とするアプローチと考えられている．そこで，認知症と診断を受けた対象者に対してもこのアプローチが有効であるかどうかは，多くの臨床家が疑問をもつところであろう．個人的には，言語刺激と失敗体験を伴った長期的な成功体験を目指す課題指向型アプローチは，認知症を患った対象者の方には不向きだと考えているが，ケースシリーズにて検討がなされている．

　この研究を鑑みると，JuHyung Parkら[59]は，わずかな機能改善が認められたと報告しているが，結果を見ると誤差の範囲を超えない印象を受ける．これからも，認知症患者に対する課題指向型アプローチの運用は慎重に考えて運用すべきかもしれない．

#### メモ　交絡因子について

　アプローチの効果を測定するために，複数の群に異なるアプローチを提供する無作為化比較試験などを利用する際に，「交絡因子」を調整することが重要といわれている．交絡因子とは，アプローチによって変化が

**表15** EXCITE の短期および 1 年後までの長期効果

| 転帰変数 | ベースライン*† | 療法後*‡ | 追跡期間 4 か月*‡ | 追跡期間 8 か月*‡ | 追跡期間 12 か月*‡ | ベースラインから12か月までの変化§ |
|---|---|---|---|---|---|---|
| Constraint-Induced Movement Therapy（CI療法） | | | | | | |
| WMFT 標本サイズ | 105 | 98 | 89 | 86 | 80 | |
| 　Log performance time（遂行時間の対数）‖ | 2.96 | 2.38†† | 2.41** | 2.35** | 2.23** | −0.73†† |
| 　Performance time（遂行時間），秒¶ | 19.3 | 10.8 | 11.1 | 10.5 | 9.3 | −52％ |
| 　Functional ability（機能的能力）（スケール 0〜5） | 2.39 | 2.69†† | | | 2.75 | 0.36†† |
| 　負荷 | 4.45 | 6.04 | 5.80 | 7.28 | 7.32 | 2.86†† |
| 　握力 | 7.53 | 9.51 | 10.13 | 11.94 | 12.13 | |
| MAL 標本サイズ | 105 | 98 | 89 | 86 | 80 | 4.60†† |
| 　MAL AOU（スケール 0〜5） | 1.21 | 2.24†† | 2.11‡ | 2.13‡ | 2.13# | 0.92†† |
| 　MAL QOM（スケール 0〜5） | 1.26 | 2.17†† | 2.13‡ | 2.17‡ | 2.23** | 0.97†† |
| 療法士 MAL 標本サイズ | 86 | 74 | | | 46 | |
| 　MAL AOU（スケール 0〜5） | 0.91 | 1.86†† | | | 1.97** | 1.06†† |
| 　MAL QOM（スケール 0〜5） | 0.92 | 1.84†† | | | 2.00# | 1.08†† |
| 120 秒以内に完了しなかった WMFT 課題数の平均 | 2.20# | 0.94†† | 1.26* | 1.17# | 1.20 | −1.01†† |
| MAL AOU 課題≧3，％ | 18 | 43†† | 41** | 42 | 42 | 24†† |
| MAL QOM 課題≧3，％ | 22 | 44†† | 45** | 46# | 48 | 26†† |
| SIS 手の機能，％ | 28.1 | | 41.6# | | 47.6# | 19.5†† |
| SIS 身体機能，％ | 52.5 | | 56.1 | | 54.2 | 1.7 |
| 通常ケア | | | | | | |
| WMFT 標本サイズ | 115 | 104 | 93 | 92 | 86 | |
| 　Log performance time（遂行時間の対数）‖ | 3.179 | 3.100 | 2.946 | 2.920 | 2.873 | −0.306** |
| 　Performance time（遂行時間），秒¶ | 24.0 | 22.2 | 19.0 | 18.5 | 17.7 | −26％ |
| 　Functional ability（機能的能力）（スケール 0〜5） | 2.21 | 2.30 | | | 2.47 | 0.26†† |
| 　負荷 | 3.53 | 4.10 | 4.16 | 5.00 | 5.72 | 2.19†† |
| 　握力 | 7.23 | 7.91 | 9.29 | 10.30 | 14.47 | 7.24†† |
| MAL 標本サイズ | 116 | 103 | 93 | 92 | 86 | |
| 　MAL AOU（スケール 0〜5） | 1.15 | 1.37 | 1.53 | 1.48 | 1.65 | 0.50†† |
| 　MAL QOM（スケール 0〜5） | 1.18 | 1.42 | 1.57 | 1.52 | 1.66 | 0.48†† |
| 療法士 MAL 標本サイズ | 99 | 90 | | | 62 | |
| 　MAL AOU（スケール 0〜5） | 0.73 | 0.99 | | | 1.10 | 0.38# |
| 　MAL QOM（スケール 0〜5） | 0.71 | 1.00 | | | 1.18 | 0.47** |
| 120 秒以内に完了しなかった WMFT 課題数の平均 | 3.32 | 3.00 | 2.69 | 2.69 | 2.58 | −0.74# |
| MAL AOU 課題≧3，％ | 18 | 25 | 28 | 26 | 31 | 13** |
| MAL QOM 課題≧3，％ | 21 | 27 | 33 | 30 | 34 | 13†† |
| SIS 手の機能，％ | 24.3 | | 31.1 | | 34.4 | 10.1** |
| SIS 身体機能，％ | 52.2 | | 51.8 | | 52.4 | 0.2 |

CI 療法の効果は 1 年後まで残存しており，対照群よりもより改善を認めている
AOU：Amount of Use（使用頻度）スケール，MAL：Motor Activity Log（運動機能評価），QOM：Quality of Movement（運動の質）スケール，SIS：Stroke impact Scale（脳卒中影響尺度），WMFT：Wolf Motor Function test（運動機能検査）．Log Performance Time：WMFT 課題完了までの対数平均時間
*数値は療法群，機能レベルおよび受診（回数）における分散の反復測定解析の最小二乗平均
この列の †P 値は，2 療法群の単純比較における P 値
この列の ‡P 値は，各時点で適切な対照を設定し，ベースラインについて調整した群間比較の P 値．主要評価項目の期間は療法後と追跡期間 12 か月とした
この列の §P 値は，ベースラインから 12 か月までの変化における検定についての P 値
‖ 生成した対応する線形モデルは，Poisson リンク関数による WMFT の未完了の課題数に用いた
¶ Performance time（遂行時間）は，原単位（秒）に対する対数の変換とした
# $P<0.05$
** $P<0.01$
†† $P<0.001$
（文献 53）より引用）

**表16** EXCITE の短期および 2 年後までの長期効果

| 変数 | 最小二乗平均（各単一時点） | | | | 改善：ベースライン対 各トレーニング後 | | 12か月〜24か月保持 | トレーニング後の平均値 |
|---|---|---|---|---|---|---|---|---|
| | CIMT 前 | CIMT 後 | 12か月 | 24か月 | F 値 | p＞F | 平均値 (95% CI) | 平均値 (95% CI) |
| WMFT 標本サイズ | 105 | 98 | 80 | 68 | | | | |
| WMFT Mean Performance Time（平均遂行時間）(log) | 2.66 | 2.09 | 2.02 | 1.94 | 69.54 | <.0001 | 0.07 (−0.11, 0.26) | 2.03 (1.86, 2.21) |
| Mean performance time （平均遂行時間），秒 | 22.72 | 12.59 | 13.57 | 13.88 | 44.43 | <.0001 | −0.32 (−3.70, 3.06) | 13.57 (10.15, 16.99) |
| WMFT-WTB, lb | 5.12 | 6.98 | 8.91 | 10.30 | 42.57 | <.0001 | −1.39 (−2.74, −0.04) | 8.60 (7.50, 9.70) |
| WMFT-GS, kg | 8.86 | 10.71 | 14.37 | 18.75 | 37.57 | <.0001 | −4.39 (−6.91, −1.86) | 14.63 (12.99, 16.28) |
| Functional Ability（機能的能力）標本サイズ | 103 | 98 | 80 | 0 | | | | |
| Functional Ability（機能的能力），スケール 0〜5 | 2.55 | 2.84 | 2.89 | | 101.11 | <.0001 | | 2.88 (2.78, 2.98) |
| MAL 標本サイズ | 105 | 98 | 80 | 70 | | | | |
| MAL AOU, スケール 0〜5 | 1.37 | 2.53 | 2.40 | 2.57 | 177.46 | <.0001 | −0.17 (−0.38, 0.04) | 2.49 (2.30, 2.68) |
| MAL QOM, スケール 0〜5 | 1.46 | 2.50 | 2.48 | 2.62 | 174.49 | <.0001 | −0.14 (−0.34, 0.06) | 2.53 (2.35, 2.71) |
| SIS 標本サイズ | 105 | 88 | 78 | 65 | | | | |
| SIS 1 Strength（筋力） | 54.02 | 57.55 | 56.57 | 62.27 | 9.69 | 0.0020 | −5.71 (−9.72, −1.70) | 58.78 (56.37, 61.19) |
| SIS 2 Memory-Thinking（記憶−思考） | 82.83 | 83.88 | 83.59 | 87.54 | 3.27 | 0.0716 | −3.95 (−7.43, −0.47) | 85.34 (82.70, 87.99) |
| SIS 5 ADL/IADL | 63.52 | 69.76 | 71.20 | 76.06 | 37.88 | <.0001 | −4.87 (−8.70, −1.03) | 72.86 (70.10, 75.63) |
| SIS 8 Social Participation（社会参加） | 49.62 | 63.30 | 63.05 | 72.12 | 66.56 | <.0001 | −9.08 (−14.41, −3.74) | 66.02 (63.01, 69.04) |
| SIS Physical Domain（身体領域） | 59.39 | 65.79 | 67.09 | 70.75 | 52.09 | <.0001 | −3.66 (−6.67, −0.65) | 68.22 (65.69, 70.74) |

CI 療法実施後 2 年後まで効果は残存している
WMFT-WTB：肩の屈曲力に対する箱への加重
WMFT-GS：WMFT 握力
MAL AOU：30 課題における MAL 使用頻度
MAL QOM：30 課題における MAL 運動の質
（文献 54）より引用）

期待できるアウトカムに対し，アプローチ以外の因子が良し悪しの影響を与えてしまうものを指す．
　例えば，脳卒中後の上肢麻痺に対するアプローチを行ううえでは，筆者らの研究が参考になる．この研究では，アプローチに反応する因子が等しい 2 群を作成する際に，三つの因子が等しくなるように割り付けプログラムを作成している．先行研究をレビューした結果から，介入の良し悪しに影響を与え得る因子を 1．ベースラインの FMA の値（Fritz SL[60]），2．発症からの期間（Jongbloewd L[61], and Liou LMら[62]），3．年齢（Liou LMら[62]）と設定している．こういう調整を行っていると，結果に影響を与え得るアプローチ以外の因子を統制することができ，より価値の高い実証研究となるといえる．

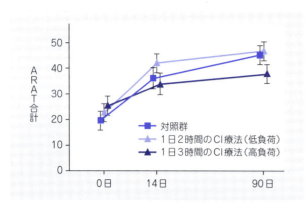

**図19** 急性期の負荷の違いによるCI療法の効果

強度の強いCI療法を実施した場合，CI療法実施から90日後の麻痺手の上肢機能の予後が，低負荷のCI療法群や対照群に比べて有意に悪い結果が認められた
（文献56）より引用）

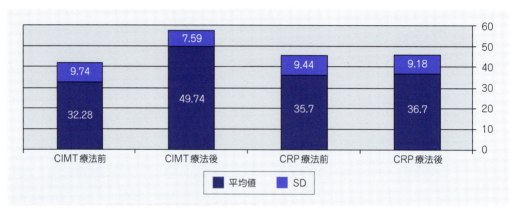

**図20** 急性期の1日2時間以内のCI療法の効果

CI療法を実施した群のほうが，従来の治療法を提供した対照群よりも良好な上肢機能の改善を認めている
（文献57）より引用）

**表17** 慢性期の脳卒中患者における上肢機能に対するアプローチのメタアナリシス

| 介入またはサブカテゴリ | 試験数（参加者数） | 転帰尺度のSMD（95％ CI） |
|---|---|---|
| 上肢の機能 | | |
| 神経生理学的アプローチ | 6（248） | |
| 両手動作トレーニング | 2（111） | |
| CIMT | 21（508） | |
| EMGバイオフィードバック | 4（126） | |
| 電気刺激療法 | 13（277） | |
| 高負荷・頻度アプローチ | 6（571） | |
| メンタルプラクティス | 4（72） | |
| 反復課題訓練 | 8（414） | |
| ロボット療法 | 10（255） | |
| 装具療法 | 4（105） | |

（文献58）より引用）

## 文献

1) Schwartz KB：The history of occupational therapy. In Neistadt ME & Crepeau RB (Eds), Willard and Spackman's Occupatinal Therapy, 9th ed, Philadelphia, 854-860, 1998
2) Peloquin SM：Moral treatment：Contexts considered. Am J Occup Ther 43：537-544, 1989
3) Spackman CS：A history of the practice of occupational therapy for restoration of physical function：1917-1967. Am J Occup Ther 22：68-71, 1968
4) Trombly C, et al：A synthesis of the effects of occupational therapy for persons with stroke. Part Ⅰ：Restoration of roles, tasks, and activities. Am J Occup Ther 56：250-259, 2002
5) Smallfield S, et al：Classification of occupational therapy intervention for inpatient stroke rehabilitation. Am J Occup Ther 63：408-413, 2009
6) Carr JH ほか，潮見泰蔵（監訳）：ニューロロジカルリハビリテーション－運動パフォーマンスの最適化に向けた臨床実践　原著第2版，医歯薬出版，東京，2012
7) Shumway-Cook A，田中繁ほか（監訳）：モーターコントロール－研究室から臨床実践へ　原著第4版，医歯薬出版，東京，2013
8) Winstein CJ, et al：Task-oriented training to promote upper extremity recovery. In：Stein J, et al (eds)：Stroke recovery and rehabilitation, Demos Medical Pub, New York, 267-290, 2008
9) Timmermans AA, et al：Influence of task-oriented training content on skilled arm-hand performance in stroke：a systematic review. Neurorehabil Neural Repair 24：858-870, 2010
10) Ogden R, et al：On cerebral motor control：the recovery from experimentally produced hemiplegia. Psychobiology 1：33-49, 1917
11) Tower SS：Pyramidal lesions in the monkey. Brain 63：36-90, 1940
12) Knapp HD, et al：Movements in monkeys with deafferented forelimbs. Exp Neurol 7：305-315, 1963
13) Taub E：Somatosensory deafferentation research with monkeys implications for rehabilitation medicine. Behavioral Psychology in Rehabilitation medicine, Clinical Applications：371-401, 1980
14) Ostendorf CG, et al：Effect of forced use of the upper extremity of a hemiplegic patient on changes in function. A single-case desigh. Phys Ther 61：1022-1028, 1981
15) Wolf SL, et al：Forced use of hemiplegic upper extremities to reverse the effect of learned nonuse among chronic stroke and head-injured patients. Exp Neurol 104：125-132, 1989
16) Taub E, et al：New treatments in neurorehabilitation founded on basic research. Nat Rev Neurosci 3：228-236, 2002
17) Taub E, et al：Technique to improve chronic motor deficit after stroke. Arch Phys Med Rehabil 74：347-354, 1993
18) Schultz W, et al：Predictive reward signal of dopamine neurons. J Neuro physiol 80：1-27, 1998
19) Uswatte G, et al：Contribution of the shaping and restraint components of Constraint-induced Movement therapy to treatment outcome. Neurorehabil 21：147-156, 2006
20) Brogårdh C, et al：Shortened constraint-induced movement therapy in subacute stroke-no effect of using a restraint：a randomized controlled study with independent observers. J Rehabil Med 41：231-236, 2009
21) Brogårdh C, et al：Constraint-induced movement therapy in patients with stroke：a pilot study on effects of small group training and of extended mitt use. Clin Rehabil 20：218-227, 2006
22) Brogårdh C, et al：A 1 year follow-up after shortened constraint-induced movement therapy with and without mitt poststroke. Arch Phys Med Rehabil 91：460-464, 2010
23) Brunner IC, et al：Is modified constraint-induced movement therapy more effective than bimanual training in improving arm motor function in the subacute phase post stroke? A randomized controlled trial. Clin Rehabil 26：1078-1086, 2012
24) van Delden AL, et al：Unilateral and bilateral upper limb training interventions after stroke have similar effects on bimanual coupling strength. Neurorehabil Neural Repair 29：255-267, 2015
25) Morris DM, et al：Constrraint-induced movement therapy：characterizing the intervention protocol. Eura Medicophys 42：257-268, 2006
26) Trombly CA, et al：Occupation：purposefulness and meaningfulnesss as therapeutic mechanisms, Am J Occup Ther 49：960-972, 1995
27) Reilly M：Occupational therapy can be one of the greatest ideas of 20th century medicine. 1961 Eleanor Clarke Slagle Lecture. American Journal of Occupational Therapy 16：1-9, 1962
28) Taub E, et al：A placebo-controlled trial of constraint-induced movement therapy for upper extremity after stroke. Stroke 37：1045-1049, 2006
29) Hung CS, et al：The effects of Combination of robotic-assisted therapy with task-specific or impairment-oriented training on Motor Function and Quality of life in chronic stroke. PMR 8：721-729, 2016
30) Huseyinsinoglu BE, et al：Bobath Concept versus constraint-induced movement therapy to improve arm function recovery in stroke patients：a randomized controlled trial. Clin Rehabil 26：705-715, 2012
31) Barzel A, et al：Home-based constraint-induced movement therapy for patients with upper limb dysfunction after stroke (HOMECIMT)：a cluster-randomized, controlled trial. Lancet Neurol 14：893-902, 2015
32) Andrews K, et al：Stroke recovery：he can but dose he?. Rheumatol Rehabil 18：43-48, 1979
33) 上田敏：WHO 国際障害分類改定の経過と今後の課題 - ICIDH から ICF へ．理療ジャーナル 36：5-11,

34) Timmermans AA, et al：Influence of task-oriented training content on skilled arm-hand performance in stroke：a systematic review. Neurorehabil Neural Repair 24：858-870, 2010
35) Shumway-Cook ほか，田中繁ほか（監訳）：モーターコントロール-研究室から臨床実践へ 原著第4版．医歯薬出版，東京，2013
36) Roller ML, et al：Contemporary issues and theories of motor control, motor learning, and neuroplasticity. Neurological Rehabilitation, Amsterdam, 69-98, 2012
37) 潮見泰蔵：Task-oriented approach. J Clin Rehabil 18：259-262, 2009
38) Hrak FB：Assumptions underlying motor control for neurologic rehabilitation. In：Lister MJ（ed）：Contemporary Management of Motor control problems, Foundation for Physical therapy, Alexandria, 11-27, 1991
39) Maldonado MA, et al：Motor skill training, but not voluntary exercise, improves skilled reaching after unilateral lschemic lesions of the sensorimotor cortex in rats. Neurorehabil Neural Repair 22：250-261, 2008
40) van Vilet P, et al：An investing of the task specificity of reaching：implication for retraining. Physiother theor pract 9：69-76, 1993
41) Wu C, et al：Effects of object affordances on reaching performance in persons with and without cerebrovascular accident. Am J Occup Ther 52：447-456, 1998
42) Lewis JW：Cortical networks related to human use of tools. Neuroscientist 12：211-231, 2006
43) Westfall JM, et al：Practice-based research--"Blue Highways" on the NIH roadmap. JAMA 297：403-406, 2007
44) Nudo RJ, et al：Neural substrates for the effects of rehabilitative training on motor recovery after ischemic infarct. Science 272：1791-1794
45) Liepart J, et al：Tratment-inudced cortical reorganization after stroke in humans. Stroke 31：1210-1216, 2000
46) Könönen M, et al：Increased perfusion in motor areas after constraint-induced movement therapy in chronic stroke：a single-photon emission computerized tomography study. J Cereb Blood Flow Metab 25：1668-1674, 2005
47) Gauthier LV, et al：Remodeling the brain plastic structural brain changes produced by different motor therapies after stroke. Stroke 39：1520-1525, 2008
48) Takebayashi T, et al：A one-year follow up after modified constraint-induced movement therapy for chronic stroke patients with paretic arm：a prospective case series study. Top stroke Rehabil 22：18-25, 2015
49) Takebayashi T, et al：Diffusion tensor Imaging of Association Fibers to Predict the Short-and Long-Term Benefits of Constraint-Induced Movement Therapy in Chronic Stroke Patients with Hemiparesis：A Pilot Study. Front Hum Neurosci
50) Rizzolatti G, et al：Two different streams form the dorsal visual system：anatomy and functions. Exp Brain Res 153：146-157, 2003
51) Dayan E, et at al：Neuroplasticity subserving motor skill learning. Neuron 72：443-454, 2011
52) van der lee JH, et al：Forced use of upper extremity in chronic stroke patients：results from a single-blind randomized clinical trial. Stroke 30：2369-2375, 1999
53) Wolf SL, et al：Effect of constraint-induced movement therapy on upper extremity function 3 to 9 months after stroke：the EXCITE randomized clinical trial. JAMA 296：2095-2104
54) Wolf SL, et al：The EXCITE trial：Retention of improved upper extremity function among stroke survivors receiving CI movement therapy. Lancet Neurol 7：33-40, 2008
55) Wolf SL, et al：The EXCITE stroke trial：comparing early and delayed constraint-induced movement therapy. Stroke 41：2309-2315, 2010
56) Dromerick AW, et al：Very early constraint-inudced movement during stroke rehabilitation（VECTORS）：a single-center RCT. Neurology 73：195-201, 2009
57) EI-Helow MR, et al：Efficacy of modified constraint-induced movement therapy in acute stroke. Eur J Phys Rehabil Med 51：371-379. 2015
58) Langhorne P：Motor recovery after stroke：a systematic review. Lancet Neurol 8：741-754, 2009
59) JuHyung Park, et al：Effect of task-oriented training on upper extremity function and performance of daily activities in chronic stroke patients with impaired cognition. J Phys Ther Sci 28：316-318, 2016
60) Fritz SL：Active finger extension predicts outcomes after constraint-induced movement therapy for individuals with hemiparesis after stroke. Stroke 36：1172-1177, 2005
61) Jongbloed L：Predication of function after stroke：a critical review. Stroke 17：765-776, 1986
62) Liou LM, et al：Timing of stroke onset determines discharge-functional status but not stroke severity：a hospital-based study. Kaohsiung J Med Sci 29：32-36, 2013

# II

# 作業を用いた上肢機能アプローチを行うための基本的な評価

# II 作業を用いた上肢機能アプローチを行うための基本的な評価

## 1 脳卒中後の上肢麻痺に対する特異的評価と運動学的評価の役割

　作業療法を実施していく際に，大きく二つの評価がある．1つは，他人に状況を伝えるための「客観的数値」としての評価．もう一つは，治療プログラムを作成するに当たって，問題点を抽出するために，「運動や精神的文脈における質」という側面に対する評価である．前者を評価するために，さまざまな検査が開発されており，それらのなかでも，ガイドラインなどで推奨されている検査が世界中でも比較的利用されている．ここでは，「客観的数値」を示すための脳卒中後の上肢麻痺に対する特異的な検査と，「運動や精神的文脈における質」を示す，運動学・心理的な質に対する評価の方法を紹介する．

## 2 「客観的数値」を示すための脳卒中後の上肢麻痺に対する特異的な検査

　脳卒中後の上肢麻痺に対する検査は多く認められる．例えば，天野[1]は，国際生活機能分類（international classification of functioning, disability and health：ICF）による整理を試みており，代表的な検査を彼の選別を参考に紹介する．

　また，各検査において，従来の手法では複数例の場合，統計的な手段や最小可変変化量（minimal detectable change：MDC）を用いて，誤差の可能性の有無を検討する．しかし，この値はあくまでも誤差の有無を調べる手段であり，その変化に意味があるかどうかについては言及できない．そこで，この項では各検査の紹介に加えて，変化量の意味を規定する臨床上の最小変化量を示す minimal clinically important difference（MCID）についても紹介したい．

> **メモ**　minimal detectable change や minimal clinically important difference とは？

**・minimal detectable change（MDC）**

　検査の信頼性を示す指標の一つとして示されている．MDC は日本語では「最小可変変化量」といわれており，主にテスト-リテストなどの評価を実施する際に，繰り返し得られた検査結果から推定される測定誤差（同一の対象者に対して，同じ現象を測定しているにも関わらず，なんらかのバイアスの影響で異なる値が出てしまうこと）のことをいう．

　MCD よりも値が大きかった場合は，その現象は誤差の範疇を超えて異なる現象であることを示しており，統計学的手法の p 値の解釈と同様の推定が可能である．

　また，統計学的手法のように，サンプルサイズの数によって使用の制限がないため，一般化の観点から問題はあるものの，一事例に対する変化の検討にも用いることができる．

**・minimal clinically important (significant) difference（MCID）**

　American Thoracic Society（ATS ホームページより）では，MCID は "The MCID is the smallest difference that clinicians and patients would care about.（臨床従事者や対象者が，意味があった［効果があった］と感じる最小の変化量）" と定義されている[2]．

　一般的に，統計学的手法などは変化量が測定誤差を超えているか否かを検定するだけで，変化の質については言及することができない．近年では数学的な観点から，変化の大きさに意味をもたせる効果量（effect size）などを使用することも多いが，実際の生活における意味というでは物足りない．

　そこで，MCID では，提示された変化量が「臨床現場での重要性や意味」をもつものかどうかを検証するために使用することが勧められている．なお，この指標も一般化の観点から問題はあるものの，一事例での変化の検討に用いることが可能な指標となっている．

## 1　身体機能・構造（body function）

### ① Fugl-Meyer assessment（FMA）の上肢運動項目

　Fugl-Meyer assessment（FMA）の上肢運動項目は，Fugl-Meyerら[3] が1975 年に公表したブルンストロームステージ（Brunnstrom recovery stage：BRS）の基準を用い，採点する点数をより細分化した検査である．点数は全33 項目で各項目3 件法（0：廃用，1：一部機能的，2：十分機能的），66 点で示されている．

　この上肢運動項目は，四つの下位項目（A）肩/肘/前腕，（B）手関節，（C）手指，（D）協調性/スピードからなっている．加えて，上肢の検査として用いる際には，（H）感覚（上肢），（J）他動関節可動域（上肢）の項目を含めて，合計126 点で示しているものもある．我が国では，独自に翻訳された検査用紙が用いられていることが多いが，Amanoら[4] がダブルトランスレーションといった厳密な翻訳方法を用いて，FMA を翻訳している（表1）．

　FMA は脳卒中後の上肢麻痺に対する検査ではゴールデンスタンダードとされており，後発で開発された多くの検査のアンカーとなっている．FMA は，多くの検討がなされており，妥当性・信頼性なども保たれている．さらに，事例検討でも検査の変化量を確認し，誤差以上の差を検討するために，MDC が5.2点[5]，臨床上の意味のある最小変化量MCID が亜急性期では，Sheltonら[6] が functional independence measure の各項目1.5 点あたりのFMA の改善量を10 点とし，その値を MCID としている．

　さらに，Aryaら[7] も同時期の MCID を9〜10 点と設定している．生活期では，複数の研究者[8,9]が総得点の10％または6〜7 点と示している．詳細にはPageら[10] が，さまざまな検査をアンカーにした結果，対手指で握る能力（4.25 点），対手指で離す力（5.25 点），対

**表1** 日本語版 Fugl-Meyer Assessment 上肢運動項目評価シート

| 対象者名： | | ID： |
|---|---|---|
| 実施日： | 実施者： | 特記： |

［必要物品］
打腱器，A4用紙一枚（1/4の大きさ［A6］に折る），鉛筆，直径3.0cm程度の円柱（筒／缶），テニスボールサイズの球体，ストップウォッチ，腕置きのない椅子

［対象者への説明］
課題内容を対象者に十分に理解してもらうだけの説明を提供しなければならない．その動作理解のためには，評価開始前の評価者によるデモンストレーションや他動的誘導，または非麻痺側による実施などによって検査を円滑に進める努力をすることが勧められる．また，採点の阻害にならない範囲で，上半身の衣服は最低限なものとする．

［開始肢位］
患者が自力で開始肢位をとれる，もしくは維持できるかが採点の前提になる項目もあり，その場合には，介助をしないように注意すること．その他の項目においては，開始肢位のための介助を提供してもよい．その場合，開始肢位の介助をしたのち，約3秒後に動作を開始するように伝える．評価者は，その間患者が肢位を維持できるか否か，観察しておくこと．

［他動的関節可動域の測定］
本評価には他動的可動域検査が含まれており，この項目の評価から始めることが推奨される．これは，運動評価において，他動的可動域における全可動域を自動的に動かせた場合，（他動可動域に制限があったとしても），2点が与えられるためである．

［課題は個別に実施すること］
FMAの運動課題は，"手指の屈曲"課題と"手指の伸展"課題を除いて，続けて行わず，個別に行うこと．課題と課題の間には，必ず休憩（3秒程度）を置くこと．

［採点について］
実施方法に記載がある場合を除いて，運動反復能力は採点の対象ではない．課題を2回以上遂行した場合は，一番良かった動作を採点の対象とする．つまり，最良のパフォーマンスの機会を提供しその動作が採点対象となるわけだが，訓練にならないように十分に留意する．

（文献4）より引用）

## A. 肩／肘／前腕

| I. 反射運動 | | 注意点 | なし | あり | |
|---|---|---|---|---|---|
| 屈筋：上腕二頭筋 or 手指屈筋 | | 前腕関節回外位で手を大腿の上に置く． | 0 | 2 | |
| 伸筋：上腕三頭筋 | | 肩関節外転位，肘関節従重力で屈曲位となるように介助する． | 0 | 2 | |
| 小計 I（合計 4） | | | | | |

| II. 屈曲もしくは伸展共同運動を伴う随意運動 | | | 注意点 | 不可 | 部分的 | 可能 |
|---|---|---|---|---|---|---|
| a) 屈筋共同運動 | 肩関節 | 屈曲 | ・肩関節外転での体幹側屈に注意．<br>・手指は自然な屈曲位．<br>・各項目が一連の運動の流れの中で評価される．<br>・各項目は同時に評価されるべきで，別々に分けて評価しないこと． | 0 | 1 | 2 |
| | | 外転 | | 0 | 1 | 2 |
| | | 外旋 | | 0 | 1 | 2 |
| | | 後退 | | 0 | 1 | 2 |
| | 肘関節 | 屈曲 | | 0 | 1 | 2 |
| | 前腕関節 | 回外 | | 0 | 1 | 2 |
| b) 伸筋共同運動 | 肩関節 | 内転＋内旋 | ・膝と膝が離れていること．<br>・開始肢位のための介助は可能．<br>・体幹の回旋や肘関節伸展に対する重力の影響に留意する． | 0 | 1 | 2 |
| | 肘関節 | 伸展 | | 0 | 1 | 2 |
| | 前腕関節 | 回内 | | 0 | 1 | 2 |
| 小計 II（合計 18） | | | | | | |

| III. 屈曲・伸展共同運動を伴う随意運動 | | 注意点 | 不可 | 部分的 | 可能 |
|---|---|---|---|---|---|
| a) 手を腰に | 上前腸骨棘を越えれば1点 | 直立肢位のための徒手的誘導が可能． | 0 | 1 | 2 |
| b) 肩関節 0 度から 90 度の屈曲運動 | 肘伸展位，前腕中間位 | 開始肢位のための介助は可能． | 0 | 1 | 2 |
| c) 前腕回内外運動 | 肘関節 90 度，肩関節 0 度 | 介助は不可． | 0 | 1 | 2 |
| 小計 III（合計 6） | | | | | |

| IV. 共同運動を伴わない随意運動 | | 注意点 | 不可 | 部分的 | 可能 |
|---|---|---|---|---|---|
| a) 肩関節 0 度から 90 度の外転運動 | 肘関節伸展位，前腕回内位 | 開始肢位介助可能．手掌は下に向ける． | 0 | 1 | 2 |
| b) 肩関節 90 度から 180 度の屈曲運動 | 肘関節伸展位，前腕中間位 | 開始肢位介助可能． | 0 | 1 | 2 |
| c) 前腕回内外運動 | 肘関節伸展位，肩屈曲 30-90 度 | 介助は不可． | 0 | 1 | 2 |
| 小計 IV（合計 6） | | | | | |

| V. 正常反射 | 注意点 | 不可 | 部分的 | 可能 |
|---|---|---|---|---|
| 上腕二頭筋，上腕三頭筋，手指屈筋 | IVの項目が満点（6点）であった場合のみ評価対象となる． | 0 | 1 | 2 |
| 小計 IV（合計 2） | | | | |
| 合計（最大 36） | | | | |

## B. 手関節

| | | 注意点（a-d：肘のみ介助可能） | 不可 | 部分的 | 可能 |
|---|---|---|---|---|---|
| a) 15 度背屈位での手関節保持 | 肩 0 度，肘 90 度，前腕回内位 | 保持できて初めて，多少の抵抗を加える． | 0 | 1 | 2 |
| b) 掌背屈の最大反復運動 | 肩 0 度，肘 90 度，前腕回内位 | 1 点も掌背屈両方向への動きが必要． | 0 | 1 | 2 |
| c) 15 度背屈位での手関節保持 | 肩軽度屈曲 and/or 外転，肘 0 度，前腕回内位 | 保持できて初めて，多少の抵抗を加える． | 0 | 1 | 2 |
| d) 掌背屈の最大反復運動 | 肩軽度屈曲 and/or 外転，肘 0 度，前腕回内位 | 1 点も掌背屈両方向への動きが必要． | 0 | 1 | 2 |
| e) 手関節の回旋運動 | 肩 0 度，肘 90 度 | 動きを遮らない範囲で前腕介助可能． | 0 | 1 | 2 |
| 合計（最大 10） | | | | | |

## C. 手指

| | | 注意点 | 不可 | 部分的 | 可能 |
|---|---|---|---|---|---|
| a) 手指の屈曲 | 最大伸展位から | 前腕中間位，手関節中間位． | 0 | 1 | 2 |
| b) 手指の伸展 | 最大屈曲位から | 前腕中間位，手関節中間位． | 0 | 1 | 2 |
| 以下の把持検査は，把持動作と保持（抵抗に負けず保持）の二つの要素からなる | | | | | |
| c) 把持 A：MCP 関節伸展位，PIP/DIP 関節把持 | 患者から離れるように引っ張る | ・前腕中間位，手関節中間位．<br>・抵抗検査は指の屈曲に対して加える． | 0 | 1 | 2 |
| d) 把持 B：母指と示指の伸展位での把持 | 患者から離れるように引っ張る | ・A4 紙を A6 サイズに折って挟んでもらう．<br>・手関節は自然な中間位，前腕回内位． | 0 | 1 | 2 |
| e) 把持 C：母指と示指の指腹での把持 | 母指-示指つまみ，上に引っ張る | 鉛筆が指から動かなかった場合に 2 点． | 0 | 1 | 2 |
| f) 把持 D：母指と示指の手掌面での把持 | 母指-示指つまみ，上に引っ張る | 直径 3 cm 程度の筒を使用． | 0 | 1 | 2 |
| g) 把持 E：球体の把持 | 下に引っ張る | 手指伸展／外転を伴い，前腕回内位でテニスボール程度のサイズの球体把持． | 0 | 1 | 2 |
| 合計（最大 14） | | | | | |

## D. 協調性／スピード

| | | 注意点 | 著明 | 軽度 | なし |
|---|---|---|---|---|---|
| 指鼻試験 5 回（できる限り速く）：閉眼し，肩関節外転 90 度，肘関節完全伸展位が開始肢位 | | | | | |
| a) 振戦 | | 軌道上の動揺が評価対象． | 0 | 1 | 2 |
| b) 測定障害 | | 到着地点のズレが評価対象． | 0 | 1 | 2 |
| | | | 6秒以上 | 2-5秒差 | <2秒 |
| c) 所要時間：麻痺側と非麻痺側との所要時間を比較 | | ストップウォッチを使用． | 0 | 1 | 2 |
| 合計（最大 6） | | | | | |

| H. 感覚（上肢） | | 注意点 | 脱失 | 鈍麻／過敏 | 正常 |
|---|---|---|---|---|---|
| a. 触覚 | 前腕腹側 | ・評価者の示指の先で軽く触れる． | 0 | 1 | 2 |
| | 手掌 | ・麻痺側のみでなく左右差を問う． | 0 | 1 | 2 |
| | | | 脱失<br>正解3/4未満 | 左右差あり<br>3/4正解 | 左右差なし<br>完全正解 |
| b. 関節位置覚 | 肩甲上腕関節 | ・閉眼にて実施する．<br>・屈曲/伸展方向へのわずかな動きを他動的に与える．<br>・最初に非麻痺側で実施する．<br>・屈曲/伸展を4回ずつ評価． | 0 | 1 | 2 |
| | 肘関節 | | 0 | 1 | 2 |
| | 手関節 | | 0 | 1 | 2 |
| | 母指IP関節 | | 0 | 1 | 2 |
| | | 合計（最大12） | | | |

| J. 他動関節可動域（上肢） | | | | | | J. 関節痛（上肢） | | |
|---|---|---|---|---|---|---|---|---|
| | 注意点 | ほぼ動きなし | 減少 | 正常 | | 常時どの可動域でも痛み<br>最終可動域で著明な痛み | 軽度の痛み | 痛みなし |
| 肩関節<br>屈曲<br>外転90度<br>外旋<br>内旋 | ・非麻痺側と比較される．<br>・椅子座位で実施．<br>・評価の最初に評価．<br>・疼痛出現の際は申告するように指示． | 0<br>0<br>0<br>0 | 1<br>1<br>1<br>1 | 2<br>2<br>2<br>2 | | 0<br>0<br>0<br>0 | 1<br>1<br>1<br>1 | 2<br>2<br>2<br>2 |
| 肘関節<br>屈曲<br>伸展 | | 0<br>0 | 1<br>1 | 2<br>2 | | 0<br>0 | 1<br>1 | 2<br>2 |
| 前腕関節<br>回内<br>回外 | | 0<br>0 | 1<br>1 | 2<br>2 | | 0<br>0 | 1<br>1 | 2<br>2 |
| 手関節<br>屈曲<br>伸展 | | 0<br>0 | 1<br>1 | 2<br>2 | | 0<br>0 | 1<br>1 | 2<br>2 |
| 手指関節<br>屈曲<br>伸展 | | 0<br>0 | 1<br>1 | 2<br>2 | | 0<br>0 | 1<br>1 | 2<br>2 |
| 合計（最大24） | | | | | | 合計（最大24） | | |

［コメント］

| 上肢関連項目総計 | | | /126 |
|---|---|---|---|
| 上肢運動項目（A-D） | /66 | 上肢他動可動域項目（J） | /24 |
| 上肢感覚項目（H） | /12 | 上肢関節痛項目（J） | /24 |

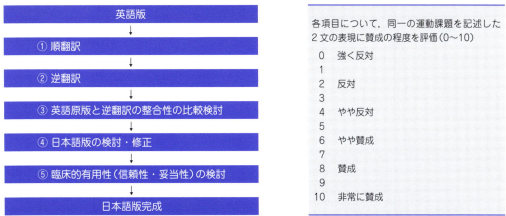

表2 ダブルトランスレーションの工程表と工程における整合性表

これらの工程表および整合性表は高橋ら[14]の研究内で使用されたものを提示している．こういった正確な手順を踏んで翻訳された検査をできるだけ使用することが重要である
(文献14より引用)

上肢の操作能力（7.25点），対カナダ作業遂行測定（Canadian occupational performance measure：COPM）（4.25点），対全般的な上肢機能（5.25点）と示している．

### メモ　ダブルトランスレーションとは？

ダブルトランスレーションとは，評価を翻訳する際の正確な手続きとして知られている．日本語版の作成では，Short Form 36 Item Health Survey（SF-36）などがその方法を使用しており，有名である[11〜13]．

その手順としては，日本語版に翻訳する際に，順翻訳・逆翻訳・整合性の検証手続きを確立し，日本語版における信頼性・妥当性も確認する必要がある 表2 [11〜14]．具体的には，まず，バイリンガルの研究者が英語版を日本語版に翻訳する．次に，英語版を認知しない別のバイリンガルの研究者が逆翻訳を行う．さらに，第3段階として，第三者の英語版の評価を認知しない別のバイリンガルの研究者が，整合性を 表2 の尺度整合性表を用いて，整合性が高まるまで手続きを繰り返す．これにより，原文の趣旨を汲んだ正しい検査が翻訳されることになる．

日本語版の検査を使用する際には，この整合性に対する取り組みもしっかりと確認して使用する必要がある．ちなみに，上記に示したAmanoら[3]のFMA，後に示すWolf motor function test（WMFT）およびmotor activity log（MAL）については，上記の手続きを踏んだ日本語版も発表されている．

### メモ　Fugl-Meyer assessmentは課題の難易度を考える際に有効？

FMAは全評価のなかに33項目の小項目を抱えている．これらの項目は全て「日常生活活動とは無縁の関節運動の融合体」の趣が強い項目ばかりである．ただし，これらの複合的な関節運動を観察すると，脳卒中後に上肢麻痺を呈した対象者の「動作」としての難易度が確認できる．

FMAの小項目に関して，ラッシュモデルを用いた分析によって各項目の難易度を確認した研究がある（図1，A，B）[15]．この研究を確認すると，重度および中等度の麻痺を呈した上肢において，単純に動きとして，どのような複合的な関節運動の難易度が高いのかが一目でわかる．こういった指標をアプローチのなかにエッセンスとして取り入れ，現状の麻痺手の能力よりも少し難しい課題を作成することも有用である．

② ブルンストロームステージ（BRS）（表3）[16]

我が国の作業療法士を目指す学生に対する教育で，最も用いられている脳卒中後の上肢麻痺の程度を測定するための検査であるが，世界的には上記のFMAがゴールデンスタンダー

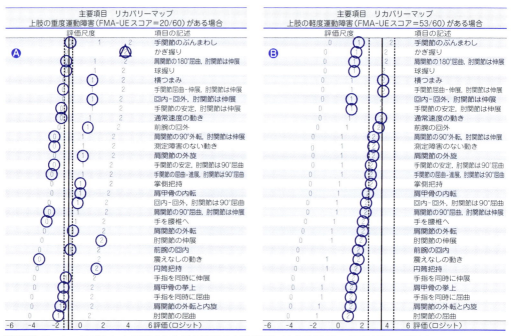

**図1** ラッシュモデルによる重度および中等度の上肢麻痺に対するFMAの下位項目の難易度
項目が上位になるほど，難易度が困難な項目となる
(文献15)より引用)

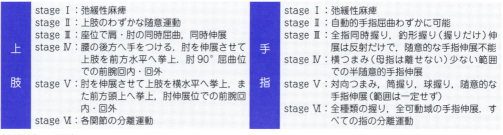

**表3** ブルンストロームステージ(BRS)

| | | | |
|---|---|---|---|
| 上肢 | stage Ⅰ：弛緩性麻痺<br>stage Ⅱ：上肢のわずかな随意運動<br>stage Ⅲ：座位で肩・肘の同時屈曲，同時伸展<br>stage Ⅳ：腰の後方へ手をつける．肘を伸展させて上肢を前方水平へ挙上．肘90°屈曲位での前腕回内・回外<br>stage Ⅴ：肘を伸展させて上肢を横水平へ挙上，また前方頭上へ挙上，肘伸展位での前腕回内・回外<br>stage Ⅵ：各関節の分離運動 | 手指 | stage Ⅰ：弛緩性麻痺<br>stage Ⅱ：自動的手指屈曲わずかに可能<br>stage Ⅲ：全指同時握り，釣形握り(握りだけ)伸展は反射だけで，随意的な手指伸展不能<br>stage Ⅳ：横つまみ(母指は離せない)少ない範囲での半随意的手指伸展<br>stage Ⅴ：対向つまみ，筒握り，球握り，随意的な手指伸展(範囲は一定せず)<br>stage Ⅵ：全種類の握り，全可動域の手指伸展．すべての指の分離運動 |

(文献16)より引用)

ドである．ブルンストロームステージ(BRS)は東アジアの一部で使われているにすぎず，世界的な論文の中ではほとんど目にすることがない．BRSは，上肢，手指ともに6段階(一部7段階とするものもある)で示されている(**表3**)．ただし，MDCやMCIDに関わる検討はなされておらず，また，上肢・手指においては，Stage Ⅱ，Ⅴの範囲が異常に広い印象があり，スクリーニングの道具として使用することもできるが，この検査での効果検証はあまりお勧めできないのが筆者の印象である．こういった問題点からも，大学教育の作業療法士育成課程を含め，BRSからFMAへのシフト，もしくは並行した検査の提示が必要であると思われる．

### ③ modified Ashworth scale(MAS)

modified Ashworth scale(MAS)は，Bohannonら[17]が，上肢麻痺に併発する痙縮の評価として，1987年に発表した検査である．MASは，検査者が対象者の麻痺手を他動的に全可動域を動かした際に，検査者が主観的に感じた抵抗の大きさや質によって，0から4までの6

**表4** Modified Ashworth Scale（MAS）の順序尺度および注意点

```
0  ：筋緊張の亢進がない．
1  ：軽度の筋緊張亢進があり，catch and release あるいは，可動域の終末でわずかな抵抗がある．
1+ ：軽度の筋緊張亢進があり，catch と引き続く抵抗が残りの可動域（1/2 以内）にある．
2  ：さらに亢進した筋緊張が可動域（ほぼ）全域にあるが，他動運動はよく保たれる（easily moved）．
3  ：著明な筋緊張亢進があり，他動運動は困難である．
4  ：他動では動かない（rigid）．
```

Modified Ashworth Scale 測定の注意点
1. 評価部位・運動方向と肢位の説明（下表は患側が右，検者は右利きと想定）
   1) 被験者肢位は，原則として腰掛け座位（短座位）で行い，下肢では背臥位で行うも可とする．
   2) 検者の動作手（上肢）は右手とし，支持・固定するのは左手とする．
   3) 痛みや拘縮などのある場合は，検査肢位に近い安楽な肢位で行うことができる．
   4) 多関節筋の作用は，できるだけ除く肢位で行う．
2. 測定回数・測定スピード
   1) いずれの部位も3回の測定を行い，最も低い値を採用する．
   2) 他動運動による筋抵抗の測定のため，他動運動の速度がキーとなる．およそ80°/秒といわれるが，客観的な方法はないため，slow speed が望ましい（目安は1秒で完了する）．

（文献18）より引用）

**表5** motricity index（MI）の順序尺度

肩関節外転，肘関節屈曲，手指屈曲の manual muscle test を測定し，それぞれの重み付け点数の平均値を出す
（文献22）より引用）

| MMT | 定義 | 上肢 重み付け | 手指 重み付け |
|---|---|---|---|
| 0 | 筋収縮を認めない | 0 | 0 |
| 1 | 筋の収縮はあるが動かない | 28 | 33 |
| 2 | 重力を除けば全可動域動かせる | 42 | 56 |
| 3 | 重力を抗して全可動域動かせる | 56 | 65 |
| 4 | 抵抗に逆らって全可動域動かせるが正常ではない | 74 | 77 |
| 5 | 正常 | 100 | 100 |

件法（0，1，1+，2，3，4）で示す（**表4**）[18]．

　ただし，MAS は多くの論文で多くの関節を対象に順序尺度のみ使用されているが，公式に開発されているのは肘関節の屈筋に対してのみである．それに関する MDC は1点以上と公表されている[19〜21]．

#### ④ motricity index（MI）

　FMA が麻痺の程度を示し，MAS が痙縮の強さを測定する検査であるのに対し，motricity index（MI）は，Demeurisse ら[22]によって開発された，麻痺手の筋力を測定する検査である．

　MI は，上肢は肩関節外転，肘関節屈曲，手指屈曲の3つの徒手筋力テスト（manual muscle test：MMT）を測定し，その MMT に対応する重み付け点数の平均値を上肢の MI の得点とするものである．上肢の重み付け点数を**表5**に示す[22]．

## 2　活動（activity）

#### ① action research arm test（ARAT）（**図2**）

　action research arm test（ARAT）は，Carroll ら[23]が開発し，Lyle ら[24]が公表した上肢に関する検査である．ARAT は，つかむ（grasp），握り（grip），つまみ（pinch），粗大動作（gross movement）といった四つの大項目からなる検査である．四つの大項目のなかに，19個の下

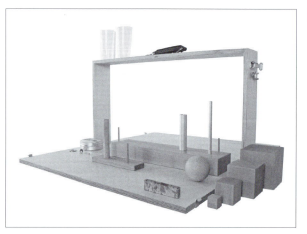

**図2** action research arm test（ARAT）

**表6** ARATの実施課題と順序尺度

- ARAT評価シート

氏名＿＿＿＿＿＿＿＿＿＿＿＿　年齢＿＿＿＿＿　男 ・ 女

病名・障害名＿＿＿＿＿＿＿＿＿＿＿＿＿＿＿＿＿＿＿＿

> ・得点基準
> 3点：可能　　　　　2点：時間がかかった，または困難さがあるが可能
> 1点：部分的に施行　0点：できない
> A～Dの各項目において，①が3点なら，以下の項目はすべて3点とし，①②ともに0点なら，以下の項目はすべて0点とする（ただし，Dの検査では①が0点なら，以下の項目はすべて0点となる）

A　Grasp：机上の所定の場所から，棚の上（37cm）に持ち上げてのせる
① 木製ブロック10cm　　　　　　　　　　　　　　　右）　　点　左）　　点
② 木製ブロック2.5cm　　　　　　　　　　　　　　　右）　　点　左）　　点
③ 木製ブロック5.0cm　　　　　　　　　　　　　　　右）　　点　左）　　点
④ 木製ブロック7.5cm　　　　　　　　　　　　　　　右）　　点　左）　　点
⑤ クリケットボール直径7.5cm　　　　　　　　　　　右）　　点　左）　　点
⑥ 砥石10×2.5×1cm　　　　　　　　　　　　　　　右）　　点　左）　　点
　　　　　　　　　　　　　　　　　　合計　右）　　/18点　左）　　/18点

B　Grip：机上で移動させる
① 水をグラスからグラスに注ぐ　　　　　　　　　　　右）　　点　左）　　点
　（水の入ったグラスを持ち，回内させて他方のグラスへ移す）
② 円筒 直径2.25cm×11.5cm　　　　　　　　　　　右）　　点　左）　　点
　（所定の位置から，30cm離れた位置に差し替える）
③ 円筒 直径1cm×16cm　　　　　　　　　　　　　　右）　　点　左）　　点
　（所定の位置から，30cm離れた位置に差し替える）
④ ワッシャーをペグに通す　　　　　　　　　　　　　右）　　点　左）　　点
　（蓋の中に置いたワッシャーをペグに通す）
　　　　　　　　　　　　　　　　　　合計　右）　　/12点　左）　　/12点

位項目がある．それぞれを4件法（0点から3点）で評価を行い，総合点は57点に設定されている．検査項目と，4件法の順序尺度を 表6 [25]に示す．

MCIDについては，急性期については，Langら[26]が利き手では12点，非利き手では17点と設定している．生活期では，ARATの全点数の10％の改善として5.7点と設定している[27,28]．

ただし，FMAの項でもあったように，2000年前後に全評価値の10％をMCIDとするといった定義によって求めたMCIDが少なからず存在しており，こういった値については，算出方法がMCIDの算出においては比較的不正確であるため，使用については強く勧めることができない印象がある．日本語版も書籍として出版されている[25]．

### ② Wolf motor function test（WMFT）（図3）

Wolfら[29]によって開発された，脳卒中後の上肢麻痺に特化した検査である．WMFTは，

**表6**

| | |
|---|---|
| | 検査側　右・左・両側 |
| 検査日 _____ | 検査者 _____ |

C　Pinch：机上の蓋の中に置いた球を，棚の上（37cm）の金属製の容器へ移動させる
①金属球（6mm）　　母指と環指　　　　　　右）　　点　左）　　点
②ビー玉（1.5cm）　　母指と示指　　　　　　右）　　点　左）　　点
③金属球（6mm）　　母指と中指　　　　　　右）　　点　左）　　点
④金属球（6mm）　　母指と示指　　　　　　右）　　点　左）　　点
⑤ビー玉（1.5cm）　　母指と環指　　　　　　右）　　点　左）　　点
⑥ビー玉（1.5cm）　　母指と中指　　　　　　右）　　点　左）　　点
　　　　　　　　　　　　　　　　　合計　右）　　／18点　左）　　／18点

D　Gross movement（粗大運動）：膝の上に置いた手を移動させる
①手を後頭部へ置く　　　　　　　　　　　　右）　　点　左）　　点
②手を頭頂部へ置く　　　　　　　　　　　　右）　　点　左）　　点
③手を口元へ　　　　　　　　　　　　　　　右）　　点　左）　　点
　　　　　　　　　　　　　　　　　合計　右）　　／9点　左）　　／9点

　　　　　　　　　　　　　　　　総合計　右）　　／57点　左）　　／57点

（文献25）より引用）

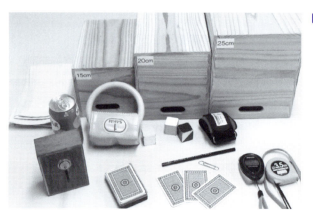

図3 Wolf motor function test (WMFT)

表7 WMFTの実施課題

Wolf motor function test

氏名： _____    評価日： 　年　　月　　日

評価側（該当を○で囲む）：　　麻痺側　・　非麻痺側

| 評価項目 | 所要時間 | FAS |
|---|---|---|
| 机に対して横向き座位（机といすの距離，10cm） | | |
| 1. 前腕を机へ：肩の外転を用いて前腕を机の上へ乗せる | 秒 | |
| 2. 前腕を箱の上へ：肩の外転を用いて前腕を箱の上に乗せる | 秒 | |
| 3. 肘の伸展：肘を伸展させ机の反対側へ手を伸ばす | 秒 | |
| 4. 肘の伸展・負荷あり：肘の伸展により重錘（450g）を机の反対側へ移動させる | 秒 | |
| 机に対して前向き座位 | | |
| 5. 手を机へ：机の上に麻痺手を乗せる | 秒 | |
| 6. 手の箱の上へ：箱の上に麻痺手を乗せる | 秒 | |
| 7. 前方からの引き寄せ：肘や手首の屈曲を用いて机の反対側からの重錘（450g）を引き寄せる | 秒 | |
| 8. 缶の把持・挙上：開封していない缶（350mL）を把持（円筒握り）し，口元まで挙上する | 秒 | |
| 9. 鉛筆の把持・挙上：鉛筆を3指つまみでつまみ上げる | 秒 | |
| 10. クリップの把持・挙上：ペーパークリップを2指つまみでつまみ上げる | 秒 | |
| 11. ブロックの積み重ね：ブロックを三つ積み上げる | 秒 | |
| 12. トランプの反転：3枚のトランプを1枚ずつ，つまみ（指尖つまみ）裏返す | 秒 | |
| 13. 鍵の操作：鍵穴にさしてある鍵をつまんで，左右に回す | | |
| 14. タオルの折りたたみ：タオルを1/4に折りたたむ | 秒 | |
| 机に対して前向き立位，患側に高さ110cmの台を設置 | | |
| 15. 重錘の持ち上げ：机に置かれた重錘（1kg）の輪をつかんで持ち上げ，側方にある台の上に置く | 秒 | |
| 最終スコア（合計値） | 秒 | |

（文献30）より引用）

　筋力評価の要素をもつ2項目を除くと，15項目（六つの単関節運動項目，九つの物品を用いた操作項目）から構成される（表7）[30]．

　採点方法は，functional ability scale（FAS）という質的評価で，各項目を0から5点の6件法（表8）[30]を用いて全75点満点で評価を行う．また，各項目の施行時間（performance time）を測定し，平均や中央値，対数変換などを用いて，結果を示すことが多い[30]．

　MDCについては，遂行時間の平均で10.5秒，FASの平均にて1.5点とする報告[31]，遂

**表8** WMFTのfunctional ability scale（FAS）

0：全く動かせない．
1：機能的に動かすことは困難だが，随意的動きはみられる．片手で行う課題でも健側の支持が相当量必要である．
2：課題への参加は可能であるが，動きの微調整や肢位の変更には健側による介助が必要である．課題は完結できるが，動作スピードが遅く，120秒以上を要する．両手で行う課題では，健側の動きを補助する程度の動きなら可能である．
3：課題を遂行することは可能だが，痙性の影響が大きい，動作スピードが遅い，あるいは努力性である．
4：ほぼ健常に近い動作が可能だが，動作スピードがやや遅く，巧緻性の低下，動線の拙劣さなどが残存している．
5：健常に近い動作が可能．

（文献30）より引用）

**図4** box and block test（BBT）

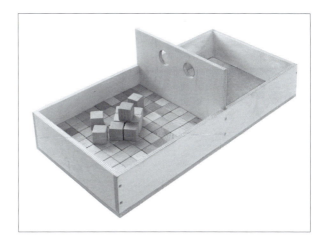

行時間の平均で4.36秒，FASの平均にて0.37点とする報告[32)]が認められる．

MCIDは急性期で，遂行時間の平均で19秒（利き手），FASは利き手で1.0点，非利き手で1.2点と示されている[26)]．正式な手順で和訳された日本語版のマニュアルも存在する[30, 33)]．

### ③ box and block test（BBT）（図4）

box and brock test（BBT）は，Mathiowetzら[34)]が報告したものが原型の基礎となっており，1分間に移動できるブロックの数が点数として採用される．対象者は，可能な限り多くのブロックを，箱の中からついたてによって隔離されている隣接した箱の中に移動させる．検査の得点は，移動できたブロックの数によって示される．BBTのMDCは，Siebersら[35)]が4.0個，もしくはChenら[36)]が最小誤差（smallest real difference）を6.0個と定めており，この値が変化の目安となる．

### ④ 簡易上肢機能検査（図5）

簡易上肢機能検査（simple test for evaluating hand function：STEF）は，Kanekoら[37)]が開発した日本で最も普及している脳卒中後の上肢麻痺に対する活動レベルの検査である．STEFは10種類の下位項目から構成されており，それぞれ1点から10点で点数化し，合計点を評価点とする．

ただし，BRSと同様に，東アジアの一部の国でしか使用されておらず，国際基準ではない（韓国から出された論文で，国際誌に掲載されたものがある程度）．

これらの理由から，「客観的数値」を示すための脳卒中上肢麻痺に対する特異的な検査として利用する場合には，より多くの論文にて使用されているARATやWMFT，BBTなどを

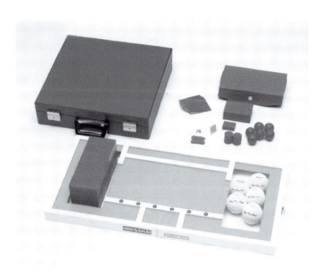

図5 簡易上肢機能検査

使用するほうがよい場合も多い．

### ⑤ assessment of motor and process skills (AMPS)

　assessment of motor and process skills (AMPS) は，作業遂行技能評価の代表格である．AMPS は対象者の ADL や IADL を測定する標準化された評価とされ，目的指向的行為ごとの身体的努力の増大，効率性，安全性，自立性といったさまざまな側面を配慮した検査であるといわれている[38]．AMPS は，作業分析的視点から作業遂行の質と遂行技能を同時に評価する観察型の検査である．作業遂行の質は対象者の運動技能・プロセス技能で評価し，4 段階での間隔尺度での測定値への変換が可能とされている．

　MDIC としては，ADL 運動能力値が 0.50 ロジット以上，ADL プロセス能力測定値が 0.40 ロジット以上とされている．ただし，AMPS は作業に焦点を当てた検査であり，決して麻痺手で作業を行うことに焦点を当てた検査ではない．

　唐松ら[39]は，麻痺手にアプローチを行う前に，非麻痺手で作業を行った際の作業遂行が，アプローチ実施後に麻痺手で作業を行うようになったことで，検査の点数が落ちる可能性を指摘している．これらからも，麻痺手における客観的な作業遂行を図る際は，カナダ作業遂行測定 (COPM) や aid for decision-making in occupation choice (ADOC) のような検査を用いて，対象者の主観的な作業遂行に対する「満足度」も測定することが重要と思われる．

## 3　参加 (participation)

### ① motor activity log (MAL)

　motor activity log (MAL) は日常生活における対象者の主観的な麻痺手の使用頻度 (amount of use：AOU) と使いやすさ (quality of movement：QOM，動作の質) を測るための検査である．MAL には 14[40]，26[41]，28[42]，30[43]，45 項目[44] と複数の検査が用意されているが，「客観的数値」を示す場合には，MAL の 14 項目を利用することを勧めたい (正式な手順で和訳がなされた検査も MAL-14[14] のみである)．ほかの MAL は評価用というよりは，アプロー

**表9** motor activity log-14 の評価表と順序尺度

【評価項目】

| | 動作評価項目 | AOU | QOM |
|---|---|---|---|
| ① | 本/新聞/雑誌をもって読む | | |
| ② | タオルを使って顔や身体を拭く | | |
| ③ | グラスをもち上げる | | |
| ④ | 歯ブラシをもって歯を磨く | | |
| ⑤ | 髭剃り/化粧をする | | |
| ⑥ | 鍵を使ってドアを開ける | | |
| ⑦ | 手紙を書く/タイプを打つ | | |
| ⑧ | 安定した立位を保持する | | |
| ⑨ | 服の袖に手を通す | | |
| ⑩ | 物を手で動かす | | |
| ⑪ | フォークやスプーンを把持して食事をとる | | |
| ⑫ | 髪をブラシや櫛でとかす | | |
| ⑬ | 取っ手を把持してカップをもつ | | |
| ⑭ | 服の前ボタンをとめる | | |
| | 合計 | | |
| | 平均（合計÷該当動作項目数） | | |

【評価尺度】
AOU（amount of use：使用頻度）
0. 患側は全く使用していない（不使用：発症前の0％使用）
1. 場合により患側に使用するが，極めてまれである（発症前の5％使用）
2. 時折患側を使用するが，ほとんどの場合は健側のみを使用（発症前の25％使用）
3. 脳卒中発症前の使用頻度の半分程度，患側を使用（発症前の50％使用）
4. 脳卒中発症前とほぼ同様の頻度で，患側を使用（発症前の75％使用）
5. 脳卒中発症前と同様の頻度で，患側を使用（発症前と同様：100％使用）

QOM（quality of movement：動作の質）
0. 患側は全く使用していない（不使用）
1. 動作の過程で患側を動かすが，動作の助けにはなっていない（極めて不十分）
2. 動作に患側を多少使用しているが，健側による介助が必要，または動作が緩慢か困難（不十分）
3. 動作に患側を使用しているが，動きがやや緩慢または力が不十分（やや不十分）
4. 動作に患側を使用しており，動きもほぼ正常だが，スピードと正確さに劣る（ほぼ正常）
5. 脳卒中発症前と同様に，動作に患側を使用（正常）

【評価方法】
1. 評価用紙と方法を患者に説明する．
2. 14の動作項目のそれぞれについて，発症前の使用状態を問う．
3. 「発症前，○○（動作項目）をするために，麻痺している手を使っていましたか？」と問い，発症前から使用していなかった動作については，除外項目としAOUとQOMの欄に「×（バツ）」を記入し，平均点を計算する際にも除外する．例えば，禿頭の人にとって，「髪をブラシや櫛でとかす」動作や，利き手を用いる動作項目（「手紙を書く」）に対して麻痺側が非利き手である場合など．
  発症前に麻痺側を動作に使用していた場合は以下の設問を続ける．
4. 各動作項目について，AOU（amount of use：使用頻度）を6段階評価で問う．
  「○○（動作項目）をするために，この1週間麻痺している手をどのくらいの頻度で使いましたか？この六つの選択肢から選んでください」と言い，6段階スケールを見せる．
  患者が6段階評価の理解が難しい場合は，選択肢を朗読し，言い回しを変えて説明してもよい（例：「発症前と同じくらい使っていますか？」など）．
  健側のみで動作を行った場合や，動作が全介助であり患側を使用しなかった場合は，点数を「0」とする．

（文献14）より引用）

チ用として用いることが多い．

　MALは実生活におけるAOUとQOMの二つの下位尺度を有し，それぞれに対して6項目の順序尺度を0.5刻みで評価する12件法の評価である（**表9**）[14]．これらを全てのADL・IADLの項目に対して評価を実施する．なお，評価時に使用するカードを**図6，7**に記載する[14]．

**AOU**（amount of use：使用頻度）の6段階スケール「○○（動作項目）をするために，この一週間麻痺している手をどのくらいの頻度で使いましたか？」

| 0 | 1 | 2 | 3 | 4 | 5 |
|---|---|---|---|---|---|
| 全く使わなかった | ほとんど使わなかった | たまに使った | 発症前の半分くらい使った | 発症前とほぼ同じくらい使った | 発症前と同じくらい使った |

**QOM**（quality of movement：動作の質）の6段階スケール「○○（動作項目）をするために，麻痺している手をどのくらい上手に使えましたか？」

| 0 | 1 | 2 | 3 | 4 | 5 |
|---|---|---|---|---|---|
| 全く使わなかった | 動作の助けにならない（極めて不十分） | 健側の介助が必要（不十分） | 動きが遅く力が足りない（やや不十分） | ほぼ正常だが正確さに劣る（ほぼ正常） | 発症前と同じ（正常） |

**図6** motor activity log-14 の質問カード
（文献14）より引用）

麻痺側を使用しなかった理由
（除外理由）

A：「健側のみ，片手で行ったから」
B：「ほかの人がやってくれたから」
C：「誰かの助けがあっても，絶対にやらない動作だから（例：禿頭の人の整髪）」
D：「できるかもしれないけれど，その動作を行う機会がなかったから」
E：「もともと，利き手のみ，片手で行う動作で，今も利き手だけで行っているから」

**図7** motor activity log-14 の質問カード
（文献14）より引用）

　MAL の MCID は，慢性期では van der Lee ら[28]は，総得点の10％を MCID と定めているが，FMA や ARAT の項にもあったように，主観でおおよその臨床的意義を決定しているにすぎないため，この値がどれほどの意味を有するかは不明である．一方，急性期においては，数学的な手法を用いて，QOM のみ利き手で1.0点，非利き手で1.1点[26]と公表されている．

---

### メモ　motor activity log（MAL）の治療的利用

　MAL は麻痺手の実生活における使用を測定するための検査として作成されているが，「治療ツール」としても用いることができる稀有な検査である．実際，臨床で検査として用いた場合，MAL の26-45項目は項目数が多すぎて，検査として使用するには所要時間が大きくなることが考えられる．その点，同等の信頼性や内的妥当性が担保されているならば，14項目で所要時間を節約できる検査が便利であろう．
　さて，MAL の治療的なツール利用は，MAL のなかでも特に QOM がそれに相当する．MAL の QOM について，対象者自らに毎日自己評価を促すことで，麻痺手に対する興味・関心・洞察力（monitoring）を向上させることを目的にしている．行動変容や問題解決を促すためにも monitoring の向上は必須と考えられており，毎日これらを繰り返すことで自身の麻痺手の現状を正しく理解することが，行動変容への第一歩と考えられている．
　なお，課題指向型アプローチ単体で実施した際の結果と治療ツールとして，MAL の QOM を使用した際の MAL AOU での変化の差について 図8 に記載する[45]．

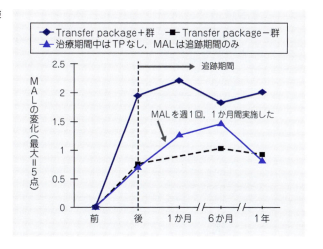

**図8** MALを治療的に使用した際の麻痺手の使用頻度の推移
（文献45）より引用）

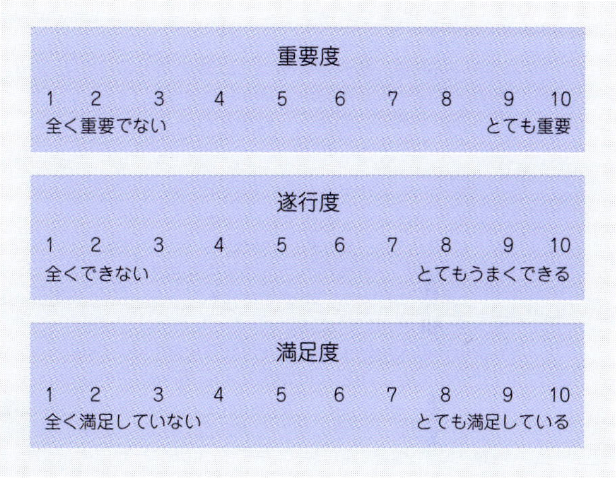

**図9** カナダ作業遂行測定（COPM）の評価カード
（文献46）より引用）

### ② カナダ作業遂行測定（COPM）（図9）[46]

　カナダ作業遂行測定（COPM）は面接場面にて，対象者の作業遂行（セルフケア，生産活動，レジャーなど）に対する主観的な捉え方の継時的な変化を追うための個別的な検査である[45,46]．対象者にとって重要な活動に対して，その時々の重要度・遂行度・満足度を10段階で採点する．

　ちなみに，MCIDについて，Tuntlandら[47]は遂行度が3.0点，満足度が3.2点，Eyssenら[48]は，遂行度が1.37から0.90，満足度が1.90から1.45．Kjekenら[49]も，遂行度は直接面接評価で1.47，電話評価で3.14，メール評価で2.2，満足度は直接面接評価で1.80，電話評価で3.97，メール評価で2.41と報告している．

### ③ stroke impact scale（SIS）

　stroke impact scale（SIS）[50]については社会参加とするか，そもそも全体評価とするかは悩ましいところだが，今回は社会参加の検査として紹介する．SISは，Duncanら[50]が開発したver3.0が現在流通している．SISは九つの大項目（筋力，手の機能，日常生活活動/手段的日常生活活動，移動，コミュニケーション，感情，記憶と思考，参加，回復）からなる．表10にSF-36の手法に乗っ取って翻訳された評価票を掲載する[51]．

### 表10 stroke impact scale (SIS) 日本語版

以下の質問は，脳卒中の結果として生じた可能性がある身体の問題についてです．
1. この1週間の間，あなたの力はどのくらいだと評価していますか？
   a．脳卒中により最も障害を受けた腕の力
   b．脳卒中により最も障害を受けた手で握る力
   c．脳卒中により最も障害を受けた脚の力
   d．脳卒中により最も障害を受けた足や足首の力

以下の質問は，記憶や思考についてです．
2. この1週間，以下のことはどれくらい難しかったですか？
   a．今聞いたばかりのことを思い出す
   b．昨日起こったことを思い出す
   c．物事（例：予定された約束事を守，薬をのむ）を忘れずにいる
   d．曜日を思い出す
   e．集中する
   f．すばやく考える
   g．日常の問題を解決する

以下の質問は，脳卒中になって以降の気分の変化と感情をコントロールする能力についてどう感じているかです．
3. この1週間，以下のことをどれくらいしばしば感じましたか？
   a．悲しい
   b．自分に身近な人は誰もいない
   c．自分はほかの人の重荷になっている
   d．自分には先に楽しみが何もない
   e．自分がした間違いのことで自分を責める
   f．以前と同じように物事を楽しむ
   g．非常に不安に感じる
   h．自分の人生は生きる価値があると感じる
   i．少なくとも1日1回微笑んだり笑ったりする

以下の質問は，会話のなかで読み聞きしたことを理解する能力と，他人とコミュニケーションをとる能力についてです．
4. この1週間，以下のことはどのくらい難しかったですか？
   a．目の前の人の名前を言う
   b．会話の中で自分に言われていることがわかる
   c．質問に答える
   d．正しくものの名前を言う
   e．複数の人たちとの会話に参加する
   f．電話で話す
   g．正しい電話番号を選びダイヤルすることを含め，ほかの人に電話をかける

以下の質問は典型的な1日にしていると思われる活動についてです．
5. この2週間，以下のことはどのくらい難しかったですか？
   a．ナイフやフォークもしくははしで食べ物を切る
   b．上半身の着替えをする
   c．1人で入浴する
   d．足の爪を切る
   e．時間通りにトイレに行ける
   f．尿をトイレに行くまで我まんできる（尿失禁がない）
   g．便をトイレに行くまで我まんできる（便失禁がない）
   h．軽い家事を行う（掃除をする，ベッドメイクをする，ごみをだす，皿を洗う）
   i．買い物に行く
   j．きつい家事を行う（掃除機をかける，選択や庭仕事をする）

以下の質問は，自宅や地域での移動能力についてです．
6. この2週間，以下のことはどのくらい難しかったですか？
   a．バランスを崩さずに座っている
   b．バランスを崩さずに立っている
   c．バランスを崩さずに歩く
   d．ベッドから椅子に移る
   e．1区画歩く
   f．早く歩く
   g．1階分の段階を上がる
   h．2～3階以上段階を上がる
   i．車の乗り降りをする

以下の質問は，脳卒中によってもっとも障害を受けた手を使う能力についてです．
7. この2週間，脳卒中によってもっとも障害を受けた手を使うことは以下のときにどのくらい難しかったですか？
   a．重たいものを運ぶ（例えば，食料が入ったバッグを運ぶ）
   b．ドアノブを回す
   c．カンや瓶のふたを開ける
   d．靴ひもを結ぶ
   e．1円硬貨を拾う

以下の質問は，あなたが普段している活動であり，あなたにとって意味があり人生の目的を見つけるのに役立つ事柄に参加する能力に，脳卒中がどれくらい影響を与えているかについてです．
8. この4週間，どのくらいの時間，あなたは制限を受けていましたか？
   a．自分の仕事（有給，ボランティア，その他）
   b．自分の社会的活動
   c．身体を動かさない趣味活動（工作，読書）
   d．活動的な趣味活動（スポーツ，遠出，旅行）
   e．家族の一員や友人としての自分の役割
   f．精神的な，あるいは宗教的な活動への参加
   g．望むように人生をコントロールする能力
   h．他人を助ける能力

9. 脳卒中からの回復
あなたは脳卒中からどのくらい回復していますか？
0-100までの問いで答えてください．100は完全に回復していることを示し，0は全く回復していないことを示します．

（文献51）より引用）

「回復」以外の8項目には，小項目が設定されており，それらを1点から5点の5件法にて評価を実施する．「回復」に関しては，1-100点で視覚アナログスケール（visual analog scale：VAS）にて評価を行う検査である．

アプローチ前の活動量
(全身活動量：23.25回/分，非麻痺手の活動量：49.74回/分，麻痺手の活動量：14.02回/分)

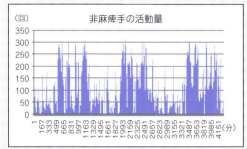
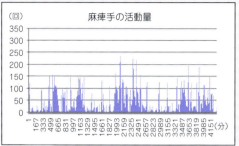

アプローチ後の活動量
(全身活動量：23.31回/分，非麻痺手の活動量：62.28回/分，麻痺手の活動量：34.49回/分)

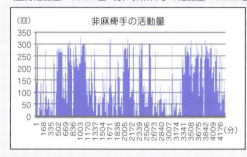
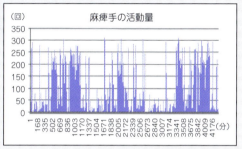

**図10** CI療法前後の麻痺手の使用頻度
(文献56)より引用)

なお，MDCについては，筋力が24.0点，手の機能が25.9点であった[52]．日常生活活動/手段的日常生活活動が17.3点，移動が15.1点であった．また，それぞれのMCIDは，筋力が9.2点，手の機能が5.9点，日常生活活動/手段的日常生活活動が4.5点，移動が17.8点と報告されている[52]．

### ④ 活動量計

現在のところ，正常値などは全く示されていないが，今後は非常に重要な検査方法として示されるかもしれない．実際，Uswatteら[53,54]の研究では，MALのAOUで示した数値と，実際に活動量計によって測定した活動量の間には，中等度の相関しか認めなかった(QOMについてはAOUより高い相関)と報告されており，MALは「活動量」とは異なる観点をもっている検査と考えられている(そもそも，質問用紙による検査は，対象者の「思考」も包括していると考えられており，MALは「自分がどの程度使用していると思っている」といった主観的なQOLの検査に近い性質をもっている)．

ただ，この活動量計を用いた研究により，近年は，ARATで測る上肢の機能面の改善と，麻痺手の生活における使用頻度の間には，おおよそ関係がないことも示されており[55]，今後活用が期待されている検査法でもある．

本邦では，筆者ら[56]の研究チームがCI(constraint-induced)療法前後の上肢機能の推移を確認し，FMAの向上とMALの向上に加え，活動量計の値にも上昇を認めている(**図10**)．

> **メモ** 活動量計の使い方について
>
> 　活動量計を用いて上肢の活動量を図る研究では，活動量計を手にのみ着用する研究と，手と体幹の動きを分別するために，手と体幹に活動量計を測定する研究がある．本邦で実施した筆者らの研究[56]では，麻痺手，非麻痺手，胸骨前部の3か所に活動量計を装着し，それぞれの手の活動量から前胸部の活動量を減算することで，麻痺手と非麻痺手，それぞれの活動量を求めている．
>
> 　先に述べたように，麻痺手の活動量について，筆者らは主観と客観の両方の観点から評価をすべきであると考えている．それは，指標の特性が異なることはもちろんだが，国民性によっても，主観と客観の重み付けは大きく変わると考えられている．特に，東洋人は西洋人に比べても主観評価に対して，過小評価を行うと報告されている[57]．そのようなバイアスを少しでも減らし，真の問題点を考察するためにも，こういったデバイスを使った客観的な検査を併用するほうが望ましい．

## 3　運動学的評価の役割

　上記の脳卒中後の上肢麻痺における特異的な評価は，状況を数値化することで，ほかの作業療法士をはじめとした医療従事者との間に共通認識をもたらしたり，論文に記載することで，多くの読者がそれぞれの検査の示すそのものの状況を正確に理解したりするために，非常に有益な情報となる．ただし，脳卒中の上肢麻痺の機能向上を目指す指標としては，また別の観点が必要となる．

　その際に必要となる重要な評価が，運動学的評価である．脳卒中後の上肢麻痺では，麻痺によって生じるある一定の異常な共同運動パターンからの脱却を促し，それぞれの関節運動が独立かつ分離して出現していくことで，上肢機能は向上し，正常化すると考えられている．

　BRSやFMAなどの麻痺の程度を示す検査も，独立した関節運動が出現し，同時かつ正確な関節運動が可能になることで，検査自体の点数が向上するように設計されている．つまり，麻痺によって生じた運動障害を改善するためには，各関節の独立した関節運動を分離させ，かつ同時にそれらを使いこなせることが重要になる．

　分離を促すためには，異常な共同運動パターンの逆の関節運動を随意的に繰り返し実施していくことが必要であると考えられている（このメカニズムには，脳卒中を発症することによって生じた運動関連領野間における皮質内抑制が関わっていると考えられているが，詳しくは後述の「メモ」を参照されたい）．そして，正確な運動学的評価によって異常な共同運動を特定し，それらを分離するための運動方向をアプローチに含める必要がある．

　このように，麻痺によって生じた問題点を解決し，その後の動きを再構築するための評価をボトムアップ評価と呼ぶことが多い．ボトムアップ評価を行うことで練習に必要な関節運動が示される．それが明らかとなれば，対象者単独での随意運動が困難なBRS ⅠからⅡでは，徒手的に，もしくはロボットなどの腕にかかる重力を最小限にする．さらに，腕の自重をできるだけ排除するようなアプローチを用いて，愛護的にそれらの関節運動を自動介助運動にて繰り返して実施して重力に対抗し，随意的な運動出力が可能になるレベルまで，上肢機能の向上を目指すことが必要となる．

　また，重力に抗した随意運動が徐々に出現し始めるBRS Ⅲ以上の上肢については，近年装具や電気刺激装置などを併用した課題指向型アプローチが実施され，随意運動に伴った脳の可

塑性を促す場合も多い．つまり，ボトムアップ評価を実施することで，単関節運動をはじめとした上肢「機能」に対するアプローチ方法の構築が可能となる．

しかしながら，たとえ異常な共同運動パターンの分離が進んでいったとしても，麻痺手が単純に動くだけでは意味をなさない．近年の上肢機能練習に関する研究では，上肢の機能レベルの改善のみでは無意味と示しているものも多数あり，最終的に対象者が生活のなかで手を使用するといった「作業への汎化」が認められなければならない．そういった練習の意味を考える際に，ボトムアップ評価と同時に，トップダウン評価を実施する必要がある．

トップダウン評価とは，対象者が，麻痺手を用いて実現したい作業に必要な関節運動を観察する評価である．

例えば，ボトムアップ評価であれば，実際に到達運動や手指の動きを，FMAやARATに代表される「評価のための評価」のなかで観察すれば，おおむね求めることができる．一方，トップダウン評価では，その対象者が関節運動を実施できるようになった際に目的にしている作業が可能になるかを，正常動作で評価することが重要になる．以下に，お椀を口元に運ぶ課題を例に，ボトムアップ評価とトップダウン評価の実際を示し，その動作を再獲得するための次章の「課題の作成方法」につなぎたいと考えている．

### メモ　皮質内抑制とは？

皮質内抑制とは，皮質間に生じる相互抑制を示しており，そのメカニズムには抑制性の神経伝達物質であるGABAが関連していると考えられている[58]．また，脳卒中後の損傷側の一次運動野における皮質内抑制は，発症から日が浅い症例，または重度な上肢麻痺を呈している症例に関しては，脱抑制が認められると報告されている[59, 60]．

これらは代償的な脱抑制と考えられており，回復の脳の再構築における興奮性の増大の機序として，皮質内抑制の脱抑制が示唆されている．感覚運動野の神経可塑性では，神経回路のシナプス効率の増加と皮質内抑制の脱抑制が重要な要素と考えられている[61]．

### メモ　異常な共同運動パターンに反する動きを反復すると，どうして分離は進むのか？

異常な共同運動パターンを分離するために，そのパターンに含まれる関節運動の逆の動きを促す（例：異常な共同運動パターンで肘の屈曲が含まれる場合には，肘の伸展を促す）といった考え方は，従来のリハビリテーションアプローチの中でも経験的に有用とされていた．ただし，そのメカニズムは語られることがほとんどなかった．Harris-Loveら[62]は，脳卒中患者において，上腕三頭筋の筋電波形をリアルフィードバックしながら，肘の伸展タスクを含むリーチ練習を提供したところ，練習前の上腕三頭筋に対する皮質内抑制が大きければ大きいほど上肢機能が低いことを示したうえで（図11），練習後には，肘の伸展に使用する上腕三頭筋に対する皮質内抑制が小さくなり，上肢機能も改善したと報告している．つまり，上腕三頭筋に対する反復練習を実施することにより，上腕三頭筋に関わる皮質領域に脱抑制が生じて興奮性が向上し，ほかの領域からの抑制を抑制できたことがわかる（図12）[62]．Wittenbergら[63]は運動がより効率的になされてくると，CI療法前には，ある動作を実施する際に，抑制関係が破綻しており，広い領域で多くの興奮性が生じるが，練習が進み抑制関係が是正されるにつれてその興奮する範囲は徐々に小さくなり，逆に，手の領域自体は，CI療法前に比べると拡大しているとも報告している（図13）．

同様に，Hamzeiら[64]も，CI療法後には，皮質内抑制の脱抑制は是正されており，より限局した領野の賦活で運動が出現できたと報告している（図14）．つまり，重度から中等度の麻痺を呈した事例の場合，例えば肘の伸展の命令を出した際に，肘の屈曲や肩の屈曲，前腕の回外といった比較的近い場所にある皮質の共同的な発火を認めてしまう．これが，異常なし共同運動の要因の可能性がある．よって，過剰に抑制されている皮質内抑制を脱抑制し，随意運動に伴う周囲の細胞への抑制を高めることで，より分離した各関節運動が可能となると思われる．

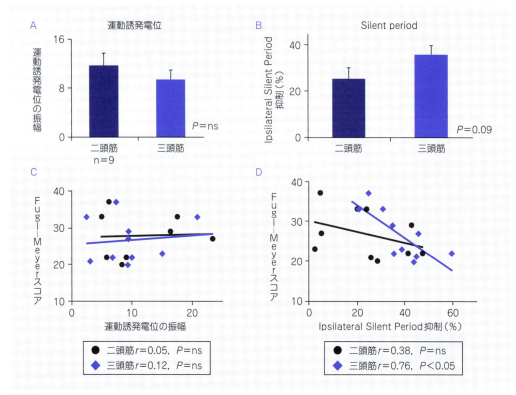

**図11** 生理学指標と上肢障害の関係（リーチ練習前）
A）上腕二頭筋・三頭筋の運動誘発電位の振幅，B）上腕二頭筋・三頭筋に対する皮質内抑制の大きさ（上腕二頭筋に比べて三頭筋に対する抑制のほうが大きいが統計学的な有意差はない），C）練習前のFugl-Meyer assessmentと上腕二頭筋・三頭筋の運動誘発電位の振幅の関連性（有意な関係性は認めない），D）練習前のFugl-Meyer assessmentと上腕二頭筋・三頭筋に対する皮質内抑制の大きさとの関連性（上腕三頭筋は抑制と上肢機能重症度において中程度の負の相関がある）
（文献62）より引用）

　こういった改善を示すために，異常な共同運動パターンの逆の動きを反復していくと，機能が改善するにつれ，皮質内抑制が適切に抑制され，より限局した領域で，限局した運動を表現することが可能となる．

## 4　事例を通した運動学的評価の実際

### ●対象者の情報

　67歳，男性，放線冠の梗塞，左片麻痺，発症から約5年経過した慢性期の対象者．BRSは，上肢Ⅳ，手指Ⅳレベルであり，特に手指に関しては，2-4指の伸展は全可動域の1/5程度，わずかに可能だが，母指の掌側外転，対立は不十分な対象者であった（2-5指の手指の伸展時には，手関節はわずかに掌屈を同調させる）．痙縮については，MASで1+程度であり，著明な筋の短縮・萎縮などは認めなかった．実施目標としては，「食事の際にお椀を麻痺手で把持したい」と話していた．

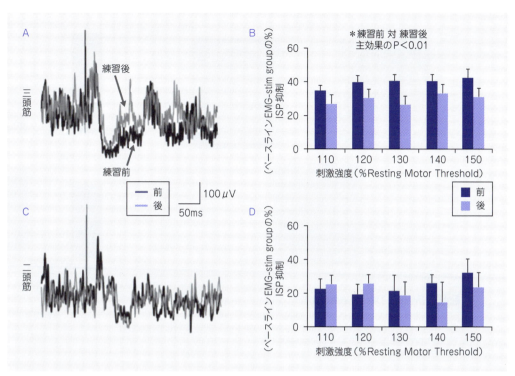

**図12** リーチ練習前後の上腕三頭筋・二頭筋に対する抑制

A, C) 練習前後におけるある患者の20回のリーチ動作中の三頭筋と二頭筋の筋電図の平均値, B) 練習後に上腕三頭筋に対する抑制は軽減している, D) 練習後に上腕二頭筋に対する抑制は増加しているように見えるが, 統計学的有意な変化は認めていない
(文献62)より引用)

**図13** CI療法前後の運動関連領野の変化

運動関連領野のマップに大きな変化が認められた一例の運動誘発電位の結果である. 損傷側が左側で非損傷側が右側に記載している. CI療法前後で測ると, 損傷側の課題に関わる手の領域は拡大し, 非麻痺側の領域は収束している. また, 上肢機能はCI療法前後で大きく改善している
(文献63)より引用)

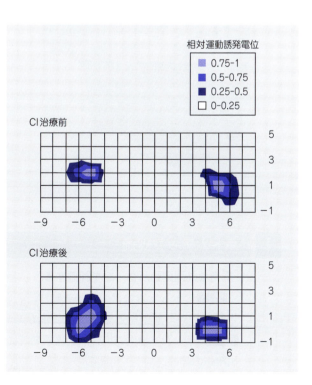

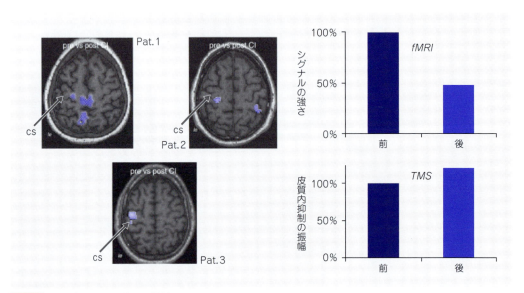

**図14** fMRIとTMSの結果の比較

MRIの興奮性を確認しており，CI療法前後で減少している．CI療法後のBOLD信号の減少は，運動関連領野に対する皮質内抑制の増加（一次運動野に対する皮質内抑制の減少を示す）と平行して出現した
TMS：trans cranial magnetic stimulation
（文献64）より引用）

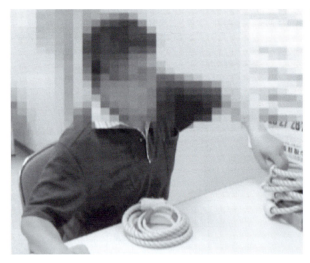

**図15** ボトムアップ評価における対象者のリーチ動作

## 1 ボトムアップ評価

### ① 異常な共同運動パターンを評価する

図15に示した対象者のリーチ動作において，異常な運動パターンを評価する．これは，上肢・手指の運動を運動学的な側面から分析するいわばボトムアップ評価ともいえる．

図15に示した本事例の場合，到達運動時に生じた異常な共同運動パターンは，近位部では，肩甲帯の伸展，挙上，肩関節の外転，内旋，肘関節の屈曲，前腕の回内が挙げられる．

この分析の結果から，練習のなかに含むべき関節運動は，異常な共同運動パターンの逆の

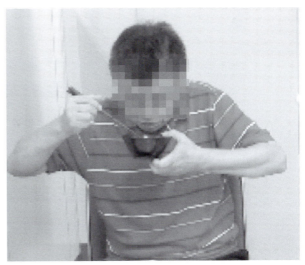

図16 トップダウン評価における対象者の画像

関節運動となるので，肩甲帯の屈曲，下制，肩関節の内転，外旋，肘関節の伸展，前腕の回外などが考えられる．これらの関節運動を課題指向型アプローチにおける練習課題を作成する際に，課題のなかに必ず含むことが重要となる．

次に，遠位部に関しては，手関節掌屈，母指の内転，母指IP関節の屈曲，2-4指の母指中手指節間関節（MP），近位指節間関節（PIP）・遠位指節間関節（DIP）の屈曲が挙げられた．特に，MP関節では，屈伸ともに随意的な動きは乏しく，物品の把持などはPIP・DIPの屈伸にて実施していた．さらに，全ての手指は屈曲・伸展共同運動に支配されており，各指を分離して運動することが困難である．

この状況で，練習課題のなかに含むべき関節運動は，手関節の背屈，母指の外転，母指の対立・掌側外転，小指の対立，2-5指のMP関節の屈伸，2-5指のDIP・PIP関節の伸展などが挙げられる．

また，各手指の分離した運動を促すために，それぞれの手指を独立して動かすことができる能力（指折りなど）も必要となる．

## 2 トップダウン評価

対象者は，「お椀の把持がしたい」といった目標をもっている．最終的に対象者がお椀の把持に成功した画像を図16に示す．この動作を見ると，麻痺手である左上肢を操作する際に，近位部では，肩甲帯の挙上・下制はほぼ中間位肩関節の若干の屈曲が必要となる．つまり，肩甲骨は固定されているうえに，肩甲骨の屈曲を分離して出力する能力が必要となる．肩関節は，屈曲と外転，口元に手先を引き寄せる際に若干の外旋が必要になる．さらに，肘関節は屈曲，前腕は回外が必要になる．

遠位部では，手関節の若干の背屈と母指の掌側外転と対立，2-5指のMPの伸展とPIPとDIPの若干の屈曲が必要となる．これはおおよそ理想とする関節運動の集合体であり，この通りの目標が達成されるかどうかは，また別の問題である．逆に，このトップダウン評価が全て

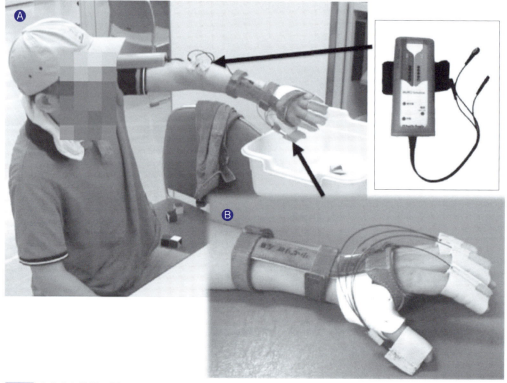

**図17 複合的な練習の例**
神経筋電気刺激のデバイスと装具を CI 療法中に装着する．神経筋電気刺激のデバイスは，手指の随意伸展をアシストするために麻痺手の総指伸筋に装着する．手関節を固定するために，背側カックアップスプリントと，手指の随意伸展をアシストするためのスパイダースプリントと，手指の対立を促すための短対立スプリントを併用している

正確に達成されることのほうがまれである．その際は，達成されなかった関節運動に対しては，自助具や環境調整といった難易度調整を施し，実際の作業の達成を促すこととなる．

さて，トップダウン評価によって，目標を達成するために必要な関節運動が明らかとなれば，ボトムアップ評価の内容と照らし合わせてみることが重要である．これを行うことで，上肢の機能的な改善と，作業を実施するうえでの能力的な改善，生活でその作業を行うための行動面の改善の全てに必要な，優先順位の高い動きが明確になる．

本事例の場合は，特に肩甲骨の固定性を促すための肩甲骨の下制，肩関節の外旋，前腕の回外，手関節の背屈曲，母指の掌側外転・対立，MP 関節の伸展が挙げられる．つまり，「お椀を持てるようになる」という運動学的側面を満たすためには，上記に示した関節運動が必要となるため，これらの関節運動を，単一もしくは複数含む課題指向型アプローチを作成し，実施していくことが重要となる．

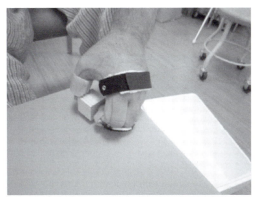
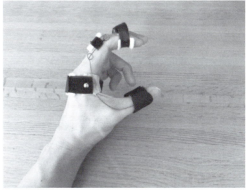
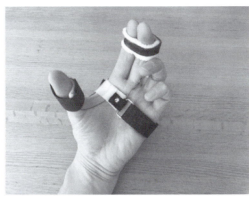
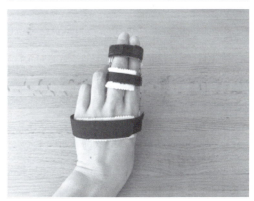

**図18** カペナースプリント改良型

カペナースプリントは，実生活で麻痺手を主導手・補助手として使用するための装具である．コイル型に加工した外部動力によって，手指の伸展をアシストしてくれる装具である．手指の屈曲は随意的に可能だが，手指の伸展が不可能な事例に対して適応がある

### メモ　上肢の BRS Ⅲ の事例に対する装具や物理療法などを用いた複合的アプローチの例

　近年の流れとしては，できるだけ早期に物理療法や装具療法を用いて，麻痺手を課題指向型アプローチのなかで使用することを推奨している論文が多い[65〜67]．筆者らも複合的なアプローチを用いて，中等度から重度の麻痺手に対して，できるだけ早く課題指向型アプローチを導入することを意識している[68, 69]（図17）．スパイダースプリント[70]やカペナースプリント改良型[71]（図18）を利用して，いち早く対象者が単独で実施できる課題指向型アプローチを導入するには理由がある．

　ここからは完全に筆者の印象であるが，長く徒手的なアプローチに代表される「対象者の身体に触れるアプローチ」を実施した場合，対象者から「(作業療法士)と一緒だったらできるのに」という声を聞くことが多い．これは，作業療法士が介助したり，徒手的に関わった際に対象者は「作業療法士と一緒だったらできそう」という今後の成功体験を予測している可能性がある．

　これが繰り返されると，獲得した機能を独力で実場面に近い状況で「麻痺手を使う」ことへの成功体験予測は生まれず，「作業療法士との1対1の練習」に対して依存を高めることになりかねないと考えている．この状況に陥ると，生活における麻痺手使用は二の次となり，作業療法士との練習に価値を見出し，「麻痺手がよくなったら生活でも使うから」といった誤った行動変容につながる可能性を考えている．

　これを予防するためにも，リスクの許す範囲でいち早く麻痺手の単独使用ができる環境を整え，その行動のなかで「使える，使うことでよくなる」といった成功体験の予測を構築する必要性があると思う．

## 文献

1) 天野暁：上肢機能の推移を捉えるアウトカムメジャー．竹林崇編，行動変容を導く！上肢機能回復アプローチ―脳卒中上肢麻痺に対する基本戦略―．医学書院，東京，198-200，2017
2) Minimal Clinically Significant Difference http://qol.thoracic.org/sections/measurement-properties/minimal-clinically-significant-difference.html（2018年4月25日現在）
3) Fugl-Meyer AR, et al：The post-stroke hemiparetic patient. 1. a method for evaluation of physical performance. Scand J Rehabil Med 7：13-31, 1975
4) Amamo S, et al：Clinimetric properties of the Fugl-Meyer assessment with adapted guidelines for the assessment of arm function in hemiparetic patients after stroke. Top stroke Rehabil 2018：1-9, 2018
5) Wagner JM, et al：Reproducibility and minimal detectable change of three-dimensional kinematic analysis of reaching tasks in people with hemiparesis after stroke. Phys Ther 88：652-663, 2008
6) Shelton FD, et al：Motor impairment as a predictor of functional recovery and guide to rehabilitation treatment after stroke. Neurorehabil Neural Repair 15：229-237, 2001
7) Arya KN, et al：Estimating the minimal clinically important difference of an upper extremity recovery measure in subacute stroke patients. Top Stroke Rehabil 18：599-610, 2011
8) Jørgensen HS, et al：Outcome and time course of recovery in stroke. Part Ⅱ：Time course of recovery. The Copenhagen Stroke Study. Arch Phys Med Rehabil 76：406-412, 1995
9) Feys HM, et al：Effect of a therapeutic intervention for the hemiplegic upper limb in the acute phase after stroke：a single-blind, randomized, controlled multicenter trial. Stroke 29：785-792, 1998
10) Page SJ, et al：Clinically important differences for the upper-extremity Fugl-Meyer Scale in people with minimal to moderate impairment due to chronic stroke. Phys Ther 92：791-798, 2012
11) Bullinger M, et al：Translating health status questionnaires and evaluating their quality：The IQOLA Project approach. J Clin Epidemiol 51：913-923, 1998
12) Fukuhara S, et al：Translation, adaptation, and validation of the SF-36 Health Survey for use in Japan. J Clin Epidemiol 51：1037-1044, 1998
13) Fukuhara S, et al：Psychometric and clinical tests of validity of the Japanese SF-36 Health Survey. J Clin Epidemiol 51：1045-1053, 1998
14) 高橋香代子ほか：新しい上肢運動機能評価法・日本語版 Motor Activity Log の信頼性と妥当性の検討．作業療法 28：628-636, 2009
15) Woodbury ML, et al：Dimensionality and construct validity of the Fugl-Meyer Assessment of the upper extremity. Arch Phys Med Rehabil 88：715-723, 2007
16) Brunnstrom S：Motor testing procedures in hemiplegia：Based on sequential recovery stages. Phys Ther 46：357-375, 1966
17) Bohannon RW, et al：Interrater reliability of a modified Ashworth scale of muscle spasticity. Phys Ther 67：206-207, 1987
18) 辻哲也ほか：脳血管障害片麻痺患者における痙縮評価― Modified Ashworth Scle（MAS）の評価間信頼性の検討―．リハ医 39：409-415, 2002
19) Shaw L, et al：BoTULS：a multicenter randomized controlled trial to evaluate the clinical effectiveness and cost-effectiveness of treating upper limb spasticity due to stroke with botulinum toxin type A. Health Technol Assess 14：1-113, 2010
20) Simpson DM, et al：Botulinum toxin type A in the treatment of upper extremity spasticity：a randomized, double-blind, placebo-controlled trial. Neurology 46：1306-1310, 1996
21) Rosales RL, et al：Evidence-based systematic review on the efficacy and safety of botulinum toxin-A therapy in post-stroke spasticity. J Neural Transm 115：617-623, 2008
22) Demeurisse G, et al：Motor evaluation in vascular hemiplegia. Eur Neurol 19：382-389, 1980
23) Carroll MD：A quantitative test of upper extremity function. J Chronic Dis 18：479-491, 1965
24) Lyle RC：A performance test for assessment of upper limb function in physical rehabilitation treatment and research. Int J Rehabil Res 4：483-492, 1981
25) 安保雅博ほか：脳卒中上肢機能評価 ARAT パーフェクトマニュアル．金原出版，東京，2015
26) Lang CE, et al：Estimating minimal clinically important differences of upper-extremity measures early after stroke. Arch Phys Med Rehabil 89：1693-1700, 2008
27) Van der Lee JH, et al：The intra-and interrater reliability of the action research arm test：a practical test of upper extremity function in patients with stroke. Arch Phys Med Rehabil 82：14-19, 2001
28) Van der Lee JH, et al：Forced use of the upper extremity in chronic stroke patients：results from a single-blind randomized clinical trial. Stroke 30：2369-2375, 1999
29) Wolf SL, et al：Assessing Wolf motor function test as outcome measure for research in patients after stroke. Stroke 32：1635-1639, 2001
30) 高橋香代子ほか：新しい上肢運動機能評価法・日本語版 Wolf Motor Function Test の信頼性と妥当性の検討．総合リハ 36：797-803, 2008
31) Fritz SL, et al：Minimal detectable change score for the Wolf Motor Function Test. Neurorehabil Neural Repair 23：662-667, 2009
32) Lin KC, et al：Minimal detected change and clinically important difference of the Wolf Motor Function Test in stroke patients. Neurorehabil Neural Repair 23：429-434, 2009
33) 道免和久：脳卒中機能評価・予後予測マニュアル．医学書院，東京，2013
34) Mathiowetz V, et al：Adult norms for the Box and

Block Test of manual dexterity. Am J Occup Ther 39：386-391, 1985
35) Siebers A, et al：The effect of modified constraint-induced movement therapy on spasticity and motor function of the affected arm in patients with chronic stroke. Physiother Can 62：388-396, 2010
36) Chen HM, et al：Test-retest reproducibility and smallest real difference of 5 hand function tests in patients with stroke. Neurorehabil Neural Repair 23：435-440, 2009
37) Kaneko T, et al：Development and standardization of the hand function test. Bull Allied Med Sci Kobe 6：49-54, 1990
38) Fisher AG：Assessment of Motor and Process Skills 7th ed. Three Star Press, Fort Collins, 2012
39) 唐松友ほか：課題指向型訓練と Transfer package における上肢機能評価と作業遂行評価の特徴. 日臨作療研 1：21-25, 2014
40) Uswatte G, et al：Reliability and validity of the upper-extremity Motor activity Log-14 for measuring real-world arm use. Stroke 36：2493-2496, 2005
41) Van der Lee JH, et al：Clinimetric properties of the motor activity log for the assessment of arm use in hemipareticc patients. Stroke 35：1410-1414, 2004
42) Uswatte G, et al：The Motor Activity Log-28：assessing daily use of the hemiparetic arm after stroke. Neurology 67：1189-1194, 2006
43) Park SW, et al：The EXCITE Trial：Predicting a clinically meaningful motor activity log outcome. Neurorehabil Neural Repair 22：486-493, 2008
44) Johonson A, et al：The validity and reliability of the 45-item upper extremity Motor Activity Log. J Neurl Phys Ther 27：172, 2003
45) Taub E et al. Method for enhancing real-world use of a more affected arm in chronic stroke：transfer package of constraint-induced movement therapy. Stroke 44：1383-1388, 2013
46) 吉川ひろみほか：作業療法がわかる COPM・AMPS 実践ガイド. 医学書院, 東京, 2014
47) Tuntland H, et al：Psychometric properties of the Canadian Occupational Performance Measure in home-dwelling older adults. Jornal of multidisciplinary healthcare 19：411-423, 2016
48) Eyssen IC, et al：Responsiveness of the Canadian occupational performance measure. J Rehabil Res Dev 48：517-528, 2011
49) Kjeken I, et al：Reliability of the Canadian Occupational Performance Measure in patients with ankylosing spondylitis. J Rheumatol 32：1503-1509, 2005
50) Duncan PW, et al：The stroke impact scale version 2.0：Evaluation of reliability, validity and sensitivity to change. Stroke 30：2131-2140, 1999
51) 越智光宏ほか：Stroke Impact Scale version 3.0 の日本語版の作成および信頼性と妥当性の検討. J UOEH（産業医科大学雑誌）39：215-221, 2017
52) Lin KC, et al：Minimal detectable change and clinically important difference of the Stroke impact scale in stroke patients. Neurorehabil Neural Repair 24：486-492, 2010
53) Uswatte G, et al：Ambulatory monitoring of arm movement using accelerometry：an objective measure of upper-extremity rehabilitation in persons with chronic stroke. Arch Phys Med Rehabil 86：1498-1501, 2005
54) Uswatte G, et al：Validity of accelerometry for monitoring real-world arm activity in patients with subacute stroke：evidence from the extremity constraint-induced therapy evaluation trial. Arch Phys Med Rehabil 87：1340-1345, 2006
55) Waddell KJ, et al：Does Task-Specific Training Improve Upper Limb Performance in Daily Life Poststroke?. Neurorehabil Neural Repair 31：290-300, 2017
56) 竹林崇ほか：慢性期の脳卒中後上肢麻痺を呈した患者の麻痺手の使用頻度を定量化する試み―事例報告. 作業療法 36：74-80, 2017
57) Kim, et al：Quality of life of Korean and Korean American older adults：A comparison. J Gerontol Nurs 35：28-34, 2009
58) Ziemann U, et al：The effect of lorazepam on the motor cortical excitability in man. Exp Brain Res 109：127-135, 1996
59) Liepert J, et al：Motor cortex disinhibitition in acute stroke. Clin Neurophysiol 111：671-676, 2000
60) 藤原俊之ほか：脳卒中患者における皮質内抑制, 半球間抑制. リハ医 48：165-169, 2011
61) Ziemann U, et al：Modulation of plasticity in human motor cortex after forearm ischemic nerve block. J Neurosci 18：1115-1123, 1998
62) Harris-Love ML, et al：Mechanisms of short-term training-induced reaching improvement in severely hemiparetic stroke patients：a TMS study. Neurorehabil Neural Repair 25：398-411, 2011
63) Wittenberg GF, et al：Constraint-induced movement therapy in stroke；magnetic stimulation motor maps and cerebral activation. Neurorehabil Neural Repair 17：48-57, 2003
64) Hamzei F, et al：Two different reorganization patterns after rehabilitative therapy：An exploratory study with fMRI and TMS. Neuroimage 31：710-720, 2006
65) Taub E, et al：Constraint-induced movement therapy combined with conventional neurorehabilitation techniques in chronic stroke patients with plegic hands：a case series. Arch Phys Med Rehabil 94：86-94, 2013
66) Bonifer NM, et al：Constraint-induced movement therapy after stroke：efficacy for patients with minimal upper-extremity motor ability. Arch Phys Med Rehabil 86：1867-1873, 2005
67) Shin HK, et al：Cortical effect and functional recovery by the electromyography-triggered neuromuscular stimulation in chronic stroke patients. Neurosci Lett 442：174-179, 2008
68) Takebayashi T, et al：Therapeutic synergism in the treatment of post-stroke arm paresis utilizing botulinum toxin, robotic therapy, and constraint-induced movement therapy. PM R 6：1054-1058, 2014
69) 竹林崇ほか：重度から中等度上肢麻痺を呈した慢性期

脳卒中患者に対する多角的介入におけるロボット療法の実際．作業療法 36：148-158, 2017
70) Robbin-Thomason S, et al：A case of combined anterior and posterior interosseous nerve palsy. Eur J Plast Surg 15：144-145, 1992
71) 佐藤篤史ほか：脳卒中後亜急性期にカペナースプリントを使用して麻痺手の実生活における使用を促した一例．作業療法，投稿中（2018 年 4 月 27 日現在）

# 運動学的評価による課題作成とアプローチ手法の決定

# III 運動学的評価による課題作成とアプローチ手法の決定

## 1 事例を通して運動学的評価を実践してみよう

### ●対象者の情報

67歳，男性，放線冠の梗塞，左片麻痺，発症から約5年経過した慢性期の対象者（図1）．ブルンストロームステージ（BRS）は，上肢IV，手指IVレベルであり，特に手指に関しては，2-4指の伸展は全可動域の1/5程度，わずかに可能だが，母指の掌側外転，対立は不十分な対象者であった（2-5指の手指の伸展時には，手関節はわずかに掌屈を同調させる）．痙縮については，modified Ashworth scale（MAS）で1＋程度であり，著明な筋の短縮・萎縮などは，手関節屈筋群以外は認めなかった．目標は「食事中に左手でお椀を把持する」である．

## 2 練習課題の作成

II章 4 の「1 ボトムアップ評価」の結果をもとに，課題指向型アプローチにおける練習課題を作成する．

課題指向型アプローチにおける練習課題を作成する際に，2種類の課題指向型アプローチを理解する必要がある．一つはCI療法において，shapingと呼ばれる作業の手段的な利用の側面が大きい練習課題で，もう一つはtask practiceと呼ばれる作業の目的的利用の側面が大きい練習課題である．これらの課題指向型アプローチについての詳細は，後述のshapingとtask practiceの概念的説明を参照されたい．

さて，練習課題を作成する際は，作業として関わる因子が膨大なtask practiceよりも，比較的シンプルな構造のshapingから作成することをお勧めする．本事例の場合，近位部に関する課題の作成としては，異常な共同運動パターンの逆の関節運動となる，肩甲帯の屈曲，下制，肩関節の内転，外旋，肘関節の伸展，を含む課題を作成することとなる．

筆者らが，練習課題を作成する場合には，まずできるだけ近位関節の関節運動を含むものから優先することが多い．さらに，shapingの難易度調整を行うなかで，少しずつ実際の動作に近づけ，ある程度実用的な動きに近い動作が可能となった時点で，shapingに加えてtask practiceを行う場合が多い．ここでは，これらの法則に従った，本事例のshapingからtask practiceにつながる練習課題の作成と難易度調整について，以下に解説を行う．

**図1** 対象者のリーチ動作

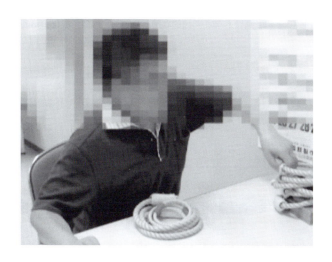

## 1 shaping

　shaping とは，行動心理学を基盤とした手法であり，練習課題に段階的な調整を施すことで，運動もしくは活動での目標を達成するためのアプローチと考えられている．ただし，CI 療法の shaping は，比較的機能的な練習課題が多く，「麻痺手の分離・効率的な機能改善」を導くために，作業を手段的に利用している印象が強い．

　Morris ら[1]が例示している shaping の例（第Ⅳ章を参照）を見ると，動作は ICF でいう活動レベルの日常生活や応用的日常生活動作的なものではなく，ブロックを移動する，練習場面における特異的な物品を操作するなどが多い印象である．彼らはその根拠として，練習課題を提示する際に，練習課題の目的となる target movement を設定している．それぞれの target movement は，関節運動を明示しているものがほとんどであり，この点からも shaping は課題指向型アプローチのなかでも特に「機能的」な側面が強いものと解釈できる．

　なお，アラバマ大学の CI 療法プロトコル[1,2]，などを見ると，課題（ブロック移動）などを作成し，1 セッション 30〜45 秒程度で完了できる難易度（ブロックの数など）を設定している．そして，10 セッション連続で実施し，後半 5 回の実施時間の平均が前半 5 回の実施時間の平均を上回った際にのみ難易度を向上させる，との記載がある．これは，「shaping がこういうやり方でなければならない」という意味ではなく，研究を行ううえで介入方法をできるだけ統制すること（research setting）を目的に実施されているものである．

　これは，2012 年にアラバマ大学にて実施された CI 療法のトレーニングプログラムにおいて，「shaping はそうした方法でやった場合でのみ shaping と呼ぶのか？」という参加者の問いに対して，Morris が「これは研究だから（疫学的ルールに従った）統制が必要です．臨床では状況に応じてコンセプトを使った汎用性を保たすべき」と発言したことに由来している．

　よって，一般的な臨床では，全ての shaping をタイムトライアル形式にするわけではなく，バリエーションの一つとして設定することが望ましい（全体の shaping の 2 割程度の分量でスピードトライアル課題を提供する）．

**表1** 作業の手段的利用と目的的利用の定義について

|  | 手段としての活動(作業) | 目的としての活動(作業) |
|---|---|---|
| 目的性<br>(purposefulness) | 能力や潜在能力を組織化する | 能力や潜在能力を活動・役割へ組織化する.<br>行動(人の態度・日常・人生)を組織化する |
| 意味性<br>(meaningfulness) | 治療的に活動を行うこと<br>(療法室で治療として活動を行うこと)<br>に動機を与える | 実際の行動<br>(活動・生活役割を行うこと)<br>に動機を与える |
| 効果<br>(effect) | 治療的に提示した課題が達成できることを要求する.活動は,能力や潜在能力を改善する | 目的としての活動(作業)は,適応的・教育的な側面を含み,生活上の役割を含む活動や課題(行動)を改善する |

> **メモ** 作業の「手段的利用」と「目的的利用」の違い(**表1**)
>
> Tromblyら[3]と吉川ら[4]は,活動(作業)の手段的利用について理論的な観点から以下のように述べている.
> 　活動(作業)の手段的利用は,能力や潜在能力の組織化を目的とし,意味性の観点から,治療的に活動を実施することに対して動機を向けるとしている.つまり,「訓練での活動」に対する動機付けを特徴としてもつ手法である.一方,活動(作業)の目的的利用の特徴としては,能力や潜在能力を実際の行動(実際の生活での課題・活動・役割)へ組織化することを目的としている.つまり,「訓練での活動」に対してではなく,「実生活の行動」に対して,動機を向けるとしている.

### ① 肩の適合性を整える

　課題指向型アプローチと聞くと,無理矢理にでも目標にしている動作を実施しなければならないと考えている方もいるかもしれないがそうではない.ただし,やはり最低限,関節の構造を鑑みた自由度の低い課題から提供することは重要になる.

　例えば,作業課題といえば前方にリーチしなければ何も始まらないと考え,最初から前方へのリーチを積極的に対象者に提供すると,多くの場合で痛みを生じる場合がある.これは,適合性が崩れることで,内旋した上腕骨の小結節が肩峰に接触するインピンジメントによる痛みなのかもしれないし,インナーマッスルが使用できずアウターマッスルを過剰使用するための筋痛なのかもしれない.

　いずれにせよ,なんらかの痛みが生じると,対象者は手を使うこと自体に失敗体験を抱いてしまい,活動抑制につながる可能性があるため,痛みの原因をつかみ,それに対する丁寧な課題の運用が求められる.

> **メモ** どうして上肢近位部からアプローチを実施するのか？
>
> Cristeaら[5]は,脳卒中後に上肢麻痺を呈した対象者がどのような代償戦略を有するかについて検証を行っている.例えば,リーチングの動作で,身体の側方から前方へのリーチを実施する際に,脳卒中患者は健常人とは同様の弧が描けなかったとしている.この際に多くで認められた現象は,肩と肘の協調性が逸脱し,それを体幹にて代償するといった傾向が認められ,さらにその傾向は麻痺が重度であるほど強かったと報告している(**図2**)[5].これらは道具操作や把握において生じる関節自由度の減退を比較的健常である体幹で補うことで生じるものと考察されている.
>
> さらに,Hoffmannら[6]は,脳卒中の対象者の,手指の筋肉の活動を観察している(**図3**).その結果では,同様の動きを実施するにしても,肩関節屈曲位のほうが,肩関節中間位に比べて,手指の深指・浅指屈指の活動性が抑制されると報告している.これは,近位関節の制御方式によって末梢の制御効率が調整されている可能性を示唆していると思われた.
>
> このような知見からも,代償動作とバイオメカニズム的な観点から身体近位部をからのアプローチにより,代償運動を学習しないような方略を選択することが重要と考えられる.

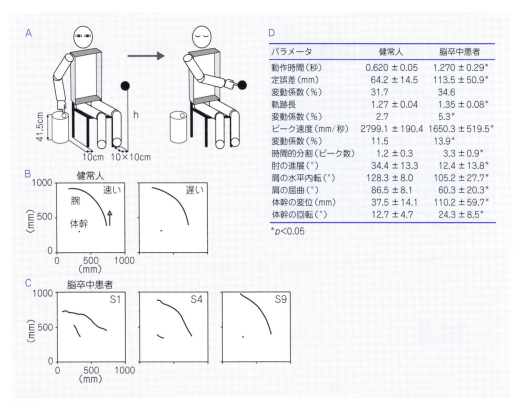

**図2** 脳卒中患者の代償運動

A)実験風景，B)健常人のリーチでは，上肢を前方リーチしたときにも体幹はほぼ動かないが，C，D)脳卒中患者の場合は，体幹の動きが大きくなることと，その大きさは上肢によるリーチ範囲の小ささに依存する可能性を述べている
(文献5)より引用)

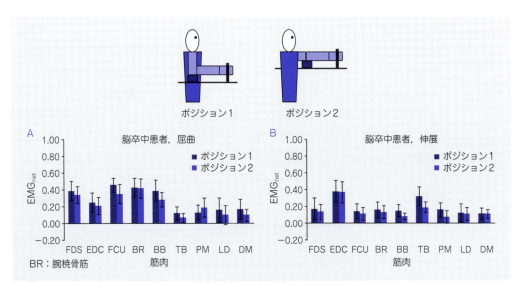

**図3** 肩関節と肘関節のポジションの違いによる手指の筋出力(筋電図の振幅)

A)手指屈曲時の上肢近位部のポジション別の末梢筋群の筋電，B)手指伸展時の筋電上肢近位部のポジション別の末梢筋群の筋電．多くの手指の筋で，肩屈曲・肘伸展位(ポジション2)での筋出力は低下していた．このことから，上肢近位部のポジションや機能が手指の機能に影響を与える可能性が伺える
FDS：浅指屈筋，EDC：総指伸筋，FCU：尺側手根屈筋，BR：腕橈骨筋，BB：上腕二頭筋，TB：上腕三頭筋，PM：大胸筋，LD：広背筋，DM：三角筋中部
(文献6)より引用)

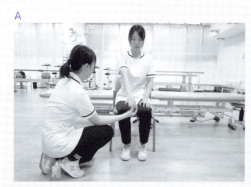 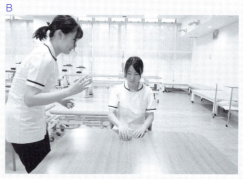

**図4** 介入初期に物品を把持するポジションの例

A) 身体の前方もしくは下方で物品を手渡しする．机上から物品を把持する麻痺が重度な対象者ほど，A) のように身体前方から手渡しにて物品を把持させるのが，最も難易度が低いと筆者らは考えている．それが可能になり上肢機能に改善が認められれば，B) のように机上から物品把持をさせる

---

> **メモ** 肩のアライメントの崩れを評価するポイント
>
> 　肩のアライメントの崩れの確認は，亜脱臼など明らかな適合性の低下があった場合は，評価が比較的安易である．ただし，亜脱臼がないからといって，適合性に問題がないとは限らない．
> 　経験的な話になるが，脳卒中後の上肢麻痺では，代表的な肩甲骨の代償パターンは挙上とされることが多い．ただし，しっかりと分析すると，挙上の少し前に肩甲骨の伸展（リトラクション）が出現している場合が多い．また，安静時でも，上腕二頭筋の過剰な痙縮により関節内で若干内旋し，前方突出していることが多い．
> 　よって，安静時の肩のポジションを注意深く観察することでも，適合性の評価は可能であると思われる．

---

　筆者らは，肩のアライメントが崩れていると評価した対象者に対しては，まず前方へのリーチを頻出させる前に後方へのリーチから取り入れることを意識している．この対象者の場合，まず物品を最もとりやすい位置は，対象者が安静にしている際の麻痺手のポジションに近いところなので，身体の前面，低い机上や膝上となることが多い（図4）．

　このポジションから肘の伸展のみ（異常な共同運動パターンの逆となる関節運動を一つ動作に入れる）を使用して，まず物品を移動する．この動きの質が向上してくれば，さらに異常な共同運動パターンの逆の関節運動を一つ加える．

　筆者らは，多くの場合に肘の伸展に肩甲帯の下制を加え，下後方へのリーチを促すことが多い（図5）．さらに，機能が向上してくると，次に前腕の回外を加える（図6A, B）．一見，肩のインナーマッスルの代表格である回旋筋腱板（ローテーターカフ）の棘下筋が働く肩の外旋を選択してしまいがちである．

　しかし，この時点で外旋を選択すると，肩の外旋筋群の筋出力が小さいため，体幹の回旋や側屈によって動きを代償し，効果的な練習となりにくい印象がある．よって，前腕の回外に付随する肩のわずかな外旋を加えつつ，下後方にリーチを行う．この動作がスムーズに実施可能になれば，本格的に肩関節外旋を加え，下後方へリーチを実施する（図6C, D）．

　なお，その後は肩関節伸展方向に移動幅を徐々に増やすことで，後方へのリーチ動作における難易度調整は終了する．

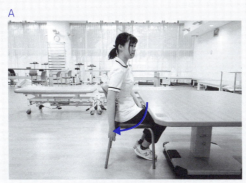
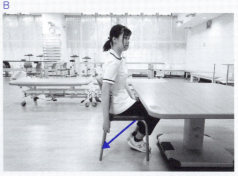
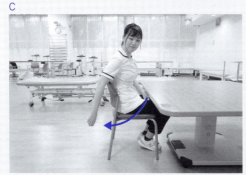

**図5** 肩甲帯下制・肩関節伸展・肘伸展を伴う物品リリースの位置

A）前腕中間位にて肘伸展を用いてリーチ
B）Aに加えて，肩甲帯の下制を加え側方下方へリーチ
C）Bのリーチに加え，肩伸展を強調し，後方にリーチ
対象者の状況に応じてAからCの順に徐々に難易度を向上させる

---

### メモ　肩関節の筋肉の役割

　肩関節，特に肩甲上腕関節の「肩甲帯の安定性」については，回旋筋腱板（ローテーターカフ）が担っていると考えられている．ローテーターカフは，棘上筋，棘下筋，小円筋，肩甲下筋，の四つの筋肉からなる（**図7**）．一般的には，「肩甲帯の安定性」という言葉は，臨床家のなかではよく使われる言葉である．

　ローテーターカフが肩甲骨の安定性に与えるメカニズムは，正確には解明されていない．近年では，全ての筋が安定性には寄与していない（棘上筋は肩甲骨の安定性，棘下筋は肩関節外旋に作用）といった報告も認められる[7]．また，関節内圧を緩衝する役割をもつ腱板部に恣意的に穴を開けた場合，関節内圧が減少し，肩関節の安定性が欠如するといった知見からも，腱板が関節内圧の保持と安定性に大きな役割を担う可能性が挙げられている．

　なお，一見後方へのリーチなどは，恣意的で課題指向型アプローチとは言い難いと感じるかもしれない．しかしながら，経験的な話となるものの，早期からこうした動作を提供することで，慢性的な肩痛の軽減につながる印象がある．

　実際，Namdariら[8]は，痙性を伴う上肢麻痺を呈する対象者に対して，随意運動による運動課題を提供した結果，介入後肩関節の屈曲・外転の随意運動による関節可動域が改善し，とりわけ肩関節の外旋における関節可動域の改善が認められたと報告している．

　その他，介入前後で，94％の対象者が疼痛の軽減，さらには86％が無痛になったとコメントしており，アライメントの改善による痛みに対する介入効果も期待できる．

---

### メモ　肩関節亜脱臼例における電気刺激療法

　肩のアライメントが崩れて起きる症状の一つに亜脱臼がある．これらを放置したまま，やみくもに課題指向型アプローチを実施してしまうと，上肢機能を向上させるどころか，肩峰と小結節のインピンジメントを誘発し，慢性的かつ深刻な肩痛を引き起こす可能性がある．

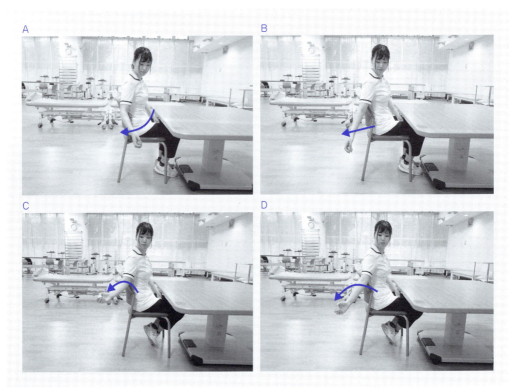

**図6** 前腕回外と肩関節外旋を伴う後方への物品リリースの位置

**前腕回外を伴う後方への物品リリースの位置**
A) 特に前腕回外を加えると肘の伸展，手指の伸展が物理的な制約を受けるため，当初は肘関節が若干屈曲する
B) 肘関節の伸展が十分確保できてくれば，対象者の状況を観察しつつ，徐々に肩関節伸展を強調する．対象者の状況を観察しつつ，AからBの順に徐々に難易度を向上させる

**肩関節外旋を伴う後方への物品リリースの位置**
C, D) 前腕回外を伴う後方リーチにより肩関節に微弱な外旋を加えたリーチが十分可能になった時点で，肩関節外旋の強度をさらに増していく

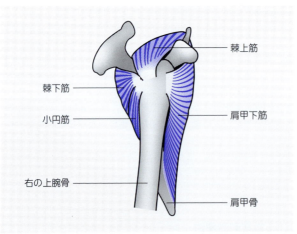

**図7** ローテーターカフを形成する四つの筋肉

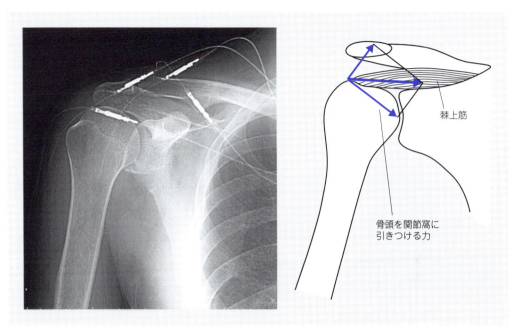

**図8** 神経筋電気刺激中の亜脱臼の整復と棘上筋の役割について

(文献10)より引用)

　そのような症状に対して，従来であれば徒手的な介入を用いての対応や，スリングなどを利用し，亜脱臼が改善するまで積極的なアプローチを回避するといった手続きを選択していた．ところが，これらの効果ははっきりしていない[9]．こうした対象者に対して，庄本ら[10]は棘上筋と三角筋後部線維に運動閾値以上の電気刺激を実施すると 図8 のように，亜脱臼が修復されると報告している．

　近年では，システマティック・レビューにおいて，急性期・亜急性期においては，神経筋電気刺激が有意に亜脱臼を修正するとの報告もあり[11]，有効な手段とみなされている．そこで，Linら[12]やHsuら[13]は，亜脱臼を生じた事例に対し，神経筋肉電気刺激と運動療法を併用した群と通常の理学・作業療法を実施した群で比較検討をしたところ，神経筋電気刺激を併用した群で有意な上肢機能の改善を認めたとの報告があった．

　これらの報告からも，筆者らは亜脱臼を認める対象者に対し，神経筋電気刺激により亜脱臼を補正した状況で，上記のローテーターカフに対する shaping を実施することが多い．

---

### メモ　近位関節に対してはロボット療法が有効？

　課題指向型アプローチは作業療法士による介助がないため，重度の麻痺を生じた対象者には使用が困難である場合が多い．そこで，一般的には徒手的な神経筋促通術やそれに電気刺激を併用したアプローチなどを用いる場合が多い．

　しかし，一部は無作為か比較試験などで結果を示しているが[14, 15]，基本的にはLancetのガイドライン[16]にて，エビデンスは確立されていないとされている．

　そこで，重度の上肢麻痺に対するアプローチとして推奨されているのが，上肢近位関節に対するロボット療法である．American Heart Association[17]やLancetのガイドライン[16]においても，上肢近位部に対してロボット療法は有効なエビデンスが保たれた手段だと考えられている．

　Takahashiら[18]は，ロボット療法(ReoGo, Israel, Motorika社)は，介入前の上肢機能がFugl-Meyer assessmentにて30点未満の重度の上肢麻痺を呈した対象者で，よりよい上肢機能の改善を認めたと報告している．

　特に，ReoGo®-J（第Ⅴ章参照）というロボットはロボットによる動作介助機構を有することに加え，多方向への運動が可能であり，ロボットには珍しく肩の回旋に関わる反復運動が可能なロボットである．こうした練習を早期より上肢近位部に提供することで，より効率のよい機能改善を実現できる印象がある．

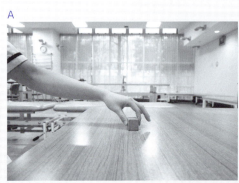 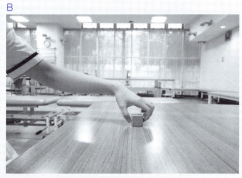

**図9** 脳卒中後の対象者によく見られる IP 関節による手指制御

A)健常人の一般的な物品操作時の pre-shaping,B)脳卒中片麻痺患者の一般的な物品操作の pre-shaping.健常人がテノデーシスアクションを用いて,手指の MP・IP 関節を協調的に使用しているのに対し,脳卒中患者は手関節掌屈位で MP 関節を動かさず,IP 関節制御にて物品へのリーチを行うことが多い

② **使用する物品を決める**

　上記①の課題運用を実施する前に,移動課題に用いる物品を決定する必要性が出てくる.例えば,本事例では,手指 2-5 指の伸展は全可動域の 1/5 程度の伸展は可能となっており,母指のつまみは横つまみとなっている.ただし,手指の伸展時には,手関節掌屈を伴うことからも,テノデーシスアクションを利用して手指の伸展を促していた.

　これらの特徴から,手指は母指の掌側外転と対立,2-5 指は,手関節中間位または,手関節背屈位の手指伸展の促進が必要であると思われる.

　本事例の場合,安静時の母指と示指の間に生じるウェブスペースがおおよそ 2 cm 程度であることから,課題に使用する物品として 2〜2.5 cm の物品を提示した.その際に,完全な横つまみよりやや母指が対立したつまみが出現したことからも,母指の対立を目的として,2〜2.5 cm の立方体ブロックを提示することとした.

> **メモ** 初期に使用する物品はどのように決定するか?
>
> 　課題に使用する物品は手指の形態により決定することが多い.筆者の印象だが,手指における BRS Ⅲ〜Ⅳの初期にかけて,脳卒中片麻痺患者の手指機能に認められる傾向として,指節間関節(IP 関節)の屈伸制御にて物品を操作(図9)する対象者が多い.
>
> 　また,手指の IP 関節の屈筋収縮が可能で,伸展方向への脱力がなんとか可能な BRS Ⅱ〜Ⅲの事例においては,安静時の母指と示指の指間距離よりも小さすぎる物品を提供すると,母指 IP 関節と示指の IP 関節が痙縮を惹起し,過屈曲を起こすことで手指同士が交差してしまい,物品のつまみが困難となる場合が多い.よって,物品の大きさは安静時のウェブスペースよりも若干小さな物品(直径 2〜2.5 cm の物品を使用する場合が多い)のほうが難易度が比較的低い印象がある.
>
> 　また当初は,母指と示指のベクトルがつり合い,スムーズなつまみを実現するために面と面が平行関係にあり,手指との設置面も比較的大きなブロックを使用する場合が多い.安定してつまみの反復が可能となり,各指の分離が進んでくれば,徐々に物品を大きくし,示指以降の伸展や母指の対立などを促すことが多い.

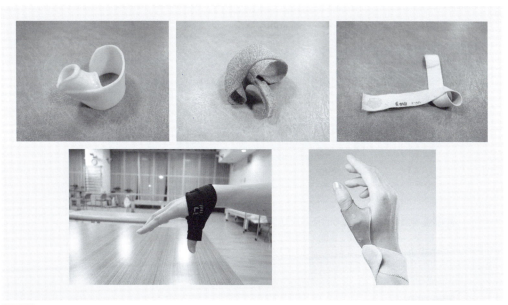

**図10** 対立装具の例

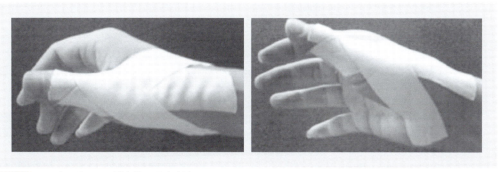

**図11** テーピングによる対立位の設定方法

---

### メモ　手指の対立を出現させるための装具

　上記のように物品を用いた課題難易度調整によっても，母指の対立を促すことができるが，手指の萎縮や，感覚障害やそれ由来の軽度の身体失認などにより，なかなか環境に適応した pre-shaping を体現できない対象者もいる．このような対象者に言葉による指摘で動作を過剰に意識させてしまうと過剰努力といった誤った代償動作を導き，誤学習を定着させてしまう可能性がある．なにより，できないものにただやみくもに努力をするということ自体が対象者にとってはストレスであり，意欲の減退につながりやすい．

　そこで，このような場合には手指の対立装具を導入することが多い．対立装具も，軟性のものから硬性のものまで，多種多彩に開発されており（図10），これらを対象者の母指関連の筋肉の萎縮や痙縮の程度によって使い分ける．こうしたアプローチにより，安易に母指の対立を導き出すことも可能である．

　回復メカニズムについては，不明な点も多いが，装具と課題指向型アプローチの併用により，上肢・手指の機能改善を認めた先行研究も複数認められている[19～22]．また，modified Ashworth scale（MAS）で2を超えるような痙縮の場合には使用は困難であるが，テーピングによっても母指の対立を設定することが可能である（図11）．

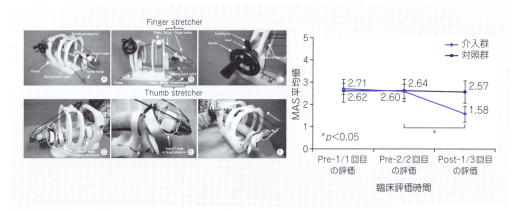

**図12** 伸展外力を手指にかけるスプリントの効果
1日10分2回，図の装具を装着した結果，実施していない群に比べ，MASが有意に低下している
（文献23）より引用）

### メモ　痙縮や短縮を抑えるための装具やテーピングの運用

　従来の装具療法の使用法として，痙縮の予防や筋短縮の予防が挙げられる．例えばKimら[23]は，外骨格型の伸展外力を提供する装具（図12）を1回10分，1日2回使用したところ，何も行わなかった群に対して，有意なMASの低下を認めたと報告している．

　また，Joら[24]も同様に，1回10分1日2回の手関節伸展スプリントの装着により，有意な筋緊張の低下を認めたとしている．さらに，Fujiwaraら[25]は，手関節背屈装具を安静時に装着して生活を送ったところ，電気生理学的指標であるH/M比の低下を認めたと報告している．これは，伸張反射が低下していることから，痙縮の低下を示している．

　また，手指の筋緊張の抑制のためにテーピングが使用される場合も，筋緊張の低下が認められる．Andreaらは，無作為化比較試験において，介入群に手指背側面にテーピングを装着し，手指伸展・手関節背屈を促したまま過ごした対象者（図13）と，作業療法士の痙縮抑制手技と手関節背屈を実施した対象者のMASの差を検討したところ，テーピング装着群のほうが有意な筋緊張の改善を認めたと報告している．

　この結果から，痙縮に対する対応として，装具などの運用が困難な施設などでは，対象者にキネシオテープを購入してもらい対応することも一つの手段と思われる．

　このような対応は，対象者の筋緊張が高まるシチュエーションで積極的に導入すべきである．例えば歩行中に，図14のような装具を利用することによって，過剰な筋緊張に由来する筋短縮などを予防することができる．また，手指を握り込んでしまう対象者だけでなく，手指使用時に図のような手指開閉手段をとってしまう原因は筋短縮が考えられ，装具による対応が必要と思われる．

### ③ 課題のなかで使える手をつくる

　上記のローテーターカフに対するアプローチを実施すると，関節内圧になんらかの影響を与える可能性があり，アウターマッスルである三角筋中部線維や大胸筋を代償的に用いたリーチ動作は大きく軽減する印象がある．

　そこで，さらに課題のなかで上肢麻痺の分離を促すために，異常な共同運動を誘発しやすい肩関節屈曲方向に若干テンションを加えながら肘関節の伸展を促す（図15A）．その際に，肩甲帯は屈曲（プロトラクション）が促されているかどうかが観察のポイントとなる．肩甲帯の伸展が随行するのであれば，肩の屈曲角度が大きすぎるか，上記で示した肩甲帯のアライメントの是正が不十分かどちらかの理由であると思われる．

　この動作が安定してくれば，先ほどと同様に，前腕回外位で下前方へのリーチを促し

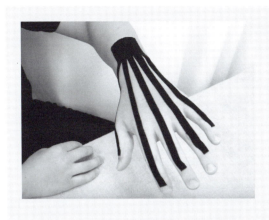

| | Group | | p 値 |
|---|---|---|---|
| | A | B | |
| MAS 手指 | | | |
| $t_0$ | 2.9 ± 0.6 | 3.3 ± 0.7 | >0.05 |
| $t_1$ | 1.3 ± 0.6 | 2.1 ± 0.6 | <0.0001 |
| $t_2$ | 1.9 ± 0.7 | 2.5 ± 0.6 | <0.001 |
| MAS 手関節 | | | |
| $t_0$ | 2.9 ± 0.8 | 2.9 ± 0.8 | >0.05 |
| $t_1$ | 1.7 ± 0.6 | 2.3 ± 0.8 | <0.01 |
| $t_2$ | 2.0 ± 0.7 | 2.6 ± 0.6 | <0.01 |
| DAS | | | |
| $t_0$ | 2.1 ± 0.7 | 2.2 ± 0.7 | >0.05 |
| $t_1$ | 1.3 ± 0.7 | 1.7 ± 0.9 | >0.05 |
| $t_2$ | 1.6 ± 0.7 | 2.1 ± 0.7 | <0.01 |
| FPR | | | |
| $t_0$ | 1.0 ± 0.9 | 0.9 ± 0.8 | >0.05 |
| $t_1$ | 2.8 ± 0.9 | 2.1 ± 0.7 | <0.001 |
| $t_2$ | 2.3 ± 0.7 | 1.5 ± 0.6 | <0.0001 |

DAS：Disability Assessment Scale，FPR：fingers position at rest
2 群の Mann-Whitney U-test
＊数値は平均値 ±SD

**図13 手指背面へのテーピングの効果**
ボツリヌス毒素を施注した脳卒中後の対象者に対して，手関節・手指の背側にテーピングを実施した群（A 群）と，マニュアルストレッチング，他動的な関節モビライゼーションを実施したうえに，手関節背屈装具を実施した群（B 群）を比較した結果，2 週間の介入後（$t_1$），1 か月後（$t_2$）に再評価を実施したところ，MAS の改善率はテーピング群のほうが良好であった

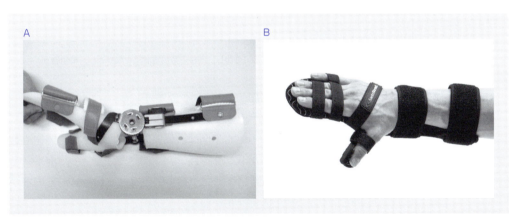

**図14 筋の過剰な痙縮による萎縮を予防するための手指伸展装具**
A）手関節部分にダイアルロックにて調整できるヒンジを配置しており，手関節屈曲位にテノデーシスアクションの逆の発想で，手指を伸展した状態で装具を装着し，5 分ごとに手関節を徐々に背屈位に伸展させることで，手指に十分な伸展を外力をかけることを目的にしている．また，この装具は対象者自身が単独で装着することが可能な設計になっている．B）Saebo strech（Saebo 社製）は手掌側に弾力のあるプラスチック板が入っており，対象者の手指に常に伸展方向の外力を加えてくれる設計になっている

（**図15B**），さらには肩関節外旋を加える（**図15C**）．ここまでくれば，さらに肩関節屈曲角度をわずかに向上させ，肘関節伸展，回外，外旋と順に加える（**図15D** から **F**），これらを肩関節 90°程度まで繰り返す．この際も，上記と同様に使用するブロックは 2〜2.5 cm を使用する．

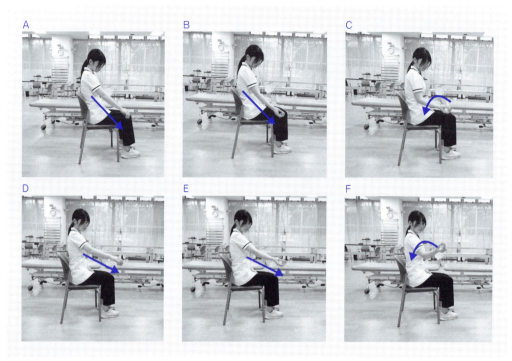

**図15** 肩関節屈曲90°までのブロックを用いたshapingの難易度調整

机上で把持したブロックを，A)肩関節若干屈曲位，前腕回内位で肘伸展を用いてリーチを行う
B) Aの前腕肢位を回外位でリーチを行う
C) Bのリーチに肩関節外旋を加える
D〜F) ここまで動作が進めば，肩関節の屈曲をさらに強調し，同様の難易度調整を繰り返し，肩屈曲90°程度まで繰り返す

### ④ さらに分離を促し機能向上を目指す

　肩関節屈曲90°まで課題が進んでくれば，次は肩甲帯屈曲（プロトラクション），肩関節水平内転方向へ課題の設定を変更する．本事例は，代償的に肩関節外転，水平外転，を利用している．さらに，肩甲帯も伸展（リトラクション）していることから，水平内転方向への動きを選択する（仮に異常な共同運動パターンが本事例と異なる場合は，その者が有する異常な共同運動パターンの逆の運動方向を用いる）．

　①〜③で示したことと同様に，肩関節屈曲90°，若干の水平内転位にて，肘関節伸展・前腕回内（**図16A**），肘関節伸展・前腕回外（**図16B**），肘関節伸展・前腕回外・肩関節外旋（**図16C**）を加え，それが可能となればより肩関節水平内転・肩甲帯屈曲（プロトラクション）の角度を増し，その肢位で前述の関節運動を加えていくことを繰り返す（**図16D〜F**）．

　なお，肩関節水平内転120°，肩甲帯30°屈曲（プロトラクション）の肢位から前腕回外・肩関節外旋を用いたリーチ（**図17**）が本事例にとって最も困難なリーチ動作の一つとなる．

　なお，本練習方法は，作業の手段的利用であるshaping特有のものである．若干恣意的ではあるものの「上肢機能」や「麻痺の分離」をより促進するための課題であり，課題指向型アプローチのなかでも比較的「機能に焦点を当てた課題運営」といえる．この際も，使用するブロックは2〜2.5cmを使用する．

### ⑤ その他の手指，手関節に対するアプローチ

　上記の①〜④では，特に上肢近位部に関する思考を説明したが，手指や手関節といった上

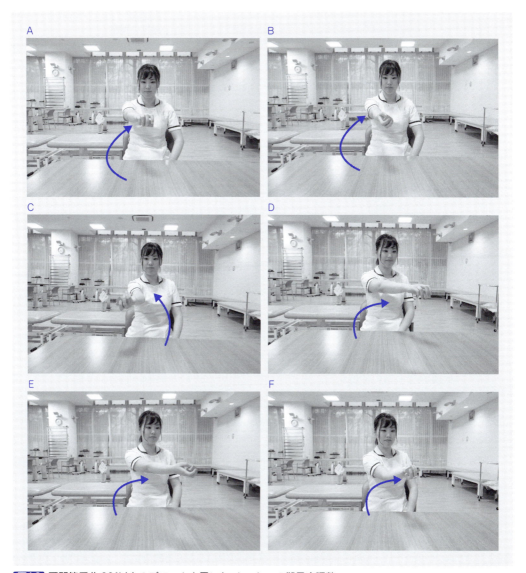

**図16** 肩関節屈曲90°以上のブロックを用いたshapingの難易度調整
机上で把持したブロックを，A)肩関節屈曲90°にて，前腕回内位でリーチ
B)Aに加え，前腕回外位にてリーチ
C)Bに加え，肩関節外旋を強調したリーチを実施する
これが可能になれば，徐々に肩関節水平内転の角度を強調し，DからFの手続きを繰り返し実施する

肢遠位部に関しても，機能向上や麻痺の分離を促すための練習を並行して実施する必要がある．

　例えば，使用する物品を徐々に大きく，もしくは小さくすること，麻痺手の手指の分離を促すために母指の外転や各指の伸展により，おはじきを弾くような課題やボールの縫い目を母指でなぞる課題，それぞれの指でさまざまな面に貼り付けたセロハンテープをはがす課題，計算機のボタンをさまざまな指で押す課題，スティックのりの蓋を片手で開け閉めする課題，チェッカーをさまざまな指を使ってはがす課題，手指に輪ゴムをかけて手指伸展により輪ゴムをつける課題（第Ⅳ章を参照）などを用いて，母指の対立や手指の分離を促すことも並行

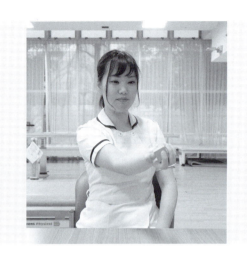

**図17** ブロックを用いた shaping の最難易度の課題

安静時肩関節水平外転位をとる対象者は非常に多いため，肩関節屈曲・水平内転・外旋，肘関節伸展，前腕回外位での作業活動が非常に困難となることが多い．この肢位でピンチペグやクリップなどの物品を操作する課題はどれも非常に難易度が高くなる印象がある

して実施する必要がある．

　ただし，これらの課題全てにいえることだが，当初は手関節が若干掌位でも「課題ができること」を優先するが，そのなかで手指の伸展がわずかに出現してくれば，手関節は中間位，そして伸展位で課題を実施することが望ましい．これは，テノデーシスアクションを用いた代償的な手指の伸展から，手指伸筋群を用いた通常の手指伸展をより促すための課題設定や難易度調整であると筆者らは考えている．

　また，どうしても手指の動きに連動して手関節が掌屈してしまう場合は，手指屈筋群の短縮なども考えられるので，背側カックアップスプリント（図18）などで手関節を背屈位で固定してし，そのうえで手指の伸展を促すと，随意性および筋の伸長にもつながる印象がある．

> **メモ**　手関節を固定することによって難易度を調整する
>
> 　課題指向型アプローチを実施する際に，「手指の伸展方向への出力を増強したい」「手指の屈筋群の萎縮や滑走の不備を改善したい」と考える作業療法士が多い．物理的な末梢のコンディションによって動きが出現できない場合には，筆者らは背側背屈カックアップスプリントを利用する．練習当初は，手関節掌屈位に保持し，手指の伸展を促す．この肢位では，手関節のテノデーシスアクションの恩恵を受け，手指の進展を比較的容易に出現させることができる（図18）．
> 　一方，手指の伸展が徐々に出現するにしたがって，手関節を背屈位で固定し，随意的な手指伸展が出現しにくい環境を整える．そこで手指の伸展を反復し，随意的な動きに改善を認めた場合，さらに手関節の背屈固定角度を増加させ，手指の伸展が出現しにくい環境を整える．これを繰り返し実施していると，手指伸展の随意性および屈筋群の短縮や滑走の不備が改善する印象がある．
> 　この応用では，重度な屈筋群の短縮や腱の癒着が認められた場合，あえて最初から手関節を背屈位に固定して，テノデーシスアクションを誘発し，屈曲した手指をスパイダースプリントで他動的に伸展させたり，電気刺激を総指伸筋に運動閾値で刺激することで他動的に伸展させたりすることで，随意的な運動のなかで末梢の筋腱の萎縮を改善させていくこともある（図18）．
> 　ただし，これらは筆者らの経験的な部分によるものであり，メカニズム分析などの検証は行えていない．

## 2　task practice につなぐための shaping

　例えば，本事例の目標の一つに，「食事中に左手でお椀を把持する」といった動作が挙げら

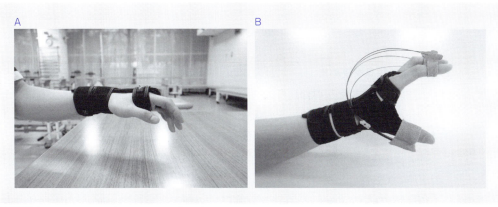

**図18** 背側カックアップスプリントの使い方
背側カックアップスプリントで背屈位を設定することで，テノデーシスアクションを誘発し，あえて手指が屈曲するポジションをとり，そこで随意伸展を促す課題を繰り返すなかで，手指の伸展や屈筋群の萎縮や伸筋群の癒着などにアプローチする

**図19** 麻痺手でお椀を支える動作

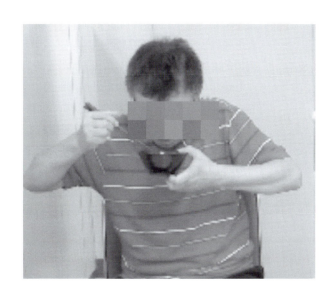

れた（図19）．この動作が可能となるためには，健常人の場合，どのような関節運動が必要なのであろうか．健常人の動きを評価したうえで，実際の課題作成や難易度調整，shaping から task practice への切り替えなどについて，上肢の近位部と遠位部に分けて考えてみる．

まず，上肢の近位部であるが，肩甲骨は若干屈曲（プロトラクション），もしくは中間位，肩関節は若干の屈曲・外転位で，肘の屈曲に加え，口元にもってくる際の最終フェーズで肩の外旋が必要となる．また，前腕は回外位でなければお椀の把持は困難である．つまり，肩甲骨の固定性と肩関節の外旋，前腕の回外が異常な共同運動の逆の動きとして必要と考えられる．

① 肩甲骨の適合性をつくる

本事例の場合，肩甲骨の挙上や伸展（リトラクション）が認められることから，肩甲骨の固定性が低く，適合性が整っていないことがうかがえる．よって，使用する shaping の選択は，「■shaping」の「①肩の適合性を整える」で述べた通り，下後方へのリーチから開始し，難易度を向上させていくことになる．

使用する物品は対象者の上肢遠位部の機能によって決定する.「task practice につなぐためのshaping」でも,運用の最初の段階では,shaping と同様の思考でまずは上肢近位部に対するアプローチから開始する.

## ② 使用する物品を決める

上記のように,難易度が比較的低く,母指の対立を促すことができるように,母指の対立を目的として,2～2.5 cm の立方体ブロックを提示することとした.

## ③ 課題のなかで使える手(近位上肢)をつくる

task practice につなぐためのshaping について,①,②は単純なshaping と同様の考え方で実施してきた.ただし,本項からは,実際の目的となる動作に近いshaping を作成していくことが求められる.例えば,食事中にお椀を把持する場合,多くの場合で前方リーチとは違い,肩関節屈曲の動きは大きく必要ない場合が多い.

そこで,①の作業が終了すれば,肩関節屈曲 30～40°程度までは,shaping の項の「③ 課題のなかで使える手をつくる」を参考に難易度を徐々に向上させる.そこから,より「食事中に左手でお椀を把持し,口元にもっていく」ために,肘の屈曲と肩の外旋,付随する外転を強調した練習(図20A, B)に難易度を修正する.さらに,それら二つの関節運動を強調し,最終的には麻痺手の肩越しに後方に物品を落とすといった動作にまで移行させる(図20C).

しかしながら,この時点では前腕関節は回内をしているため,このままではお椀を口元に持っていくことや,保持することができない.従って,次の課題設定としては,前腕回内位にて,後方に物品を落とす練習(図20D)を実施する.

## ④ 課題のなかで使える手(遠位上肢)をつくる

③の状況では 2～2.5 cm の立方体ブロックといった比較的移動しやすい物品を使用していた.ただし,このままでは,麻痺手で使用することを想定しているお椀と比べると母指の対立が大きく不足することがわかる(図21).そこで,肩甲骨の固定性,上肢近位部の分離がある程度促すことができた時点で,使用する物品を実際に使用する物品に徐々に近づけていく.

このときに注意する点としては,例えば,物品を 3～3.5 cm の立方体ブロックに大きくした際,2～2.5 cm の立方体ブロックでは実施可能であった「前腕回内位にて,肩越しから後方に物品を落とす」という課題が不可能,または努力性になることが多い.そこで,末梢の物品の難易度を向上させたときは,上肢近位部の難易度を若干下げることによって,動作の適切性を調整することが多い.

具体的には,前腕回外位で実施していたものを前腕回内位に変更したり(図20C, D),前腕回内位でさらに,肩関節外旋や肘関節屈曲角度を浅くすることなどで課題の難易度を調整する.この状況で練習を反復するなかで,努力性や異常な共同運動パターンの軽減が認められれば,再度,肩関節外旋・肘関節屈曲角度・前腕回外を向上させ,「前腕回外位にて,肩越しに後方に物品を落とす」という課題が可能になるところまで難易度を向上させる.ここまでくれば,物品を 4～4.5 cm の立方体ブロックといった,よりお椀の把持に必要な母指対立角度に近い立方体ブロックに変更する.

これらを繰り返し,お椀に必要な 5～6 cm の立方体ブロックまで難易度を向上させれば,実際のお椀に変更する.なお,前述のshaping や後述のtask practice の課題の難易度を変

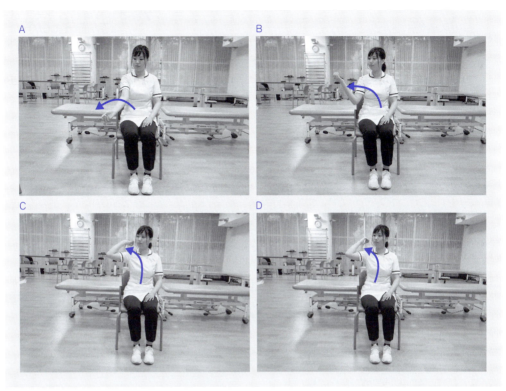

**図20** お椀を持つ動作に近づけるための難易度調整
A) 肩関節軽度屈曲・外旋, 肘関節伸展, 前腕回外を用いてリーチ
B) A のリーチに肘の屈曲を加える
C) B のリーチにさらに, 肩関節屈曲, やや外転を加える
D) C のリーチに, 前腕回外をより意識する

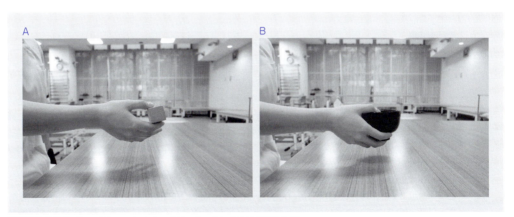

**図21** お椀と 3cm ブロックのウェブスペースに与える影響の差
3cm のブロックで動作が可能であっても, お椀を制御する際にはさらに大きなウェブスペースが必要になり, 不可能となる場合も多い. よって, お椀を用いた実際の動作を行う前には, 6cm 前後のブロックで課題が実施できることが前提条件となる

0. 患側は全く使用していない（不使用）
1. 活動の一部分は可能だが,
   ・異常な共同運動のみで実施している
   ・活動中の多関節間の協調性が著しく欠ける
2. 活動を完遂できるが,
   ・異常な共同運動の影響を受ける
   ・過度の体幹の代償動作を伴う
   ・活動において非麻痺手の助けが必要
   ・近位関節のコントロールの欠如
   ・良好な運動能力の欠如
   ・体重を支えるような活動が少しだけ可能
   ・動作スピードが著しく遅い
3. いくらか分離運動は可能だが,
   ・いくらか異常な共同運動の影響を受ける
   ・活動が遅い
   ・活動中の多関節間の協調性が中等度欠ける
   ・活動の正確性の欠如
   ・体重を支えるような活動がかなりの困難を伴いながら可能
   ・原始的な把握運動が残存
4. 正常に使い動きだが,
   ・わずかに動作が遅い
   ・活動中の多関節の協調性が軽度欠ける
   ・体重を支えるような活動が中等度の困難を伴いながら可能
5. 正常な動作

**表2** 訓練を行ううえでの quality of movement（QOM）のより細かな観察視点

（文献2）を参考に作者が作成）

更する際の動作の質については，後述の「メモ（難易度を変更するタイミングについて）」を参考にされたい．

### メモ　難易度を変更するタイミングについて

　shaping や task practice を行うなかで重要となるのが，「適切な難易度を見極める」ことである．これについては，さまざまな考え方があるが，「成功率が70％程度」「難しすぎず，簡単すぎず」と抽象的な指摘をするものが多い．この点については，筆者らも検証をしていないので印象の域を超えないが，難易度調整の際には対象者の「動作の際の異常な共同運動の質」を注意深く観察・確認することにしている．（**表2**[2)]に示した）．難易度調整を図る場合の，動作の質の観察の順序尺度を示した写真を示す**図22**[2)]．この図で，対象者が適切な難易度の課題を実施しているときは，図の Rating は3.5～4.0の間に収まるように課題の難易度を設定する．

　具体的にいうと，異常な共同運動パターンを各関節で1～2割程度は許しつつ，練習を実施していく．そこで，Rating 4.0付近に動作の質（quality of movement：QOM）が近づいていけば，難易度を向上させ，さらに若干のパターンを誘引し，3.5程度まで QOM を落とした後に，練習を継続していく．練習が進むと，異常な共同運動パターンが消失し，Rating が4.0に近づくので，そうなればさらに難易度を向上させる．これを繰り返し，繰り返し実施する．

　shaping や task practice で，難易度を修正しているタイミングでは，こうした QOM の変化が観察されている．

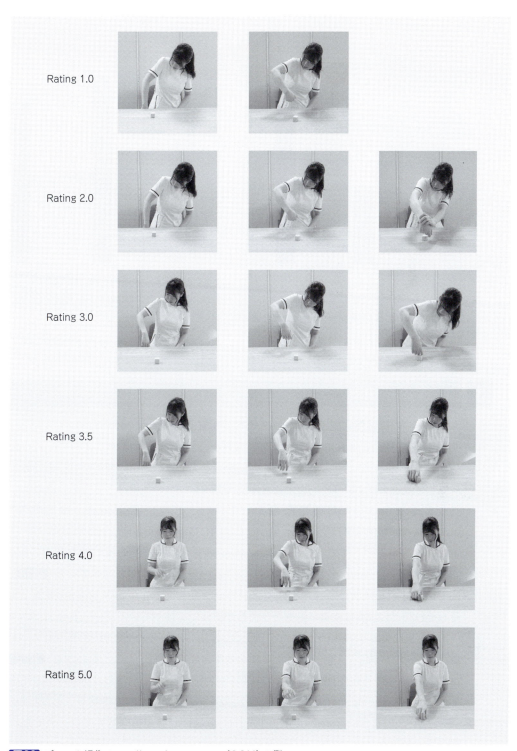

**図22** ブロック操作の quality of movement（QOM）の例
課題実施時の QOM が Rating 3.5〜4.0 に収まるように設定する
Rating 4.0 付近になれば，再び Rating 3.5 付近になるように課題の難易度を向上させる
（文献2）を参考に作者が作成）

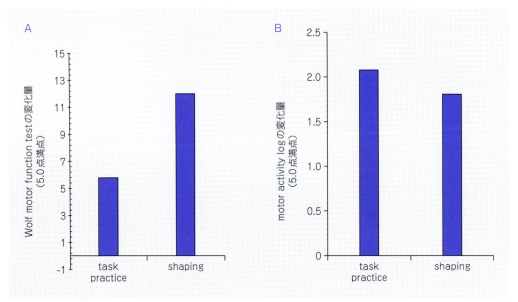

**図23** shaping と task practice の効能の違い
（文献 26）より引用）

## 3 task practice

　もう一つの課題指向型アプローチとして，task practice が挙げられる．この手法は，shapingほど関節運動に焦点化するようなことはなく，活動レベルのパフォーマンスの改善や，課題を実施した際の自己効力感の育成などに焦点を当てた課題指向型アプローチである．

　機能を改善するという目的以上に，環境調整や自助具の使用なども含め，麻痺手で目標とした作業課題の遂行が可能になることを目的としている．Morris[1] や Taubら[26] が示すtask-practice の例は第Ⅳ章に提示するので参照してほしい．

　これらを見ると，作業活動の task practice の分類は，作業の目的的な利用の側面がある．先行研究では，shaping と task practice の効能の違いについても述べている（図23）[26]．この図では，CI 療法における課題指向型アプローチを shaping か task practice に限定した場合，それぞれがどのような検査に影響を与えるかについて述べている．

　この結果を見ると，shaping は task practice に比べ，Wolf motor function test の performance time といった機能，つまり「動く」要素を効率よく向上させることがわかる（図23A）．逆に task practice は，「動く」要素は明らかに低いはずの群が，生活における麻痺手の使用頻度を示す motor activity log といった能力（「使う」要素）を効率的に向上させることがわかっている．（図23B）このように，shaping と task practice は同じ課題指向型アプローチでも，大きな特徴の違いがある．

　task practice につなぐための shaping では，task practice に必要な運動学的な共同運動が可能になれば，対象者が価値を感じている実際の活動（目標）に近い課題を導入し始める．ただし，これは筆者の印象だが，task practice に移るときは非常に慎重になる必要がある．

　その理由として，ヒトはその行動を実施するか否かという「行動選択」では，予測報酬誤差

や自己効力感（セルフエフィカシー）という心理学的な観点が重要だといわれている．予測報酬誤差やセルフエフィカシーについては「メモ」で解説するが，簡単にいうと「自分が予測した報酬（成功体験の予測）に対して，結果が予測以上の成果であれば積極的に行動を選択し意欲も向上する．しかし，結果が予測以下の成果で止まった場合は，行動を抑制し意欲も低下する」というヒトの特徴である．

先に示した 図23 で，shaping のみを実施した群に比べ，task practice のみを実施した群では，機能は低いにも関わらず，麻痺手の生活での使用行動は拡大したといった結果からも，task practice は対象者により「成功体験の予測」を促しやすい課題指向型アプローチであると考えられる（心理学用語を用いると，セルフエフィカシーを惹起しやすい課題指向型アプローチである可能性が考えられる）．

このような task practice は，導入の際に上記に示した「task practice につなぐための shaping」の観察が非常に有用になる．例えば，お椀と物理的な特徴と類似した高さ 5〜6 cm の物品を利用して，「前腕回外位にて，肩越しに後方に物品を落とす（ 図20D ）」課題が可能な場合，お椀と同様の物理的な特徴がある物品を，お椀を口元に移動させるために必要な関節運動と同様かつ大きな可動範囲で移動できることが容易に推測できる．ブロックを後方に運ぶだけの shaping ではこの作業がもつ文脈や意味は皆無だが，仮にお椀にもち替えて同様の作業が可能な場合，対象者の目的にもよるが，価値のある文脈を履行する作業となりうる．

この作業を反復し，作業特異的なスキルを獲得し，「実生活でもできそう」という予測報酬誤差を与えることができる手続きが task practice であると筆者は考えている．

それでは，上記の観察から決定した後の，task practice の導入の具体的な手続きについて述べていく．

---

**メモ　モチベーションと予測報酬誤差**

私たちの日常生活は「各種行動を起こす」意思決定の連続である．経験から予測し，その結果と照らし合わせ修正することの繰り返しが「行動学習」と呼ばれるものであり，予測報酬は動機付け行動の土台となる[27〜30]．

例えば，Schultzら[30] の実験では，サルは実験的設定でボタン押し課題を学習させられる．学習課題は適切なタイミングでボタンを押し，予測報酬は前方の点滅する光，報酬はジュースである．サルがさまざまな試行錯誤を繰り返すなかで，報酬であるジュースをもらえる条件が，前方の光が点滅した際に，手の下部にあるボタンを押すという行動であると学習する．

そうすると，行動惹起のトリガーとなる興奮性の神経伝達物質であるドーパミン細胞は，予測報酬が提示された時点で活性化することが知られている．さらに，予測以上の報酬が提供された場合にはより過剰なドーパミン細胞の興奮が見られ，予測以下の報酬が提供された際には，ドーパミン細胞は抑制される（ 図24 ）[30]．

一方，Morganら[31] は，負の予測報酬誤差に対して，予測通り負の報酬が提供された際には，抑制性の神経伝達物質であるセロトニンの濃度が向上することも報告している．この報告は，セロトニンのもつ「沸き起こるネガティブな感情を和らげる」ことに由来する防御的行動である可能性を示唆している．これらのメカニズムによって動くモデルが予測報酬誤差である．

森岡[32] は成書のなかで，この理論を応用したものが，リハビリテーションにおける目標設定であるとの考えを示している．例えば，練習中に事前に設定した目標に近い課題を成功できた場合，「この課題がこのぐらいできれば，目標にしている作業の実現が【できるかもしれない】」と感じる感情が，この予測報酬に近い感情かもしれない．

なお，ドーパミンが報酬に与える影響について 図25 [33] に示す．

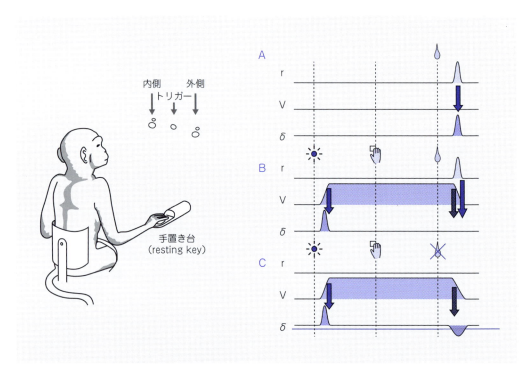

**図24** ドーパミン作動ニューロンと予測報酬誤差

シグナルを予告刺激に，正の報酬を予測する猿を用いた実験風景．A）予告刺激から報酬を予測できなかった場合，報酬が与えられた後にドーパミン作動ニューロンの興奮性が向上する．B）予告刺激から報酬を予測した場合，予測時にドーパミン作動ニューロンの興奮性が向上し，報酬が与えられたときにはすでに低下している．C）報酬を予測していたにも関わらず，予測していた報酬よりも報酬が小さかった場合には，予測時にドーパミン作動ニューロンは一次的に向上するが，後に低下する

（文献30）より引用）

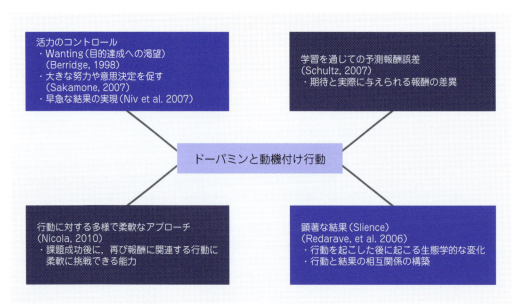

**図25** ドーパミンと意欲の関係性

（文献33）より引用）

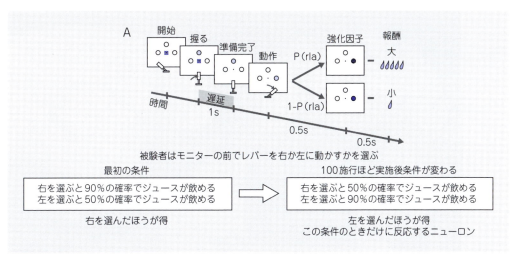

**図26** 探索的行動学習の線条体の働き

1) このニューロンは右のジュースの出る確率には影響されない．つまり，ニューロンは左右の価値を比較した結果を示しているのではなく，「左を選ぶ」という行動の価値を示している
2) 左でジュースが出る確率が高い条件では，左を選ぼうと右を選ぼうとニューロンは強く活動する．つまり，このニューロンは「左を選ぶ」という「行動の価値」を示しており，「選択された行動」を示しているわけではない

（文献34）より）

---

### メモ　モチベーションと線条体，前部帯状回の役割

Samejimaら[34]は，探索的行動学習では，線条体は行動の確からしさ（価値）を表現するときに働くと報告している．

この研究では，対象にレバーを操作させる．最初の条件ではレバーを右に倒すと90％の確率でジュースが摂取でき，左に倒すと50％の確率でジュースが摂取できる課題を設定する．これを反復して繰り返していると，対象は左右にレバーを探索的に操作するうちに，よりジュースを摂取できる可能性が高い右方向へのレバー操作に行動が収束する．

次に行動が収束した際にルールを，右を選ぶと50％，左を選ぶと90％の確率でジュースが摂取できる条件へと対象に告げずに変更すると，再び多くのジュースを獲得するために，レバー探索が再開される（図26）[34]．

より多くのジュースを摂取しようと探索行動をとっているときに線条体が多く活動することから，適切行動（価値）の探索に線条体が働くと考えられている．

さらに，Rushworthら[35]は，行動変容で，線条体だけでなく，眼窩前頭皮質，扁桃体，前部帯状回などの部位が関与すると述べている（図27）[35]．そのなかでも，前部帯状回は，行動強化（行動と報酬の統合），価値探索された行動の認知，努力に基づく意思決定，社会的行動や目的指向型思考などを担い，行動学習には重要な部位とされている．なお，前部帯状回に，ドーパミンを運ぶ帯状帯とCI療法の短期・長期の効果と中等度以上の相関を認めている[36]．

---

### ① task practiceを導入するタイミング

先に示したように，task practiceはshapingより，対象者の大切な活動，いわゆる作業を目的的に使用する練習である．そのため，作業の文脈が色濃く対象者に提供される．この点については筆者の経験論となるが，task practiceに比べて作業の文脈の薄いshapingを実施しているときは，明らかに対象者の動作の質やパフォーマンスが向上しているにも関わらず，対象者に「すごくよくなっていますよ」などのポジティブなフィードバックを提供しても，対象者からは，「どこがよくなっているのかわからない」「慣れただけ」といったネガティブなコメントを聞くことが多い．これは，shapingが非日常的なものであることと，さらに，

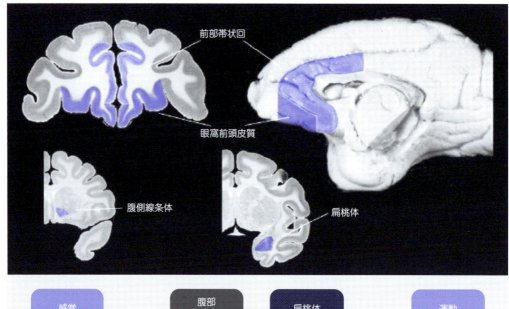

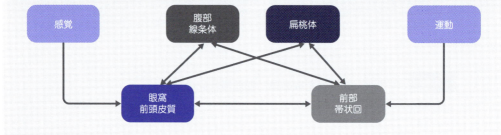

**図27** 行動変容に関わる脳の各部位
眼窩前頭皮質扁桃体，前部帯状回などの部位が報酬に依存した行動変容に関わる．前部帯状回に帯状束を通して，ドーパミンが関与することにより行動と報酬（結果）が結びつく．前部帯状回の担う役割は行動強化（行動と報酬の統合），行動の価値の探索と認知，努力に基づく意思決定，社会的行動である．
（文献35）より引用）

ブロックや輪を移動するという機能的な側面が強く，対象者自身が変化の価値に気づかない，もしくは価値を感じない側面から生じている可能性が考えられる．

　一方，task practiceは，対象者がそもそも価値を感じている活動を対象に練習を進めるため，作業が可能となる「兆し」を感じ取りやすい可能性がある．

　例えば，本事例の目標の一つに，「食事中に左手でお椀を把持する」といった動作が挙げられ，運動学的に可能な動作をつくるために，shapingを用いてアプローチを行ってきた．その後，task practiceにて手にもっていたブロックをお椀にもち替えたり，お椀を口元に運ばずとも，机上や椅子の座面の高さなどでお椀の中に入れた豆やブロックの移動を行ったりした場合，対象者から「こんなにお椀をもつことができるとは思わなかった」「この調子で練習すれば，食事中にお椀をもつことができるかもしれない」といったポジティブなコメントをもらうことがしばしばある．これがtask practiceによって実際の生活における麻痺手の行動が変化しやすい一つの原因かもしれない．

　ただし，麻痺手の行動変容に強い力をもつtask practiceだが，強みであると同時に，その強みが諸刃の刃となり，対象者を傷つける場合も少なからず認められる．

**表3** 行動パターン評価のための質問用紙「A型傾向安定表」

(文献38)より引用)

| | いつもそうである | しばしばそうである | そんなことはない |
|---|---|---|---|
| 1. 忙しい毎日を送っている | 2 | 1 | 0 |
| 2. 毎日，時間に追われている感覚がある | 2 | 1 | 0 |
| 3. 何かに熱中しやすい | 2 | 1 | 0 |
| 4. 何かに熱中すると切り替えが難しい | 2 | 1 | 0 |
| 5. やる以上はかなり徹底的にやらないと気がすまない方である | 4 | 2 | 0 |
| 6. 自分の行動や仕事に自信をもてる | 4 | 2 | 0 |
| 7. 緊張しやすいほうである | 2 | 1 | 0 |
| 8. イライラしたり怒りやすいほうである | 2 | 1 | 0 |
| 9. 几帳面である | 4 | 2 | 0 |
| 10. 勝ち気な性格である | 2 | 1 | 0 |
| 11. 気性が激しいほうである | 2 | 1 | 0 |
| 12. 競争心が強いほうである | 2 | 1 | 0 |
| 合計 | | | |

　例えば，満を持してtask practiceを実施した場合，失敗してしまうと対象者の失望感や意欲の停滞が生じ，さらにはその課題を実施させた作業療法士に対する信頼関係も危うくなる場合が多い．

　また，評価時に確実にできないとわかっている簡易上肢機能検査などを「評価ですから」と実施した際に，思った通りできないと，「やっぱりできなかった」と対象者は大きく失望してしまう．さらには，作業療法士に対する攻撃性も強くなり，「これから（この作業療法士と）一緒に練習をやっていっても大丈夫だろうか」と信頼関係もなくなってしまう可能性もある．つまり，task practiceは動機付けの強い力をもっているがゆえに，導入するタイミングを慎重に図るべき練習方法であるといえる．

### メモ　task practiceの導入において配慮すべき対象者のタイプは？

　基本的に全ての対象者に対して配慮すべきだが，特に慎重に対応すべき対象者がいるとするなら，「タイプA行動パターン」と呼ばれる特徴をもつ対象者だろう．

　タイプA行動パターンとは，Friedmanら[37]によると，性格面では強い目標達成衝動，競争心旺盛，野心的，時間に追われている感じをもつ，性急でイラつきやすい，過激で警戒的であり，行動面では，爆発的で早口な喋り方，多動，食事のスピードが速い，一度に多くのことをやろうとする，苛立ちを態度に表す，挑戦的な言動，特徴的な仕草や神経質なくせ，などがあるといわれている．つまり，「ストレスに弱く，プレッシャーを感じやすく，失敗体験に弱い」と考えられるタイプである．

　こういった特徴をもつ対象者に対して，ほかのタイプBやCと同様の割合や戦略で失敗体験を繰り返すと，練習から脱落する可能性は当然大きくなる．特に，成功や失敗体験が強い影響を及ぼす可能性のあるtask practiceを導入する際には，「失敗しない」ことを十分考慮したうえで提供することを筆者らは配慮している．なお，タイプA行動パターンの評価には，**表3**[38)]の評価表などを用いて，その傾向を理解することも一案である．

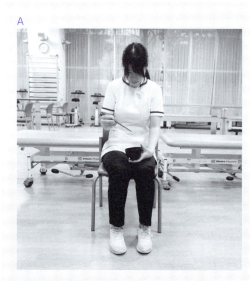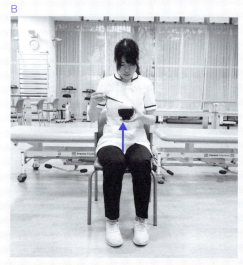

**図28** お椀を麻痺手で支える動作の難易度調整
AとBではお椀を支えるために必要な関節運動が明らかにBのほうが多いため，難易度もAに比べるとBのほうが高くなる

### ② task practice における難易度調整

　上記で示した通り，task practice を初めて導入するときは，できるだけ失敗体験を避けたい．そこで，「task practice につなぐための shaping」を実施し，運動学的に近い条件で実施できる要素を確認してから task practice を導入することが望ましい．しかし，それだけではまだ「失敗の不安要素」を除くための手続きとしては不十分である．できれば，対象者が望む作業活動を実生活で実施する難易度や様式で行う前に，より難易度の低い設定にて課題の遂行を促したい．

　例えば，本事例の対象者であれば，「食事中に左手でお椀を把持する」動作は，白米などのように固形物を箸で口元にもっていくときにお椀を支える動作から，汁物が入ったお椀を口元まで運ぶ動作まで多種多彩であり，明らかに難易度が高いことが予測される（ただし，これは運動学的な観点からの分析によるもので，高次脳機能障害などがある場合は難易度が逆転することもある．詳細は「メモ」を参照）．

　この場合は，まず，座面よりも比較的低い場所に当たる座面の近くの高さで，麻痺手を使ってお椀を把持する．次に，箸などを使って非麻痺手で固形物を移動するといった簡易な課題から実施する（図28A）．この設定で動作が安定してくれば，徐々に課題を実施する位置を身体の前部に移動させる（図28B）．

　また，同時に，麻痺手単独でお椀の中に入れた固形物を肩の外旋，肘の屈曲と前腕回外を伴う動きで，口元にお椀も近づける動きに近い運動を実施する（図20）．そして，麻痺手単独で固形物が口元まで到達が可能になれば，お椀の中身を固形のものから液体のものに取り替え，上記と同様の手続きで難易度を向上させる．

　また，運動学的な難易度調整のほか，実環境に近い状況で実施する task practice は，環境調整や自助具などの道具の工夫によっても難易度調整が実施可能である．

**図29** カフ付きのお椀

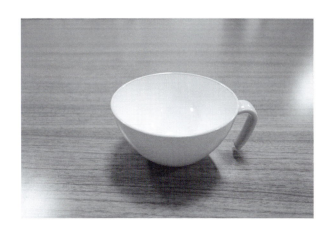

**図30** 介助箸の例

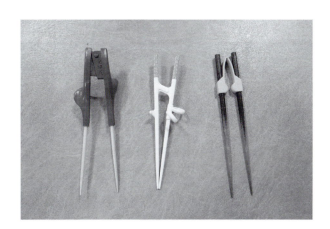

　本事例のようにお椀を用いる場合で，どうしても一般的なお椀を利用した動作ができないときは，カフ付きのカップ（**図29**）を利用して練習を実施したり，箸などを利き手である麻痺手で操作するときは，介助箸（**図30**）を用いたり，さまざまな方法で課題の難易度を環境的な観点から調整することも可能である．

　なお，task practice も，shaping と同様に動作時の質に着目して，難易度の調整を図ることが重要である．**図22** の QOM で Rating 3.5～4.0 の間に課題の実施時の動作の質が当てはまるように調整し，4.0 を超える質で遂行可能であれば，なんらかの因子を調整し，QOM を再び Rating 3.5～4.0 の間に調整する．

　task practice は，前述した心理的な予測報酬誤差やセルフエフィカシーを惹起する役割と並行して，運動制御と運動学習的側面でも非常に大きな役割をもつ．

　例えば，上肢の到達運動や把握運動に特化した神経ネットワークを Rizzolatti ら[39]が明らかにしている．特に道具使用に関わる把握運動・到達運動については Orban ら[40]が特定の経路について示している（**図31**）[40]．

　また，外世界の運動の仕組みを脳内で模倣・シミュレーションするための内部モデルでも，道具特異的な内部モデルが存在することが明らかになっている（**図32, 33**）[41～43]．これらの

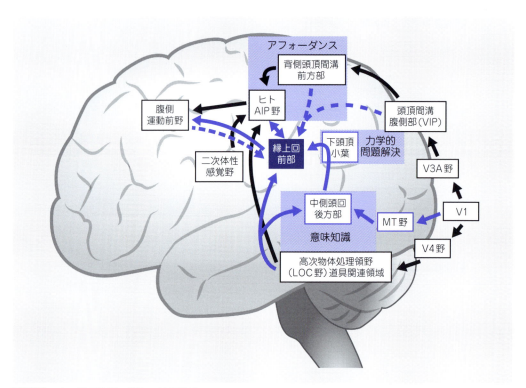

**図31** ヒトの道具使用に関わる神経機構
V1：一次視覚野，V3A 野：三次視覚野の前方領域，V4 野：四次視覚野，MT 野：五次視覚野，AIP 野：頭頂間溝の前方部
ヒトの道具使用は，道具との関係によって誘発されるアフォーダンスや道具の意味知識，それらを踏まえた力学的な物理的問題解決といったさまざまな情報を利用することで成立している．縁上回全部はこれらの情報を集約する役割を果たしており，AIP 野とともに行為を行うものの目的に応じた情報を前頭前野に送っている
（文献 40）より引用）

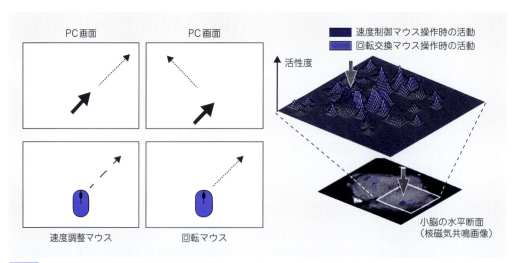

**図32** 道具の違いによる小脳の賦活部位の違い
異なる文脈をもつ道具を使用したときに小脳の異なる部分に，物品特有の内部モデルが存在することを示唆する所見を認めた
（文献 41，42）より引用）

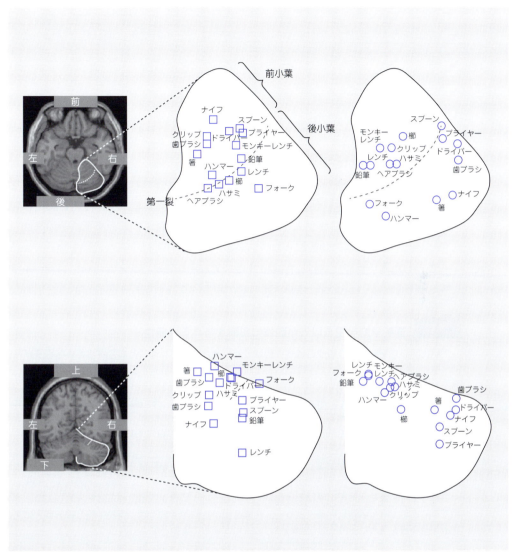

**図33** 日常生活に用いる道具を使用し学習した際の小脳の賦活部位の違い
異なる文脈をもつ日常生活で用いる道具を使用し，学習する際に小脳の異なる部分に，物品特有の内部モデルが存在することを示唆する所見を認めた
（文献43）より引用）

報告からも，shaping で用いるような実生活での文脈が比較的低いブロックなどの模擬動作に頼るだけでなく，最終的には，できれば実環境下で，実際に使う道具で，これらの運動制御や学習に関わる神経機構に task practice を用いてアプローチできればと考えている．

### ③ task practice における両手動作の位置付け

欧米で行われている従来の CI 療法は，非麻痺手を拘束し，麻痺手の使用に拘束する手法である．従来法では，非利き手が麻痺手の場合でも，食事や書字など利き手で行う作業ですら，麻痺手の使用量を担保するために，非利き手である麻痺手に割り付ける手法を用いている．この部分は，欧米と日本の文化の違いが相当大きい印象がある．

特に，臨床で麻痺手へのアプローチを実施していると，日本は，手とそれに関わる実生活の文脈を大切にしている印象がある．この点は，日本の文化に準じたアプローチを検討する必要がある．筆者らは，特にtask practiceでは，両手動作を必要に応じて導入することが重要だと考えている．

運動制御に関する脳活動に対する観点でも，両手動作と片手動作では一見運動学的に同様の動きをしているにも関わらず，脳の活動は全く異なることが示されている[44]．

また，Witallら[45]は，麻痺手単独の練習を実施した場合と両手動作による練習を実施した場合の，非損傷側上前頭回の活動性の変化が全く異なることを示している．さらに，ヒトは本質的に両側上肢を同期して動かす傾向があり，両手で異なる動作を実施するときは，それぞれが抑制し合う必要がある[46]．この役割について，特にお互いの運動関連領野の抑制に関わる補足運動野の影響が大きいこと[47〜50]が報告されている．また，その抑制を効率よく用いるために左右脳の間を取りもつ脳梁も，両手動作では大きな役割を担っている．

こうした両手動作に関わる特有のメカニズムが存在することからも，日常生活で最も使用する両手動作を，task practiceを通して，重点的に練習を行う必要があると思われる．

### メモ 運動学的な視点以外が動作に影響を与える可能性

上記に示した運動学的な観点とは別の観点で難易度が決定されることも，さまざまな因子が絡む作業活動では多い．例えば両手動作は，半球間抑制に起因する半側空間無視や身体失認，注意の分配なども容易に影響を与え得る因子と思われる（この点は，筆者個人の推論である）．

また，運動失調も同様で，感覚障害由来の空間・および無視，それに対する過剰出力に伴う代償的手段の学習などが考えられる．特に，前者について，Semrauら[51]は，ロボットアームを用いた研究でも明らかにされており，運動出力を担う麻痺の影響ではなく，半側空間無視（それに伴う半側身体失認）によって上肢のリズムや軌道がバラつくことが示されている（図34）．

さらに，左側損傷と右側損傷では，観念失行や観念運動失行の影響を受けるためか，制御様式や巧緻性のパフォーマンスも異なる[52, 53]とも報告されている．

これらを考えると，上記に挙げた運動学的な視点によってのみ課題の難易度を決定しても，スムーズに運用することはかなり困難になる．よって，作業を用いた課題運営では，運動学的分析も非常に重要だが，高次脳機能障害を含めた多角的な「作業分析」の視点が非常に重要となるであろう．

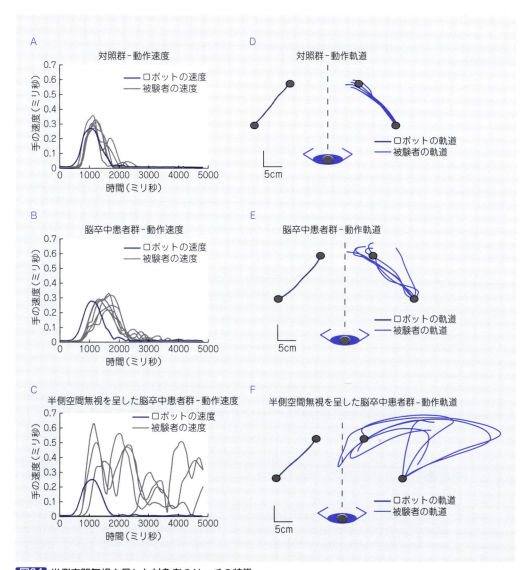

**図34** 半側空間無視を呈した対象者のリーチの特徴

A, D) 健常人のリーチのリズムと軌道，B, E) 麻痺のみ呈した脳卒中患者のリーチのリズムと軌道，C, F) B, E の対象者と麻痺と感覚のレベルは同等だが，半側空間無視を有した対象者のリーチのリズムと軌道は，大きく歪む傾向が認められる

（文献51）より引用）

## 文献

1) Morris DM, et al : Constraint-induced movement therapy : characterizing the intervention protocol. Eura Medicophys 42 : 257-268, 2006
2) UAB CI therapy research group : University of Alabama, Birmingham (UAB), 2011
3) Trombly CA : Occupation ; purposefullness and meaningfulness as therapeutic mechanisms. Am J Occup Ther 49 : 960-972, 1995
4) 吉川ひろみ：学びたい世界の作業療法 Catherine A. Trombly Occupation : Purposefulness and meaningfulness as therapeutic mechanisms 作業：治療メカニズムとしての目的性と意味性．作療ジャーナル 38 : 144-147, 2004
5) Cristea MC, et al : Compensatory strategies for reaching in stroke. Brain 123 : 940-953, 2000
6) Hoffmann G : Effect of sensory feedback from the proximal upper limb on voluntary isometric finger flexion and extension in hemiparetic stroke subjects. J Neurophysiol 106 : 2546-2556, 2011
7) Tardo DT, et al : Rotator cuff muscles perform different functional roles during shoulder external rotation exercises. Clin Anat 26 : 236-243, 2013

8) Namdari S, et al: Outcomes of tendon fractional lengthenings to improve shoulder function in patients with spastic hemiparesis. J Shoulder Elbow Surg 21: 691-698, 2012
9) 庄本康治編：脳卒中後の弛緩性片麻痺症例の肩関節亜脱臼に対する電気療法．最新物理療法の臨床適応．文光堂，東京．42-53, 2012
10) 庄本康治：物理療法のグローバルスタンダードの理解と展望．理学療法学 40：583-588, 2013
11) Lee JH, et al: Effectiveness of neuromuscular electrical stimulation for management of shoulder subluxation post-stroke: a systematic review with meta-analysis. Clin Rehabil 31: 1431-1444, 2017
12) Lin Z, et al: Long-term effectiveness of neuromuscular electrical stimulation for promoting motor recovery of the upper extremity after stroke. J Rehabil Med 43: 506-510, 2011
13) Hsu SS, et al: Dose-response relation between neuromuscular electrical stimulation and upper-extremity function in patients with stroke. Stroke 41: 821-824, 2010
14) Shimodozono M, et al: Benefits of a repetitive facilitative exercise program for the upper paretic extremity after subacute stroke: a randomized controlled trial. Neurorehabil Neural Repair 27: 296-305, 2013
15) Shimodozono M, et al: Repetitive facilitative exercise under continuous electrical stimulation for severe arm impairment after sub-acute stroke: a randomized controlled pilot study. Brain Inj 28: 203-210, 2014
16) Langhorne P, et al: Stroke rehabilitation. Lancet 377: 1693-1702, 2011
17) Winstein CJ, et al: Guidelines for adult stroke rehabilitation and recovery: a guideline for healthcare professionals from the American Heart Association/American Stroke Association. Stroke 47: 98-169, 2016
18) Takahashi K, et al: Efficacy of upper extremity robotic therapy in subacute poststroke hemiplegia: an exploratory randomized trial. Stroke 47: 1385-1388, 2016
19) Takebayashi T, et al: Therapeutic synergism in the treatment of post-stroke arm paresis utilizing botulinum toxin, robotic therapy, and constraint-induced movement therapy. PM R 6: 1054-1058, 2014
20) Taub E, Uswatte G, et al: Constraint-induced movement therapy combined with conventional neurorehabilitation techniques in chronic stroke patients with plegic hands: a case series. Arch Phys Med Rehabil 94: 86-94, 2013
21) Bonifer NM, et al: Constraint-induced movement therapy after stroke: efficacy for patients with minimal upper-extremity motor ability. Arch Phys Med Rehabil 86: 1867-1873, 2005
22) Farrell JF, et al: Orthotic aided training of the paretic upper limbs in chronic stroke results of a phase 1 trial. Neurorehabil 22: 99-103, 2007
23) Kim EH, et al: The effect of a hand stretching device during the management of spasticity in chronic hemiparetic stroke patients. Ann Rehabil Med 37: 235-240, 2013

24) Jo HM, et al: Improvements in spasticity and motor function using a static stretching device for people with chronic hemiparesis following stroke. NeuroRehabilitation 32: 369-375, 2013
25) Fujiwara T et al: Electrophysiological and clinical assessment of a simple wrist-hand splint for patients with chronic spastic hemiparesis secondary to stroke. Electromyogr Clin Neurophysiol 44: 423-429, 2004
26) Taub E, et al: Method for enhancing real-world use of a more affected arm in chronic stroke: transfer package of constraint-induced movement therapy. Stroke 44: 1383-1388, 2013
27) Hikosaka O, et al: Basal ganglia orient eyes to reward. J Neurophysiol 95: 567-584, 2006
28) Montague PR, et al: Imaging valuation models in human choice. Annu Rev Neurosci 29: 417-448, 2006
29) Rangel AC, et al: A framework for studying the neurobiology of value-based decision making. Nat Rev Neurosci 9: 545-556, 2008
30) Schultz W: Predictive reward signal of dopamine neurons. Nat Rev Neurosci 80: 1-27, 1998
31) Morgan RJ, et al: The protective action encoding of serotonin transients in the human brain. Neuropsychopharmacology 43: 1425-1435, 2018
32) 森岡周：リハビリテーションのための神経生物学入門．協同医書出版社，東京，2013
33) Kurniawan IT, et al: Dopamine and effort-based decision making. Front Neur sci 21: 81, 2011
34) Samejima K, et al: Representation of action-specific reward values in the striatum. Science 310: 1337-1334, 2005
35) Rushworth MF, et al: Contrasting roles for cingulate and orbitofrontal cortex in decisions and social behavior. Trends Cogn Sci 11: 168-176, 2007
36) Takebayashi T, et al: Differences in neural pathways are related to the short- or long-term benefits of constraint-induced movement therapy in patients with chronic stroke and hemiparesis: a pilot cohort study. Top Stroke Rehabil 25: 203-208, 2018
37) Friedman M, et al: Type A behavior and your heart. Alfred A. Knopf, New York, 1974
38) 前田聰ほか：行動パターン評価のための簡易質問紙法「A型傾向判定表」．特集 日本におけるタイプAの判定法．タイプA 2：33-40, 1991
39) Rizzolatti G, et al: Two different streams form the dorsal visual system: anatomy and function. Exp Brain Res 153: 146-157, 2003
40) Orban GA, et al: The neural basis of human tool use. Front Psychol 5: 310, 2014
41) Imamizu H, et al: Multiple representations for visuomotor learning in the cerebellum: A functional MRI study. Neuroimage 7: S819, 1999
42) Imamizu H, et al: Modular organization of internal models of tools in the human cerebellum. Proc Natl Acad Sci USA 100: 5461-5466, 2003
43) Higuchi S, et al: Cerebellar activity evoked by common tool-use execution and imagery tasks: an fMRI study. Cortex 43: 350-358, 2007

44) Wu CY, et al : Brain reorganization after bilateral arm training and distributed constraint-induced therapy in stroke patients : a preliminary functional magnetic resonance imaging study. Chang Gung Med J 33 : 628-638, 2010
45) Whitall J, et al : Bilateral and unilateral arm training improve motor function through differing neuroplastic mechanisms : a single-blinded randomized controlled trial. Neurorehabil Neural Repair 25 : 118-129, 2011
46) Varela F, et al : The brainweb : phase synchronization and large-scale integration. Nat Rev Neurosci 2 : 229-239, 2001
47) Grefkes C, et al : Cortical connectivity after subcortical stroke assessed with functional magnetic resonance imaging. Ann Neurol 63 : 236-246, 2008
48) Halsband U, et al : The role of premotor cortex and the supplementary motor area in the temporal control in man. Brain 116 : 243-266, 1993
49) Laplane D, et al : Clinical consequences of corticectomies involving the supplementary motor area in man. J Neurol Sci 34 : 301-314, 1977
50) Franz EA, et al : The effect of callosotomy on novel versus familiar bimanual actions : a neural dissociation between controlled and automatic processes?. Phychol Sci 11 : 82-85, 2000
51) Semrau JA, et al : Relationship between visuospatial neglect and kinesthetic deficits after stroke. Neurorehabil Neural Repair 29 : 318-328, 2015
52) Schaefer SY, et al : Ipsilesional motor deficits following stroke reflect hemispheric specializations for movement control. Brain 130 : 2146-2158, 2007
53) Sunderland A : Recovery of ipsilateral dexterity after stroke. Stroke 31 : 430-433, 2000

# IV

# 練習課題の種類と運用方法

# IV 練習課題の種類と運用方法

　第Ⅱ・Ⅲ章では，対象者の現状の身体機能に対する運動学的評価とそれに伴う作業課題の作成・難易度調整について言及した．

　本章では実際に用いる課題例やバリエーション，shaping や task practice の特徴を活かした実際の運用方法などについて解説する．

## 1 作業課題のバリエーション

### 1 shaping の例

#### 1．ブロック移動
　対象とする機能障害
　　① ピンチ力の低下，把持力の低下
　　② ピンチ力の低下，把持力の低下
　　③ 上肢の近位・遠位の運動制御の問題
　使用する道具
　　① 0.5〜10 cm 程度の多種多様なブロック（図1）

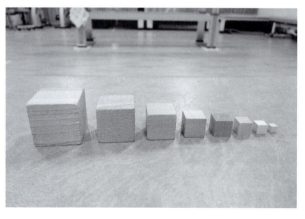

図1　0.5〜10 cm 程度の多種多様なブロック

課題の設定

① 座位で机上に設置した，もしくは手渡しで渡したブロックを移動

難易度調整

※遠位に関する難易度調整については第Ⅲ章を参照されたい．また，物品は，お手玉やビニールボールなどを用いても同様に難易度を増減する．

| 難易度を上げる | 難易度を下げる |
| --- | --- |
| ・物品の大きさを変える<br>　母指の対立や手指伸展を目的とするなら，物品は大きいほうが難易度は高く，巧緻性を目的とするなら，物品は小さいほうが難易度は高い | ・物品の大きさを変える<br>（左に同様） |
| ・物品の重さを変える<br>　感覚障害が重度であるなら，若干重い物品のほうが難易度は低く，軽い物品のほうが難易度は高い．運動障害が重度であるなら，軽い物品のほうが難易度は低く，重い物品のほうが難易度は高い | （左に同様） |
| 1. 机上で高い位置，より遠くのポジションに移動する<br>2. 机上で低い位置，身体に近いポジションで移動する | 3. 机上から，机下へ移動する<br>4. ブロックを手渡しし，机下に移動する |

> **メモ**　**対象者に対するインタラクションの方略**

　CI療法で用いられるshapingやtask practiceで，課題の種類や難易度調整と同等に重要になるのが，作業療法士と対象者の間のインタラクションである．

　インタラクションには，フィードバック，コーチング，モデリング，エンカレッジメントの4種類がある[1]（表1）．報酬の観点から考えると，特にフィードバックやエンカレッジメントは行動に対して最適性を示す報酬，コーチングやモデリングは動作のネガティブな誤差（機能やパフォーマンスを向上するためには必要なものだが，行動の観点では失敗体験となる可能性をはらむ）と捉えることができるかもしれない．

　この仮説が正しいならば，「麻痺手を使う」という行動変容が実現される前に，機能やパフォーマンスに焦点を当てすぎ，「もう少し，○○してみましょう」「××を意識しましょう」など，行動面の失敗体験を多く経験させると，「麻痺手を使う」という行動自体が抑制されてしまう可能性も考えられる．

　麻痺手の機能やパフォーマンス，使用行動を向上させるためには，基本的な麻痺手の使用量が絶対であるため，練習の初期は「麻痺手の使用行動」に関わる行動変容を優先し，課題の難易度調整とフィードバックやエンカレッジメントを提供することで，失敗体験の量を極力減少させることが重要かもしれない．

　ある程度行動変容が生じた後に，さらなる機能・パフォーマンスの向上を目的に課題の難易度を上昇させるとともに，コーチングやモデリングを提供する必要もあると筆者らは考えている．

**表1** 課題指向型訓練で用いるインタラクションの種類

| インタラクションの種類 | 定義 |
| --- | --- |
| フィードバック | 実施した特定の shaping や task practice に関わる結果の知識を与える（例えば，時間中に反復できた数やかかった時間など） |
| コーチング | 動きの質をより改善するためにの特定の指導を与える，活動の手掛かりや促通を促すための言語・文学的な提示 |
| モデリング | コーチングと同じ概念で，作業療法士が実際に身体的な活動におけるデモンストレーションを行う |
| エンカレッジメント | 対象者のモチベーションを増やし，さらに最大限の頑張りを促す（「いいですよ！」「そのまま！」） |

（文献1）より引用）

## 2．ひも結び

**対象とする機能障害**

① 手指のピンチ力の向上

② 正確な道具の使用

**使用する道具**

① ひもを固定したツール/紐靴

**課題の設定**

① ひもを両手でつまみ，蝶々結びを行う

② 蝶々結びを解く

**難易度調整**

| 難易度を上げる | 難易度を下げる |
| --- | --- |
| ・細いひもを用いる（縫い糸など） | ・太いひもを用いる |
| ・蝶々結びを行う | ・一重の肩結びを行う |
| 1. 靴を履いた状態で，靴ひもを結び，解く<br>2. 膝の上に置いた状態で，靴ひもを結び，解く | 3. 机上でひもを固定したツールを，遠く，高いところに設置する<br>4. 机上でひもを固定したツールを，近く，低いところに設置する |

## 3．液体をすくう

**対象とする機能障害**

① 上肢末梢部の機能障害

② 把持力の低下

③ 上肢末梢の正確な運動制御の問題

**使用する道具**

① ボウル，液体

② スプーン，カップ

**課題の設定**

① 座位もしくは立位で，ボールに入れた液体をカップやスプーンを用いてすくって移動させる

② 全ての液体を移動させることができれば，カップやスプーンを机に置く

**図2** ボタン着脱用のツール

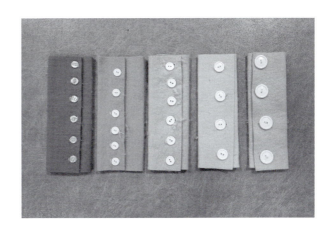

難易度調整

| 難易度を上げる | 難易度を下げる |
| --- | --- |
| 1. 持ち柄が細いティースプーンを利用する<br>2. 持ち柄の太いスプーンを利用する | 3. 取っ手の付いたカップを用いて，ボールから水を移動する<br>4. カップを用いてボールから水を移動する |
| ・小さく，浅いボウルを使用する | ・大きく，深いボウルやおけを使用する |
| ・自らの口へ運ぶ（模擬的に） | ・ボウルなどに移動する |

## 4．ボタンの着脱

対象とする機能障害
　① 上肢近位部・遠位部の機能障害
　② 把持力の低下
　③ 上肢近位部・遠位部の正確な運動制御の問題

使用する道具
　① さまざまな大きさのボタン着脱用のツール（**図2**）

課題の設定
　① 座位もしくは立位で，両手でボタンの着脱をする

難易度調整

| 難易度を上げる | 難易度を下げる |
| --- | --- |
| ・ボタンの大きさを小さくする | ・ボタンの大きさを大きくする（対象者の安静時のウェブスペースと同等の大きさ） |
| ・1〜2mm前後の薄いボタンを使用する | ・2〜3mm前後の比較的厚いボタンを使用する |
| 1. 身体の前胸部・腹部にツールを固定して実施する | 2. 机上で実施する<br>3. 膝上で実施する |

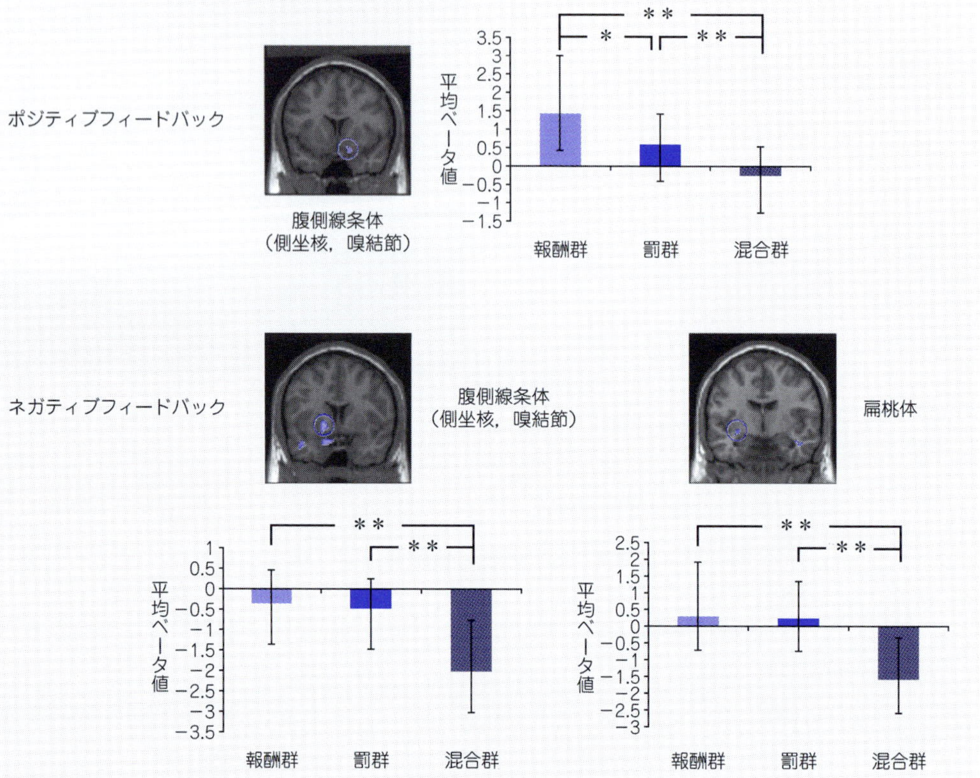

**図3** 報酬群と罰群，混合群における金銭以外の報酬（表情）と脳活動の違い

ポジティブフィードバック時には，報酬群が罰群・混合群に比べ，腹側線条体と扁桃体の活動は良好であった
ネガティブフィードバック時には，報酬群と罰群が混合群に比べ，腹側線条体と扁桃体の活動が良好であった
（文献3）より引用し，著者が一部改変）

---

### メモ　インタラクションはどのように提示するか？

　上記で示したように4種類のインタラクションを提示するが，目標設定の項と同様，報酬の知識を意識することが重要となる．

　例えば，フィードバックやコーチングを実施する場合，対象者にとって動作の修正などネガティブな提示が必要な場面もあるかもしれない．多くの場合は，難易度調整を適切にし，失敗体験を減らし，成功体験を多く体験することで，「麻痺手を使うことが機能を改善させる」という意識により，麻痺手を使用する行動を定着させる．そうすれば，「よりよくするための修正」もネガティブな要素をもたず，むしろポジティブにとられることもあるかもしれない．ただし，よりネガティブな要素を減らすために，筆者らはインタラクションの提示の方法を吟味する必要があると考えている．

　Izumaらは，表情などの報酬が，金銭などの外的動機づけとともに，線条体などの報酬系統に影響を与えると報告している[2]．さらにJiangらは，成功に対して外的動機づけの正の報酬を与える報酬群，失敗体験に対し外的動機づけの負の報酬を与える罰群，そのどちらも行う混合群，の三つの群に対して，笑顔としかめっ面でインタラクションを実施した場合の脳活動を示した[3]（**図3**）．

　結果，笑顔でインタラクションを実施した場合のほうが，正と負の報酬ともに，腹側の線条体の活動性が向上したと報告されている．この結果からも，学習上必要な負の報酬も，作業療法士の醸し出す笑顔をはじめとしたポジティブな雰囲気が，重要になると思われる．

## 5．物品にバンテージを巻きつける

対象とする機能障害
　① 上肢近位部・遠位部の機能障害
　② 把持力・ピンチ力の低下
　③ 上肢近位部・遠位部の正確な運動制御の問題

使用する道具
　① さまざまな太さのバンテージ

課題の設定
　① 座位もしくは立位で，麻痺手でバンテージを操作し，物品をラッピングする
　② ラッピングが終わったらバンテージを巻き取る

難易度調整

| 難易度を上げる | 難易度を下げる |
| --- | --- |
| ・幅が小さいバンテージを使用する | ・幅の大きなバンテージを利用する |
| 1．両手で，自らの足などにラッピングする<br>2．両手で，小さな物品をラッピングする（10cmブロックなど） | 3．両手で大きな物品をラッピングする（バレーボールや菓子箱など） |
| 1．机上で身体からより高く，遠い場所でラッピングを行う | 2．机上で身体に近く，低い場所でラッピングを行う<br>3．膝の上でラッピングを行う |

## 6．ビー玉をチラシで包む

対象とする機能障害
　① 上肢遠位部の機能障害
　② 把持力・ピンチ力の低下
　③ 上肢遠位部の正確な運動制御の問題

使用する道具
　① 10〜20cm四方に切りそろえたビニール加工がなされたチラシ
　② 各種大きさのビー玉

課題の設定
　① 座位で，麻痺手でビー玉をつまみ，非麻痺手で固定したチラシの上に設置する
　② 両手を用いてチラシでビー玉を包み，ビー玉の左右の紙をねじる
　③ ねじったビー玉を両手で開封し，元の場所にビー玉を戻す

難易度調整

| 難易度を上げる | 難易度を下げる |
| --- | --- |
| ・小さなビー玉を使用する | ・大きなビー玉を使用する |
| ・小さなチラシ（10～15cm）を使用する | ・大きなチラシ（15～20cm）を利用する |
| 1. 机上で身体からより高く，遠い場所でラッピングを行う | 2. 机上で身体に近く，低い場所でラッピングを行う<br>3. 膝の上で操作を行う |

## 7．タイピング

対象とする機能障害
 ① 上肢遠位部の機能障害
 ② 上肢遠位部の正確な運動制御の問題

使用する道具
 ① 電卓
 ② ピアノ，エレクトーン
 ③ デスクトップまたはノートパソコン

課題の設定
 ① 上記の道具を使って，計算問題や楽譜，文章をタイピングする
 ② 両手を使う

難易度調整

| 難易度を上げる | 難易度を下げる |
| --- | --- |
| ・長い文章を打つ | ・短い文章を打つ |
| ・タイプのスピードを上げる | ・タイプのスピードを下げる |
| ・多くのキーを麻痺手で打つ | ・特定のキー（エンターやスペースなど比較的大きなキーのみを文章作成のなかで押さえる） |
| ・ボタンが薄いキーボードを使用する（図4A） | ・ボタンが厚いキーボードを使用する（図4B） |
| 1. デスクトップ，ノートパソコン<br>2. ピアノ，エレクトーン | 3. 電卓 |
| ・スピードを求めるために時間を計る | ・時間無制限で対象者のペースで実施する |

## 8．書字動作

対象とする機能障害
 ① 上肢遠位部の機能障害
 ② 上肢遠位部の正確な運動制御の問題

使用する道具
 ① 鉛筆，シャープペンシル，ボールペン，マジックインキ
 ② 紙，新聞紙，原稿用紙

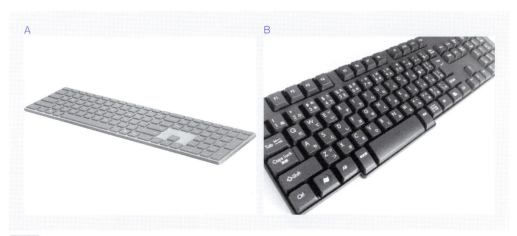

**図4** キーボードの種類
A）薄いキーボード，B）厚いキーボード

**図5** 塗りつぶし課題

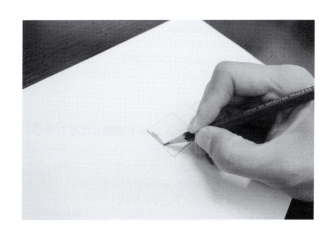

## 課題の設定
① 机の前に座って，上記の道具を利用して，文字を書く

## 難易度調整

| 難易度を上げる | 難易度を下げる |
| --- | --- |
| 1. ボールペン<br>2. シャープペンシル<br>※ペン先の摩擦が少ない物品 | 3. 鉛筆<br>4. マジックインキ<br>※ペン先の摩擦が大きい物品 |
| ・細い持ち柄のペン | ・太い持ち柄のペン（グリップなどを装着） |
| 1. 原稿用紙<br>2. 縦線が敷かれた用紙 | 3. 白い普通の紙<br>4. 新聞紙 |
| 1. 文字の模写<br>2. 記号・図形の模写 | 3. 円や線，波線を書き続ける<br>4. 塗りつぶし（図5） |
| ・スピードを求めるために時間を計る | ・時間無制限で対象者のペースで実施する |

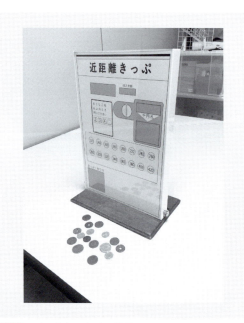
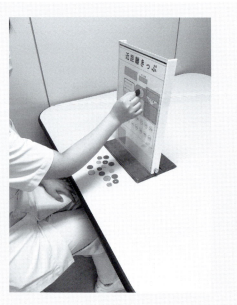

**図6** コインを入れるための道具
図のように実用コミュニケーション能力検査の備品を使用することもある

---

### メモ　1から3人称を意識したインタラクションのあり方

　例えば，作業療法士から「○○がよくなっていますよ」というエンカレッジメントを提供されても，「全然変わらない」「よくなっていると励ましても無駄」と，対象者にこちらの真意が伝わらないこともしばしばある．
　一方，第三者であるほかの対象者やほかの医療スタッフから，「前回××ができていなかったのに，今はできるようになっていますね」という言葉が投げかけられると，「そうかな」とその事実を受け入れることもあるかもしれない．この現象は，他人と対象者の対人関係の「人称」の問題かもしれない．
　例えば，作業療法士と対象者は「金銭とサービス提供の授受（治療関係）」という2人称の関係にある．逆にほかの対象者や他人は，「利害関係が存在しない」3人称の関係性になる．この関係性の問題がエンカレッジメントを阻害してしまう原因かもしれない．
　それでは，2人称の関係性でも3人称的視点でエンカレッジメントを提供できる手段には何があるのかというと，対象者を3人称の視点から撮影した「動画」などの提示が挙げられる．動画により，客観的な視点で自己を振り返ることで，動作や活動に対するエンカレッジメントを導入することが容易にできるかもしれない．
　ただし，過去の対象者の動きを3人称視点である「動画」で確認させ，今の対象者の動きを，対象者自らの視点（1人称）視点で体験させると，人称の違いから齟齬を生む可能性がある．
　過去の動きを動画で示すなら，今の動きも動画で示し，人称をそろえて，成功体験に対する客観的なエンカレッジメントを心がけることも重要かもしれない．

---

### 9．コイン操作

#### 対象とする機能障害

① 上肢近位・遠位部の機能障害

② ピンチ力の低下

③ 上肢遠位部の正確な運動制御の問題

#### 使用する道具

① 各種コイン

② カップ，コインを入れるための道具（**図6**）

課題の設定
　① 麻痺手でコインをとる（一度にとる枚数は難易度による）
　② 前方のカップまたはコイン入れに入れる

難易度調整

| 難易度を上げる | 難易度を下げる |
| --- | --- |
| 1. 1円玉<br>2. 50円玉<br>3. 5円玉 | 3. 500円玉<br>4. 100円玉<br>5. 10円玉 |
| ・口の広いカップ | ・口の狭いコイン入れ |
| ・複数枚のコインを手にとり，中指から小指にてコインを保持し，母指・示指にて，コインを操作する | ・コインを1枚ずつ移動する |
| ・コインを置く場所を合板の摩擦係数が低い机上に直接置く | ・タオルなど，摩擦係数が高く，コインをつかむ際に，コインの下部に空間ができやすいものの上に設置する |
| ・スピードを求めるために時間を計る | ・時間無制限で対象者のペースで実施する |

**メモ　物品や周辺環境の特徴による難易度調整**

　物品による難易度調整を考えるとき，筆者らは①対象者の手指と物品の設置面の大きさと，②面の摩擦係数が重要なポイントになると考えている．上記のコインなども，この2点の観点から考えると上記の順番となると考えられる．
　また，物品と周辺の環境の配慮をすることで難易度調整が可能である．周辺環境とは，物品の操作をより簡便にするために，物品の下に何重にも重ねたタオルなどを設置することがある．
　この意義は，タオルを敷くことにより，物品を操作するときに，タオルがたわんで母指が物品の下に入り込む空間（クリアランス）が生じる．さらに，タオルの摩擦により物品が固定され，不容易な物品の動きにより，物品の操作の困難感が増すことを防ぐことができる．
　つまり，物品に対する環境を調整することで，物品の下に生じる空間や，物品と環境の間に生じる摩擦係数を調整することにより，難易度調整ができる可能性がある．

## 10. 手掌内でのボールの操作

対象とする機能障害
　① 遠位部の機能障害
　② 上肢遠位部の正確な運動制御の問題

使用する道具
　① 各種ボール

課題の設定
　① 座位にて麻痺手でボールをとる
　② ボールに描いた直線を親指でなぞる

難易度調整

| 難易度を上げる | 難易度を下げる |
| --- | --- |
| 1. ピンポン球<br>2. 野球のボール<br>※極端にボールが大きい，小さいと難易度は上がる | 3. テニスボール<br><br>※物品の摩擦係数が高いと難易度が上がる |
| ・ボールに示された縫い目や描いた波線をなぞる | ・一直線に描いた線をなぞる |
| ・肩軽度屈曲，肘伸展位にて，空中に上肢を保持したまま，実施する | ・膝や机上に手を置いて実施する |
| ・スピードを求めるために時間を計る | ・時間無制限で対象者のペースで実施する |

## 11. おはじき弾き

対象とする機能障害
　① 遠位部の機能障害
　② 手指の伸展
　③ 上肢近位・遠位部の正確な運動制御の問題

使用する道具
　① 各種おはじき

課題の設定
　① 座位にて，ケースからおはじきを麻痺手で出す
　② 机上に設置したおはじきを麻痺手の各指で弾く
　③ 弾いたおはじきをケースに戻す

難易度調整

| 難易度を上げる | 難易度を下げる |
| --- | --- |
| ・小さなおはじきを弾く | ・比較的大きなおはじきを弾く |
| ・机上に台などを設置し，その上におはじきを設置する | ・机の高さを下げて，机上にておはじきを設置する |
| ・障害物を設置し，その間を縫うように，おはじきを弾く | ・障害物を設置せず，自由におはじきを弾く |
| ・母指の外転・小指伸展を利用して，おはじきを弾く | ・示指・中指・薬指を用いておはじきを弾く |
| ・スピードを求めるために時間を計る | ・時間無制限で対象者のペースで実施する |

### 12. ページめくり

対象とする機能障害
- ① 遠位部の機能障害
- ② 上肢近位・遠位部の正確な運動制御の問題

使用する道具
- ① 各種雑誌

課題の設定
- ① 座位・立位で本棚から麻痺手で本を取り出す
- ② 座位・立位で，麻痺手で本のページをめくる
- ③ 座位・立位で本棚に，麻痺手で本を戻す

難易度調整

| 難易度を上げる | 難易度を下げる |
| --- | --- |
| ・小さな本（文庫本）<br>・大きな媒体（新聞紙）<br>・普通紙の本 | ・中等度の本（雑誌）<br>・ビニール加工された紙を用いた本 |
| ・健康な手で本や新聞を支えながら，麻痺手でページをめくる | ・机上に置いた傾斜台に本を設置<br>・机上に設置 |
| ・1ページずつめくり，3～5ページ程度手内で保持した後，ページをめくる | ・1ページずつページをめくる |
| ・本の角を折らない<br>・本をめくる際に水をつけない | ・本の角を折る<br>・本をめくる際に水をつけて，摩擦度を上げる |
| ・スピードを求めるために時間を計る | ・時間無制限で対象者のペースで実施する |

### 13. 輪ゴム入れ

対象とする機能障害
- ① 遠位部の機能障害
- ② 手指の伸展
- ③ 上肢近位・遠位部の正確な運動制御の問題

使用する道具
- ① 各種輪ゴム

課題の設定
- ① 座位にてケースの中から麻痺手で輪ゴムを取り出す
- ② 座位にて，前方の筒状の物品に輪ゴムを通す
- ③ 通した輪ゴムを筒状の物品からとり，ケースに入れる

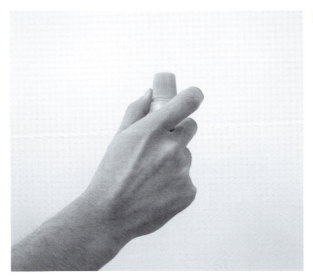

図7 のりのキャップを開ける

難易度調整

| 難易度を上げる | 難易度を下げる |
| --- | --- |
| ・強度の強い輪ゴムを使う<br>・通常の輪ゴムを使う | ・髪留め用の布やタオル地で加工されたゴムを使う |
| ・5指全てで輪ゴムを操作する | ・母指-示指，母指-示指・中指で輪ゴムを操作する |
| ・身体から遠く，高い場所に輪ゴムをつける | ・身体に近く，低い場所に輪ゴムをつける |
| ・スピードを求めるために時間を計る | ・時間無制限で対象者のペースで実施する |

## 14. のりのキャップを開ける（図7）

対象とする機能障害
① 遠位部の機能障害
② ピンチ力の低下，把持力の低下
③ 上肢近位・遠位部の正確な運動制御の問題

使用する道具
① さまざまな太さのねじ式のキャップのついたのり

課題の設定
① 棚から麻痺手でのりを取り出す
② 座位・立位にて，麻痺手の3～5指でのりを固定し，1～2指でのりのキャップを開閉する
③ 棚に，麻痺手でのりを戻す

難易度調整

| 難易度を上げる | 難易度を下げる |
| --- | --- |
| ・細いのりを使う | ・太いのりを使う |
| ・キャップをそのまま開閉する | ・キャップに滑り止めシートを設置して，開閉する |
| ・肩軽度屈曲，肘伸展位にて，空中に上肢を保持したまま，実施する | ・膝や机上に手を置いて実施する |
| ・スピードを求めるために時間を計る | ・時間無制限で対象者のペースで実施する |

## 15．トランプめくり

対象とする機能障害
　　① 遠位部の機能障害
　　② ピンチ力の低下，把持力の低下
　　③ 上肢近位・遠位部の正確な運動制御の問題

使用する道具
　　① 各種トランプ

課題の設定
　　① 棚から麻痺手でトランプを取り出す
　　② 座位にて，麻痺手を使って，トランプをめくる
　　③ 棚に，麻痺手でトランプを戻す

難易度調整

| 難易度を上げる | 難易度を下げる |
| --- | --- |
| ・プラスチックのトランプを使う | ・紙のトランプを使う |
| ・机上に直接トランプを置く | ・タオルの上にトランプを置く |
| ・身体から遠く，高い場所にトランプを設置する | ・身体に近く，低い場所にトランプを設置する |
| ・スピードを求めるために時間を計る | ・時間無制限で対象者のペースで実施する |

## 16．輪移動

対象とする機能障害
　　① 把持力の低下
　　② 上肢近位・遠位部の正確な運動制御の問題

使用する道具
　　① さまざまな大きさ，太さの輪

課題の設定
　　① 棚から麻痺手で輪を取り出す
　　② 座位・立位にて，麻痺手を使って，輪を棒にかける
　　③ 棚に，麻痺手で輪を戻す

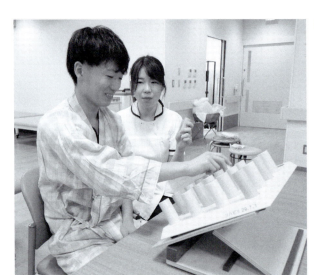

図8 ペグボード

難易度調整

| 難易度を上げる | 難易度を下げる |
| --- | --- |
| ・軽く細い，直径が小さな輪を移動する | ・程よい重さの太く，直径が大きな輪を移動する |
| ・プラスチックなど，摩擦係数が低い素材の輪を使う | ・綱やビニール素材など，摩擦係数が高い素材の輪を使う |
| ・身体から遠く，高い場所に輪をかける棒を設置する | ・身体に近く，低い場所に輪をかける棒を設置する |
| ・スピードを求めるために時間を計る | ・時間無制限で対象者のペースで実施する |

### 17．ペグボード移動（図8）

対象とする機能障害
　　① 遠位部の機能障害
　　② 把持力・ピンチ力の低下
　　③ 上肢近位・遠位部の正確な運動制御の問題

使用する道具
　　① さまざまな長さ・太さのペグとボード

課題の設定
　　① 棚から麻痺手でペグを取り出す
　　② 座位・立位にて，麻痺手を使って，ペグをボードに刺す
　　③ 棚に，麻痺手でペグを戻す

難易度調整

| 難易度を上げる | 難易度を下げる |
| --- | --- |
| ・短く，細く，軽いペグを使用する | ・長く，太い，程よい重さのペグを使用する |
| ・円形のペグを使用する | ・角ペグを使用する |
| ・プラスチックなど摩擦係数が低いペグを使用する | ・木やビニールコーティングがなされた摩擦係数が高いペグを使用する |
| ・身体から遠く，高い場所に輪をかける棒を設置する | ・身体に近く，低い場所に輪をかける棒を設置する |
| ・スピードを求めるために時間を計る | ・時間無制限で対象者のペースで実施する |

## 18. ネジまわし

対象とする機能障害
　① 遠位部の機能障害
　② ピンチ力の低下
　③ 上肢近位・遠位部の正確な運動制御の問題

使用する道具
　① さまざまな大きさのネジを使用する

課題の設定
　① 棚から麻痺手でネジを取り出す
　② 座位・立位にて，麻痺手を使って，ネジを取りつける
　③ 棚に，麻痺手でネジを戻す

難易度調整

| 難易度を上げる | 難易度を下げる |
| --- | --- |
| ・小さく，細いネジを回す | ・大きく，太いネジを回す |
| ・さまざまな角度に設置されたネジを回す | ・机上に設置されたネジを回す |
| ・プラスチックなど軽いおもちゃのネジを回す<br>・鉄などの重い金属ネジを回す | ・アルミなど程よい重さのネジを回す |
| ・身体から遠く，高い場所に輪をかけるネジを設置する | ・身体に近く，低い場所に輪をかけるネジを設置する |
| ・スピードを求めるために時間を計る | ・時間無制限で対象者のペースで実施する |

## 19. ベルクロ®を剥がす

対象とする機能障害
　① 遠位部の機能障害
　② ピンチ力の低下
　③ 上肢近位・遠位部の正確な運動制御の問題

使用する道具
　① さまざまな大きさに切ったベルクロ®のオス，ベルクロ®のメスを敷き詰めた板を用意する

課題の設定
① カップからベルクロ®のメスを取り出す
② 座位にて，麻痺手を使って，ベルクロ®を取りつける
③ 取りつけたベルクロ®を麻痺手で取り外す
④ 麻痺手でベルクロ®をカップに戻す

難易度調整

| 難易度を上げる | 難易度を下げる |
| --- | --- |
| ・小さなサイズのベルクロ®を用いる | ・大きなサイズのベルクロ®を用いる |
| ・示指，中指をベルクロ®のオスとメスの間に挿入し，手指の伸展を用いて，ベルクロ®をはがす<br>※ベルクロ®のオスにリングをつけ，そのリングに指を通して，はがすと難易度は若干下がる | ・母指と示指でつまみベルクロ®をはがす |
| ・身体から遠く，高い場所に輪をかける板を設置する | ・身体に近く，低い場所に輪をかける板を設置する |
| ・スピードを求めるために時間を計る | ・時間無制限で対象者のペースで実施する |

## 20. レースボード

対象とする機能障害
① 遠位部の機能障害
② ピンチ力の低下
③ 上肢近位・遠位部の正確な運動制御の問題

使用する道具
① レースボード

課題の設定
① レースボードを両手で棚からとる
② レースボードを非麻痺手で固定し，麻痺手で紐を穴に通す
③ レースボードを非麻痺手で固定し，麻痺手で穴から紐を外す
④ レースボードを両手で棚に返す

難易度調整

| 難易度を上げる | 難易度を下げる |
| --- | --- |
| ・複雑な絵柄のレースボードを使用する | ・シンプルな絵柄のレースボードを使用する |
| ・細い紐を使用する | ・比較的太い紐を利用する |
| ・身体から遠く，高い場所にレースボードを設置する | ・身体に近く，低い場所にレースボードを設置する |
| ・スピードを求めるために時間を計る | ・時間無制限で対象者のペースで実施する |

図9 プラスチックコーン

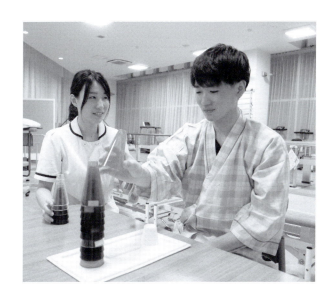

### 21．プラスチックコーンの移動

対象とする機能障害
　① 遠位部の機能障害
　② 把持力の低下
　③ 上肢近位・遠位部の正確な運動制御の問題

使用する道具
　① プラスチックコーン（図9）

課題の設定
　① コーンを両手で棚からとる
　② コーンを麻痺手で重ねる，終了したらそれを元の場所に戻す
　③ 両手でコーンを棚に戻す

難易度調整

| 難易度を上げる | 難易度を下げる |
| --- | --- |
| ・移動するコーンの数を増やす | ・移動するコーンの数を減らす |
| ・細いコーンを使う | ・太いコーンを使う |
| ・コーンをそのまま扱う | ・コーンに滑り止めシートや指に滑り止めの指サックをつける |
| ・身体から遠く，高い場所にコーンの移動場所を設置する | ・身体に近く，低い場所にコーンの移動場所を設置する |
| ・スピードを求めるために時間を計る | ・時間無制限で対象者のペースで実施する |

※滑り止めの指サック（図10）はほかの課題でも，対象者の皮膚の乾燥や手指先端の筋萎縮が見られた場合に，難易度調整の一部として使用してもよい

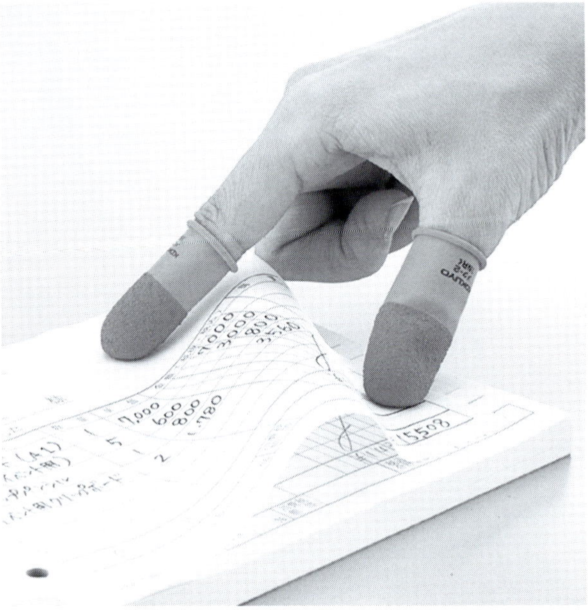

図10 滑り止めの指サック

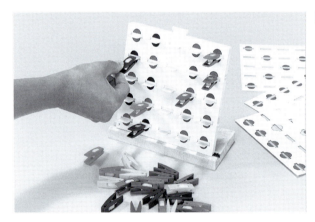

図11 ピンチペグ
(日本 DLM ホームページより)

## 22. ピンチペグの移動

対象とする機能障害
　① 遠位部の機能障害
　② 把持力・ピンチ力の低下
　③ 上肢近位・遠位部の正確な運動制御の問題

使用する道具
　① ピンチペグ（図11）

課題の設定
　① ピンチペグを両手で棚からとる
　② ピンチペグを麻痺手で着脱する
　③ 両手でピンチペグを棚に戻す

**図12** アークアンドリング

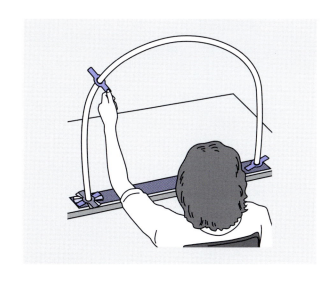

難易度調整

| 難易度を上げる | 難易度を下げる |
| --- | --- |
| ・操作するピンチペグの数を増やす | ・操作するピンチペグの数を減らす |
| ・反力の強いピンチペグを使う | ・反力の弱いピンチペグを使う |
| ・指との設置面が狭い，柄が小さいピンチペグを使用する | ・指との設置面が広い，柄が大きいピンチペグを使用する |
| ・身体から遠く，高い場所にピンチペグの移動場所を設置する | ・身体に近く，低い場所にピンチペグの移動場所を設置する |
| ・スピードを求めるために時間を計る | ・時間無制限で対象者のペースで実施する |

※ピンチペグなどを使用すると，対象者に最も難易度が高い設定（一般的な異常な共同運動パターンの逆の動きを全て含む課題）で前方へのリーチが可能となるので，利用してもよいかもしれない

### 23．アークアンドリング

対象とする機能障害
　① 遠位部の機能障害
　② 把持力・ピンチ力の低下
　③ 上肢近位正確な運動制御の問題

使用する道具
　① アークアンドリング（**図12**）

課題の設定
　① アークアンドリングを両手で棚からとる
　② アークアンドリングを麻痺手で操作する
　③ 両手でアークアンドリングを棚に戻す

難易度調整

| 難易度を上げる | 難易度を下げる |
| --- | --- |
| ・移動するリングの数を増やす | ・移動するリングの数を減らす |
| ・リングをそのまま操作する | ・リングに滑り止めシートを設置する |
| ・身体から遠く，高い場所にアークを設置する | ・身体に近く，低い場所にアークを設置する |
| ・スピードを求めるために時間を計る | ・時間無制限で対象者のペースで実施する |

### 24. 手指で円を描く

対象とする機能障害
 ① 遠位部の機能障害
 ② 上肢近位・遠位部の正確な運動制御の問題

使用する道具
 ① 直径，10 cm，20 cm，30 cm の円が書かれたパネル

課題の設定
 ① パネルを棚から両手でとる
 ② 麻痺手の手指や肘でパネルに書かれた円を時計・反時計回りになぞる
 ③ 終了後，両手で道具を棚に戻す

難易度調整

| 難易度を上げる | 難易度を下げる |
| --- | --- |
| ・なぞる円の直径を大きくする | ・なぞる円の直径を小さくする |
| ・母指・示指，それぞれ1本でなぞる | ・肘でなぞる |
| ・身体から遠く，高い場所にアークを設置する<br>※傾斜台などで角度をつける | ・身体に近く，低い場所にアークを設置する |
| ・スピードを求めるために時間を計る | ・時間無制限で対象者のペースで実施する |

### 25. ホッチキスやパンチを使用する

対象とする機能障害
 ① 遠位部の機能障害
 ② 把持力・ピンチ力の低下
 ③ 上肢近位正確な運動制御の問題

使用する道具
 ① ホッチキス，パンチ
 ② 厚さの異なる紙

課題の設定
 ① ホッチキスまたはパンチを麻痺手で棚からとる
 ② ホッチキスまたはパンチを麻痺手で操作する
 ③ ホッチキスまたはパンチを麻痺手で棚に戻す

難易度調整

| 難易度を上げる | 難易度を下げる |
| --- | --- |
| ・ホッチキスやパンチを操作する回数を増やす | ・ホッチキスやパンチを操作する回数を減らす |
| ・厚い紙を使用する | ・薄い紙を使用する |
| ・肩関節軽度屈曲位，肘伸展位で空中保持しつつ，麻痺手で扱えるホッチキスやパンチを使用する（非麻痺手で紙を固定） | ・卓上に設置できるタイプのホッチキスやパンチを使用し，麻痺手で操作する |
| ・スピードを求めるために時間を計る | ・時間無制限で対象者のペースで実施する |

なお，上記に挙げた shaping はあくまでも一部であり，対象者の麻痺の特徴，生活に必要な活動によって，無限に考案することができる．本書を見た読者が，より適切な shaping を考案し，介入が実施されることを筆者らは望んでいる．

## 2 task practice の例

### 1．爪切り課題

**対象とする機能障害**
　① ピンチ力の低下，把持力の低下

**使用する道具**
　① 各種爪切り
　② 爪切りでつかむための廃紙／スポンジ

**課題の設定**
　① 座位にて机上で爪切りを使う
　② 麻痺手で爪切りを操作し，廃紙／スポンジをつかむ
　③ 終わったら爪切りを離し，爪切りを机に置く

**難易度調整**

| 難易度を上げる | 難易度を下げる |
| --- | --- |
| ・使用する爪切りを小さくする | ・使用する爪切りを大きくする<br>　（柄をアルミ等で延長する）<br>・柄の幅を広げる<br>　（柄をアルミ等で太くする） |
| ・より硬い物品をつかむ | ・柔らかいものをつかむ |
| 1．あぐら座位で足の指の爪をつかむ<br>2．机上で健側の手指の爪をつかむ<br>3．机上で麻痺手を肩軽度屈曲位，肘伸展位でより遠くのポジションで，非麻痺手で固定したプラスチック板やダンボールをつかむ | 4．机上で麻痺手を肩関節中間位・肘屈曲位，非麻痺手で固定した紙やスポンジをつかむ<br>5．膝の上で，紙やスポンジをつかむ |

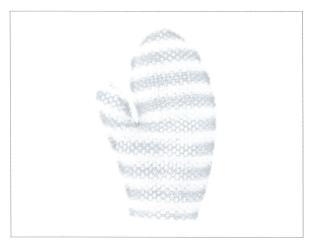

図13 バスミット

### 2．身体を洗う

対象とする機能障害
　① 近位関節の機能低下
　② 把持力の低下

使用する道具
　① 洗体タオル，バスミット，スポンジ

課題の設定
　① 座位もしくは立位にて机上に道具を設置する
　② 非麻痺手の上肢を麻痺手で洗う
　③ 机に道具を置く

難易度調整

| 難易度を上げる | 難易度を下げる |
| --- | --- |
| ・立位で，より上肢の近位部を洗体する | ・座位で上肢の末梢部位を洗う |
| 1．ハンドタオルを使用する<br>2．スポンジを使用する | 3．バスミット（図13）を使用する |
| 1．頭を洗う<br>2．背中を洗う | 3．腹や胸を洗う |

### 3．髪をとく

対象とする機能障害
　① 上肢近位部の機能障害
　② 把持力の低下
　③ 上肢近位部の運動制御の問題

使用する道具
　① 櫛／ブラシ

課題の設定
　① 座位もしくは立位で机から櫛もしくはブラシをとる

② 櫛もしくはブラシで髪をとく
③ 櫛もしくはブラシを机に置く

難易度調整

| 難易度を上げる | 難易度を下げる |
| --- | --- |
| ・持ち柄が細く，小さな櫛やブラシを使用する | ・持ち柄が太く，大きな櫛やブラシを使用する |
| 重みのあるブラシを使用する | 軽いブラシを使用する |
| 1. 後頭部の髪をとく<br>2. 前頭部・頭頂部・非麻痺側側頭部の髪をとく | 3. 麻痺側の側頭部の髪をとく<br>4. 女性の場合，毛先をとく |

### 4．ジャケットのジッパーを締める

対象とする機能障害
　　① 上肢近位部の機能障害
　　② 把持力・ピンチ力の低下
　　③ 上肢近位部の運動制御の問題

使用する道具
　　① ジッパーがついた上着，ボストンバッグなど

課題の設定
　　① 麻痺手で上着，もしくはボストンバッグなどについているジッパーをつまむ
　　② ジッパーを開閉し，ジッパーを離す

難易度調整

| 難易度を上げる | 難易度を下げる |
| --- | --- |
| ・持ち柄が細く，小さいジッパーを使用する | ・持ち柄が大きいジッパーを使用する |
| ・抵抗の強いジッパーを使う | ・抵抗の弱いジッパーを使う |
| 1. 自らが上着を羽織って操作<br>2. ハンガーにかけた上着のジッパーを操作 | 3. 机の上に設置した上着やボストンバッグのジッパーを操作<br>4. 膝の上に設置した上着やボストンバッグのジッパーを操作 |

### 5．歯磨き

対象とする機能障害
　　① 上肢近位部の機能障害
　　② 把持力の低下
　　③ 上肢末梢部の運動制御の問題の問題

使用する道具
　　① 通常・電動ハブラシを使用する
　　② 汚れたボールなどの物品

課題の設定
　① 座位もしくは立位でハブラシを把持する
　② ハブラシを前後左右に動かす
　③ ハブラシを元の場所に戻す

難易度調整

| 難易度を上げる | 難易度を下げる |
| --- | --- |
| 1. 持ち柄の細いブラシを使用する | 2. 持ち柄の太いブラシを利用する<br>3. 小型の軽い電動ハブラシを使用する |
| ・キャビネットからブラシをとり，歯磨きをした後，キャビネットにブラシを返す | ・机上に置いてブラシをとり，歯磨きをした後，机上に返す |
| ・自らの口を磨く | ・ボールなどの物品を磨く |

※ 衛生面には十分に注意を払ったうえで実施する

## 6．スープを食べる　飲み物を飲む

対象とする機能障害
　① 上肢末梢部の機能障害
　② 把持力の低下
　③ 上肢末梢の正確な運動制御の問題

使用する道具
　① ボウル，液体
　② スプーン，カップ

課題の設定
　① 座位もしくは立位で，ボールに入れた液体をカップやスプーンを用いて口元にすくって移動させる
　② 全ての液体を移動させることができれば，カップやスプーンを机に置く

難易度調整

| 難易度を上げる | 難易度を下げる |
| --- | --- |
| 1. 持ち柄が細いティースプーンを利用する<br>2. 持ち柄の太いスプーンを利用する | 3. 小さな取手のついたカップを用いて実施する<br>4. 通常のカップを用いて実施する<br>5. カフ付きカップ（図14）を用いて実施する |
| ・小さく，浅いボウルを使用する<br>・通常の液体を使用する | ・大きく，深いボウルや桶を使用する<br>・液体にとろみをつける |
| ・自らの口へ運ぶ | ・自らの口へ運ぶ |
| ・スピードを求めるために時間を計る | ・時間無制限で対象者のペースで実施する |

※衛生面には十分に注意を払ったうえで実施，また口に運んだものは口をゆすいだ後，吐き出せるように配慮する

**図14** カフ付きカップ

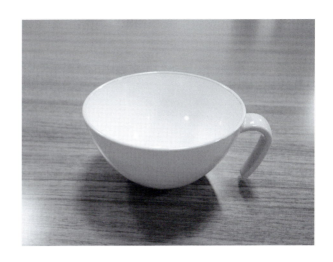

## 7．衣服の着用

対象とする機能障害
① 上肢近位部・遠位部の機能障害
② 把持力の低下
③ 上肢近位部・遠位部の正確な運動制御の問題

使用する道具
① 各種洋服

課題の設定
① 座位もしくは立位で，両手で衣服を手にとり，麻痺側から袖を通して，麻痺手を伸ばして腕に袖を通し，麻痺手で非麻痺側の袖を固定する．
② 麻痺手を屈曲して袖を抜き，非麻痺側の衣服の袖を麻痺手で固定する．

難易度調整

| 難易度を上げる | 難易度を下げる |
| --- | --- |
| 1．被り物の衣服を用いる<br>2．前開きボタンの衣服を用いる<br>3．前開きジッパーの衣服を用いる | 4．前開きの半袖，七分袖の衣服を用いる<br>5．前開きのノースリーブタイプ（ベスト）を用いる |
| ・アウターなど分厚い生地の衣服を用いる | ・比較的薄い生地の衣服を用いる |
| ・スピードを求めるために時間を計る | ・時間無制限で対象者のペースで実施する |

## 8．靴下の着脱

対象とする機能障害
① 上肢近位部・遠位部の機能障害
② 把持力・ピンチ力の低下
③ 上肢近位部・遠位部の正確な運動制御の問題

使用する道具
① 各種靴下

課題の設定
　① 座位にて両手で靴下を手にとり，筒に被せたり，足に履いたりする
　② 両手で靴下を筒から外す，足から外す

難易度調整

| 難易度を上げる | 難易度を下げる |
| --- | --- |
| ・タイトな靴下を使用する | ・ルーズな靴下を使用する |
| ・足に靴下を履かせる | ・さまざまな角度に設定した筒に靴下を両手で被せる |
| ・スピードを求めるために時間を計る | ・時間無制限で対象者のペースで実施する |

## 9．顔剃り

対象とする機能障害
　① 上肢近位部・遠位部の機能障害
　② 把持力・ピンチ力の低下
　③ 上肢近位部・遠位部の正確な運動制御の問題

使用する道具
　① 安全剃刀（キャップ付属）または電気剃刀

課題の設定
　① シェイビングクリームの入った缶を振り，手のひらに出す
　② 両手でシェービングクリームを顔に塗る
　③ 麻痺手で安全剃刀（キャップ付属）または電気剃刀を使ってシェービングを行う
　④ 剃刀を水で洗い，元の場所に戻す

難易度調整

| 難易度を上げる | 難易度を下げる |
| --- | --- |
| ・高い場所にある棚に置いた小さなカップの中に剃刀を設置する | ・机の上に剃刀を設置する |
| ・小さな剃刀を使用する | ・大きな剃刀を使用する |
| ・安全剃刀を使う | ・剃刀の持ち柄を握るためのグリップや装具などを設置する |

## 10．手袋の着脱

対象とする機能障害
　① 上肢遠位部の機能障害
　② 上肢遠位部の正確な運動制御の問題

使用する道具
　① 各種手袋

課題の設定
　① 麻痺手で非麻痺手に手袋をつける
　② 非麻痺手で麻痺手に手袋をつける

難易度調整

| 難易度を上げる | 難易度を下げる |
| --- | --- |
| ・小さな手袋を使う<br>・ビニールの手袋を使う<br>・指先がカットされている手袋を使用する | ・軍手など比較的大きな手袋を使用する<br>・ミトンを使用する |
| ・立位でポケットから手袋を取り出し，手袋をつける | ・座位で机上に置いた手袋をとって，手袋をつける |
| ・スピードを求めるために時間を計る | ・時間無制限で対象者のペースで実施する |

### 11．マウスをクリックする

対象とする機能障害
　　① 上肢遠位部の機能障害
　　② 上肢遠位部の正確な運動制御の問題

使用する道具
　　① デスクトップパソコンまたはノートパソコン

課題の設定
　　① パソコンの前に座り，麻痺手でマウスを操作し，ウェブの探索，ソリティアなどのゲームを行う

難易度調整

| 難易度を上げる | 難易度を下げる |
| --- | --- |
| ・マウスの感度を上げる<br>※マウスの感度を上げると小さな力でポイントが動くが，制御が困難な場合が多い | ・マウスの感度を下げる |
| ・ウェブでクリックする文字の大きさを小さく設定する | ・ウェブでクリックする文字の大きさを大きく設定する |
| ・デスクトップ上でファイルを移動するフォルダ間の距離を離す | ・デスクトップ上でファイルを移動するフォルダ間の距離を近づける |
| ・通常のマウスを使う | ・マウスの左クリックの部分に突起物を装着し，わずかな力でクリックができるように細工をする |

### 12．テーブルや壁を拭く

対象とする機能障害
　　① 上肢近位部の機能障害
　　② 上肢遠位部の正確な運動制御の問題

使用する道具
　　① 折りたたんだタオル

課題の設定
　　① 麻痺手で棚からタオルを出す

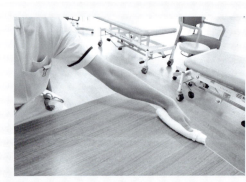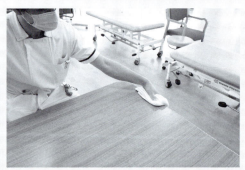

図15 テーブルの縁，角を拭く

② 麻痺手でタオルを使ってテーブルを拭く
③ 麻痺手で棚にタオルを戻す

難易度調整

| 難易度を上げる | 難易度を下げる |
| --- | --- |
| ・通常のタオルを使用する | ・化学繊維のタオルを使用する |
| ・身体から遠く，さらに水平内外転を必要とする方向にタオルを動かす | ・身体の近くで，タオルを前後方向へ動かす |
| ・テーブルの縁，角を拭く（図15） | ・テーブルの表面を拭く |
| ・壁や下肢装具など複雑な形状の物品を磨く | ・テーブルやサンディングテーブルなど，浅い傾斜がある面を拭く |

### 13．テーブルセッティング

対象とする機能障害
　① 上肢近位・遠位部の機能障害
　② 把持力・ピンチ力の障害
　③ 上肢遠位部の正確な運動制御の問題

使用する道具
　① 4枚のマット
　② 4セットの皿，サラダボウル，お椀など
　③ 4セットの食器（お箸，ナイフ，フォーク）
　④ 台拭き，調味料など

課題の設定
　① 棚から全ての道具を両手で持ち運びする
　② テーブルセッティングを開始する
　③ 終了後全ての道具を両手で棚に戻す

難易度調整

| 難易度を上げる | 難易度を下げる |
| --- | --- |
| ・陶器や金属の重い食器を使用する | ・プラスチックの軽く丈夫な食器を使用する |
| ・大皿や大きなサラダボウル，グラス，など両手で運ばなければならない道具を用いる | ・小皿やナイフ，フォークなど，麻痺手単独でも使用できる道具を用いる |
| ・食器の下に敷くマットは布地のものを利用する | ・食器の下に敷くマットは固形のものを利用いる |
| ・スピードを求めるために時間を計る | ・時間無制限で対象者のペースで実施する |

## 14．食材を切る

対象とする機能障害
　① 上肢近位・遠位部の機能障害
　② 把持力の障害
　③ 上肢遠位部の正確な運動制御の問題

使用する道具
　① 釘付のまな板
　② 安全包丁（手指が切れない幼児用のもの）
　③ セラピーパテ，食材（敷地内にある雑草などでもよい）

課題の設定
　① 棚から全ての道具を両手で持ち運びする
　② セラピーパテや食材を切る
　③ 両手で後片付けをし，全ての道具を両手で棚に戻す

難易度調整

| 難易度を上げる | 難易度を下げる |
| --- | --- |
| ・安全包丁をそのまま握って使う | ・安全包丁のハンドルをパテや装具などで，もちやすい形状に工夫をする |
| ・非麻痺手で食材を固定し，麻痺手で安全包丁を操作する | ・釘付のまな板にセラピーパテや食材を固定し，麻痺手で安全包丁を操作する |
| ・雑草の根や根菜類を使用する<br>・雑草の葉や，葉野菜を使用する<br>・チーズなどのソフトフードを使用する | ・各種粘度をもっているセラピーパテを使用する |
| ・立位にて高い机で実施する | ・座位にて低い机で実施する |

### 15. 携帯電話の操作

対象とする機能障害
 ① 上肢近位・遠位部の機能障害
 ② 把持力の障害
 ③ 上肢遠位部の正確な運動制御の問題

使用する道具
 ① 携帯電話

課題の設定
 ① 座位または立位で携帯電話を持つ
 ② 携帯電話を麻痺手で固定，もしくは麻痺手で操作し，電話やメールを送信する

難易度調整

| 難易度を上げる | 難易度を下げる |
| --- | --- |
| ・麻痺手単独で携帯電話を操作する<br>・非麻痺手で携帯電話を固定し，麻痺手で操作する | ・携帯電話を固定する |
| ・スマートフォンの場合はタッチパネルの感度を上げる<br>・ガラパゴスフォンの場合は，ボタンに小さな突起をパテで設置し，より小さな力でボタンを押せるようにする | ・リングやラバーカバーを取りつける<br>・ストラップで麻痺手に固定する |
| ・クローズドフォンで，耳元まで麻痺手で携帯電話を持ち上げて通話を行う | ・スピーカーフォンを使って，身体の前に携帯電話を麻痺手で固定し，通話を行う |
| ・立位にて実施する | ・座位にて実施する |

なお，上記に挙げた task practice はあくまでも一部であり，対象者の麻痺の特徴，生活に必要な活動によって，無限に考案することができる．本書を見た読者が，より適切な shaping を考案し，介入が実施されることを筆者らは望んでいる．

## 2 作業課題の運用方法の実際

### 1 適切な練習量

第Ⅰ章で，CI療法をはじめとした課題指向型アプローチの効果やエビデンスについて論述した．多くの知見において，絶対的な練習量は非常に多い．

一般的な麻痺手に対する練習量は，1日のアプローチ時間が最も短い研究で1日30分の練習を10日間[4]，一般的な論文では1日6時間の練習を10日間[5〜9]実施している．練習量が麻痺手の機能予後に対して与える影響を Peurala らがシステマティックレビューにまとめている[8]（図16）．

また，Sterr らは，1日3時間10日間CI療法を実施した群と，1日6時間10日間のCI療

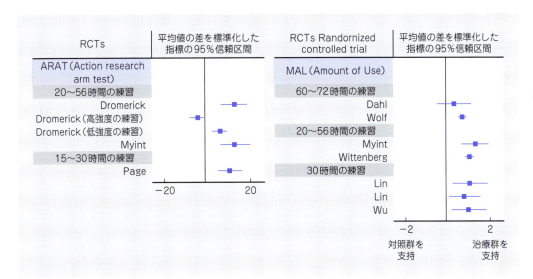

**図16** 練習量と機能予後の関係
(文献8)を筆者らが一部改変)

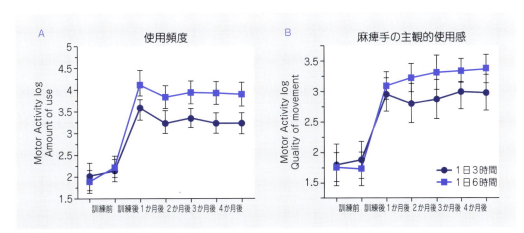

**図17** それぞれの訓練量が与える影響
A) ADLにおける麻痺手の使用頻度，B) ADLにおける麻痺手の主観的使用感
訓練後から4か月後にかけて，1日3時間の訓練群よりも1日6時間の訓練群のほうが良好な結果を残している
(文献9)より引用)

法を実施した群を比較した結果，1日6時間10日間練習を実施した群のほうが生活中の麻痺手の使用頻度が有意に向上したと述べている[9]（図17）．これら結果から，20〜56時間の練習が最も成果を挙げていることがわかる．

　筆者らも経験から，1日の練習時間もある一定は担保する必要があるが，トータルの練習時間を45〜50時間程度に設定することが，対象者の利益につながる印象を筆者はもっている．

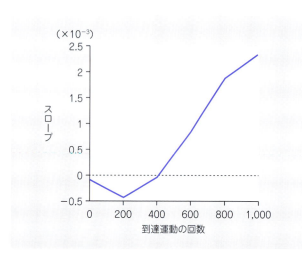

**図18** 1セッションに必要な反復回数
シミュレーションにおいて，翌日に成果を残すことができる到達運動の反復回数を示している．この内容が事実ならば，420回以下の反復は逆に状況の停滞を招く可能性がうかがえる
（文献11）より引用）

---

### メモ　1セッションの練習量はどの程度担保すべきか？

　過去の練習量について検討した研究で，BaddeleyらはタイピングQ題の正確性を通して，1日2時間以上の訓練はより早く技能を獲得するためにほとんど貢献しないと報告した[10]．この研究は，ヒトの注意機能が良質に持続する時間に関する研究であり，この研究を基盤として練習時間を設定している研究も多い．

　一方，上肢練習では，Hanらがシミュレーションによる検討を行っている[11]．1セッションの練習で420回以上繰り返して到達運動を行った場合に，自然発生的な麻痺手の使用頻度が向上する可能性を述べている（**図18**）[11]．この研究で興味深いのは，1日420回以下の練習量では，成果が下振れする可能性を示唆している．これは，誤学習などの可能性をはらんでおり，中途半端に量を担保することが，実は対象者にとっては不利益につながる可能性を示唆しており，1日の練習量をしっかりと担保する意識をもっていたい．

　実際，420回の反復を実施しようとすると，練習効率が比較的よいshapingを用いた場合で，早い対象者で1時間強，平均的には1時間30分程度の時間を要することが多く，その程度の時間の自主練習時間等を設定する必要がある．

---

　ただし，**図16**のAction research arm testの項のDromerickらの報告では，極端に悪い結果が認められており[12]，これについて考える必要がある．この研究は発症14日以内の脳卒中患者を対象に実施し，その結果から，1日2時間以上の練習量は対象者の予後を悪化させる，もしくは従来のアプローチと同等の予後となることを示した．この要因について，Dromerickらはラットに対する基礎研究の結果から，過剰な麻痺手の使用が細胞熱の向上による神経損傷を起こす可能性を考えている（動物実験では，MK-801という神経細胞保護作用をもつ物質投与によって，予後の改善が示されている）[13]．

　ただし，急性期は量的な上肢練習が全て悪であるわけではない．先行研究を見ると，2時間以内の練習量では従来法よりも結果を残している論文（加えて，この論文では，CI療法が一般的なリハビリテーションに比べ，皮質脊髄路の下降性の興奮性の増加を報告している）もあるため（**図19**）[14]，超急性期のみ練習量を担保すれば，対処者に有益な結果をもたらすというわけではないことを頭の隅にとどめておく必要がある．

　ただし近年，急性期から生活期にかけての機能回復のメカニズムがそれぞれ異なるというSwayneらの提案もある[15]．彼らは，急性期，回復期，生活期で次のようなことで機能回復がなされると提案している（**図20**）．

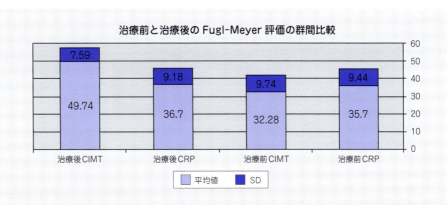

| MEP パラメータ | グループ | リハビリテーション前 平均値 ±SD | リハビリテーション後 平均値 ±SD | 対応のある t 検定 | $P$ 値 |
|---|---|---|---|---|---|
| RMT （出力に対する割合%） | CRP | 70.1±9.93 | 67.82±5.74 | 2.01 | >0.05 |
|  | CIMT | 68.92±10.62 | 60.73±9.75 | 4.13 | <0.05 * |
| MEP の増幅（mV） | CRP | 0.64±0.41 | 0.96±0.36 | −2.03 | >0.05 |
|  | CIMT | 0.65±0.21 | 1.32±0.32 | −5.34 | <0.05 * |
| CMCT（msec） | CRP | 9.65±1.96 | 9.38±2.44 | 1.98 | >0.05 |
|  | CIMT | 11.01±1.69 | 8.73±2.56 | 3.52 | <0.05 * |

RMT：安静時運動閾値（resting motor threshold），MEP：運動誘発電位（motor evoked potential），CMCT：中枢運動神経伝導時間（central motor conduction time），$P$ 値＞0.05：有意性なし，：*$P$ 値＜0.05：有意性あり，mV：ミリボルト，msec：ミリ秒

**図19 急性期における1日1時間の CI 療法の成果**
急性期において CI 療法は通常のリハビリテーションに比べ上肢機能と MEP（運動誘発電位）を有意に改善する
（文献 14）より引用）

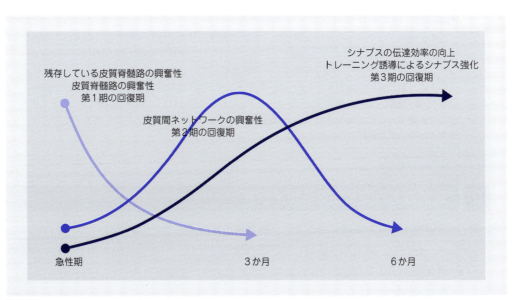

**図20 各時期の回復メカニズムの違い**
（文献 15）より引用）

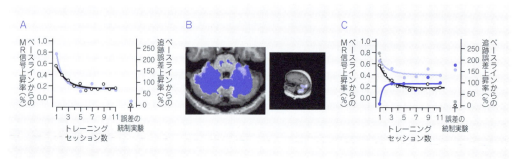

**図21** 運動学習と練習量
Bの青色の示す位置の信号の強さと行動の誤差情報をプロットするとAの図のようにセッション数とほぼ同じ曲線をたどる（青色＝運動の誤差）．逆にB水色の部分の信号は濃い青色のように，信号の強さが減少することはなく，Cの青色の線で示したように逆に強くなる（生成された内部モデル）．これからわかるように，運動学習が進むためには多くの繰り返しが必須となる．
（文献17）より引用）

- 急速期（1st stage：発症から3か月程度で収束）：残存している皮質脊髄路の興奮性を高める．
- 回復期（2nd stage：発症から3か月程度でピークを迎え6か月程度で収束）：皮質間のネットワークの興奮性を高める．
- 生活期（3rd stage：発症から徐々に向上し，6か月以降にピークを迎え継続的に作動）：シナプスの伝達効率の向上を促す．

彼の提案通りであるならば，急性期から，その時期に応じた練習量を確保し，これらのメカニズムに応じた練習量を担保する必要がある．従って，急性期，回復期や生活期では，基本的には練習量を担保する仕組みをマネジメントすることが，必須になると考えられる．

> **メモ　練習量が機能改善に与えるメカニズム**
>
> 　課題指向型アプローチの理論背景には，運動学習理論が深く関わってくる．例えば，運動学習理論の一つである計算学的神経科学の論文を紐解くと，教師あり・なし学習，強化学習のどれをとっても膨大なシミュレーションを繰り返し量（サンプル）を確保し，学習を行っていく[16]．
> 　例えば，道具使用の内部モデルの生成（教師ありモデル）過程には多くの繰り返しが必要なことが示されている[17]（図21），また，脳のマッピングのモデルとして使用されている自己組織化マップでも膨大なシミュレーションを要することが報告されている（図22）[18]．これらから，運動学習を進めるためには，サンプルを採取するための量は絶対的な条件となる．

## 2　練習量を担保するマネジメント

　上肢機能練習を実施するうえで，練習量を担保することの必要性については前述した通りである．ただし，単位制で勤務している作業療法士は，一般的に回復期では60分程度，生活期では1日の介入時間は，20分から，多くとも40分程度と限られ，毎日介入することはほぼ不可能となる．
　また，回復期や生活期の作業療法では，麻痺手の問題以外に，ICFにおける活動・参加に対する多彩なアプローチが求められるため，作業療法士が対象者に1対1で関わることができる時間を全て麻痺手に費やすことは事実上不可能である．

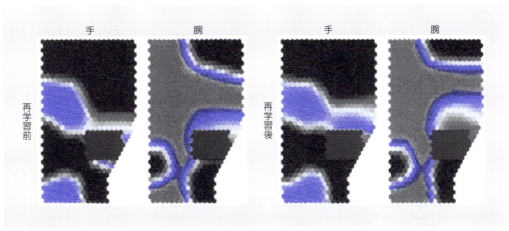

**図22** シミュレーションを繰り返した自己組織化マップ
ネットワークにソマトトピーを学習させた後，手の領域のニューラルネットワークを破壊した．その後，同様の手法を使い再学習を繰り返すと，破壊された手の部分は腕の部分に出現する（実際の皮質の可塑性を示した実験結果と非常に近い動きを示した）
（文献18）より引用）

　そこで，作業療法士以外の医療従事者や家族のコーチングのもと，もしくは対象者自身が単独で，課題指向型アプローチの時間を担保するためのマネジメントが必要となる．

　実際に，作業療法以外の時間を利用して，練習量を担保する場合，どのような運用が必要となるのであろうか．この運用を考えるうえで重要なことは，「作業療法士が1対1で関わる時間」と「それ以外の練習時間」の役割を，明確に意識することが重要である．

### ① 家族にCI療法の教育を行う

　世界的に最も進められている量的練習のマネジメント方法である．

　Barzelらは，慢性期の脳卒中患者に4週間，トータル5時間の介入を行った[19]．介入群は，家族にCI療法を1時間のセッション2回で教育し，残りの3回でうまく運用できているかどうかをスーパーバイズした．

　もう1群は，ボバースコンセプトや，固有受容覚性神経筋促進法（proprioceptive neuromuscular facilitation：PNF）をはじめとした介入を作業療法士と対象者が1対1で，5〜10回介入を行った．

　その結果，上肢機能は両群ともに，同程度向上したが，麻痺手の使用頻度は家族にCI療法を教育した群のほうが良好であった．この結果から，どちらの手法が優れているかを読み解くのではなく，いかに作業療法士が関わらない時間をマネジメントするかが重要と思われる．具体的にどのように実施していくかは，筆者らの事例検討が役に立つ．筆者らは二つの事例検討[20,21]で，家族と対象者本人にCI療法を教育し，自主練習時間を担保する試みを実施している．

　作業を用いた上肢機能アプローチの代表格であるCI療法は，①反復的課題指向型アプローチ（repetitive task-oriented training），②行動定着を高めるための行動戦略（adherence-enhance behavioral strategy）（transfer package），③麻痺手のみを使用すること（constraining use of more affected upper-extremity）の3つが挙げられる[1]．この三つのコンセプトのなかで，作業療法士と対象者が1対1で実施しなければならないことがいくつかある．

一つ目が，②行動定着を高めるための行動戦略である．これは，次の章で細かく説明するが，言語による多大なインタラクションを必要とする手法である．ここに関しては，作業療法士と対象者の1対1のセッションの間に実施しなければならないものである．

　二つ目が，①反復的課題指向型アプローチに含まれるshapingとtask practiceの日々の課題選択と難易度調整である．これは，必ず作業療法士が関わりその日の適切な課題とそれぞれの難易度調整を実施する必要がある．加えて，task practiceは，スキルの向上や実生活で実施しやすい環境調整，細やかなフィードバックを返さなければならないため，課題の選定と難易度調整のほか，できれば実施中も対象者の側につき，懇切丁寧な援助を実施する必要がある．

　逆にshapingは，課題指向型アプローチのなかでも比較的機能指向的アプローチの要素が大きいため，課題選択とそれぞれの難易度調整が決定すれば，shapingの量的練習は家族の援助や対象者の自主練習によって補うことができると考えている．

　その実現のためには，対象者や家族にとってわかりやすい指導マニュアルの作成などが必要となる．例えば，急性期や回復期病棟では，筆者らは事例報告で 図23 [21] のようなイラスト入りのマニュアルを作成している．マニュアルのなかには，大雑把な課題の種類や回数，注意点などを記している．

　マニュアルの運用に家族が慣れてくれば，午前中に対象者との1対1のセッションを実施し，その時間に合わせて家族にも来院してもらう．そのセッションの間を，マニュアルに記載されている内容に加えて，細かな難易度の調整や注意点，そして家族からの疑問点に答える時間に充てる．そして，午後からは家族をコーチとして，対象者に1〜2時間程度の自主練習を積んでもらうことで量的練習の担保を図ることを筆者らは推奨している．

　また，これらは実証していないが，上記の指導マニュアルを日々更新する代わりに，毎日モバイルツールを用いて，作業療法士の注意点や難易度調整に対するコメント付きの映像を残し，自主練習教材を作成することも，より手軽な手段として使用できると考えている．

② **ほかの医療スタッフと連携を図る**

　対象者に最も近い家族に役割を提供する手法を紹介したが，この手法は家族関係の状況が良好な場合にしか使えない手法であり，場合によっては家族関係，特にコーチ側に回る家族の負担を増やしてしまう可能性をはらんでいる．そこで，筆者らが実施している手法に，ほかの医療職種と分担してCI療法を実施していくものがある．

　一般的に回復期病棟などでは，歩行練習を病棟看護師に任せることはよくある．筆者らの先行研究では，手順書（図24A）[22] や勉強会を通して，病棟とのコミュニケーションを深く図ることにより，看護師にCI療法の内容を教育している．また，図24B [22] のように，介入が開始されたら，ウォーキングカンファレンスを多用し，現在の対象者の状況や課題の難易度調整などについて，細かに連携をとっている．この場合も病棟に依頼する練習はshapingが主であり，先行研究の場合では1日40分，二つのshapingを提示し，病棟にて実施させた．

　また，当日実施する課題の選別や難易度調整は，家族指導型CI療法と同様に，午前中に作業療法士が実施し，その内容を引き継ぎ，その後の時間に看護師が病棟にて実施する手続きをとった．この結果，図25 [22] のように，回復期ではあるものの，上肢機能と実生活の麻痺手の使用頻度は大幅に改善した．

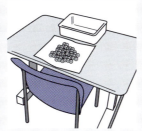
ビー玉を一つずつつまんで四つ手の中に入れ，肘を伸ばして緑のかごに出す．50個

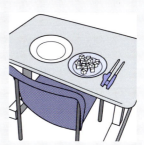
箸ぞうくんで小ブロックをつまんで，口元へ近づけて，左のお皿に入れる．50個
※肩が上がらないように注意

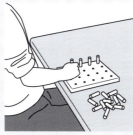
薬指と小指でペグを1本もった状態で，ペグを抜き取り，再度差し込む．2セット
※薬指と小指がペグから離れないように注意

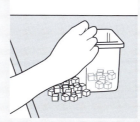
極小ブロックをつまんでケースに入れる．50個
※手首をしっかり上げる

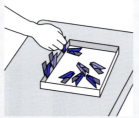
赤と緑のカラフルピンチを箱に付け外しする．
10個×3セット

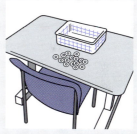
ワッシャーを一つつまみ上げて緑のかごに入れる．
30個×2セット
※右肩をすくめない，身体を傾けないように注意

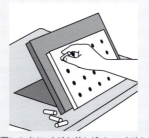
斜面台に置いた台にペグを差し込む．ペグを反転させる
※手首をしっかり上げる

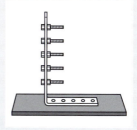
左手でねじを固定して，右手でナットを回す．8本
※肩が上がらないように注意

**図23** 家族に提示するマニュアルの例

図のようなイラスト入りの資料をつくって，それを家族に提示．家族がコーチとなって，自主練習の時間は指導にあたる．練習結果を，OTと1対1の練習時間中に報告してもらい，そこで，難易度の調整やバリエーションの拡大を指導する（最近は，対象者のスマホで課題の動画を撮って資料を代用することもある）

（文献21）を元に作成）

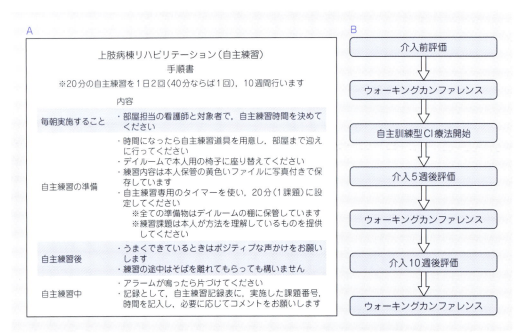

**図24** 病棟にて看護師と実施する際のマニュアルの一部
CI療法が開始されたら、実施してほしい課題と難易度について看護師に申し送りを実施する
（文献22）より引用）

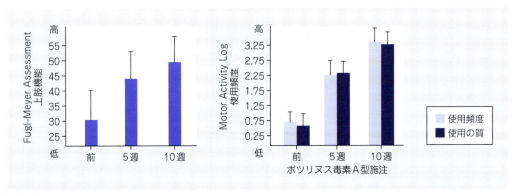

**図25** 病棟実施型のCI療法の結果
（文献22）より引用）

　通常の回復期リハビリテーション病棟では、作業療法士と対象者が密な関係になりやすく、依存関係に陥りやすい印象がある．その点、この病棟実施型のアプローチでは不特定多数の看護師が介入に加わるため、依存対象が分散し、作業療法士と対象者の共依存傾向を減少させることができる可能性を予感している．

　作業療法士は単位制の行動をしているので、どうしても単位内で対象者にアプローチを行う意識が高い印象がある．作業療法は、対象者の生活、ひいては人生を対象にアプローチを行っているが、作業療法士が1対1で対象者に関わる時間は、明らかに短い．そこで、筆者ら作業療法士は、対象者やその家族が主体的に動くことができるように、さまざまな手法を用いて、自主練習時間をマネジメントすることは必須となると考えている．

## 文献

1) Morris DM, et al：Constraint-induced movement therapy：characterizing the intervention protocol. Eura Medicophys 42：257-268, 2006
2) Izuma K, et al：Processing of social and monetary rewards in the human striatum. Neuron 58：284-294, 2008
3) Jiang Y, et al：Effects of reward contingencies on brain activation during feedback processing. Front Hum Neuroscci 8：656, 2014
4) Page SJ, et al：Modiffied constraint-induced therapy combined with mental practice：thinking through better motor outcomers. Stroke 40：551-554, 2009
5) Dahl AE, et al：Short-and long-term outcome of constraint-induced movement therapy after stroke：a randomized controlled feasibility trial. Clin Rehabil 22：436-447, 2008
6) Wolf SL, et al：Effect of constraint-induced movement therapy on upper extremity function 3 to 9 months after stroke：the EXCITE randomised clinical trial. JAMA 296：2095-2104, 2006
7) Wolf SL, et al：Retention of upper limb function in stroke survivors who have received constraint-induced movement therapy：the EXCITE randomized trial. Lancet Neurol 7：33-40, 2008
8) Peurala, et al：Effectiveness of constraint-induced movement therapy on activity and participation after stroke：a systematic review and meta-analysis of randomized controlled trials. Clin Rehabil 26：209-223, 2011
9) Sterr A, et al：Longer versus shorter daily constraint-induced movement therapy of chronic hemiparesis：an exploratory study. Arch Phys Med Rehabil 83：1374-1377, 2002
10) Baddeley AD, et al：The influence of length and frequency of training session on the rate of learning to type. Ergonomics 21：627-635, 1978
11) Han CE, et al：Stroke rehabilitation reaches a threshold. PloS Comput Biol 4：e1000133, 2008
12) Dromerick AW, et al：Very early constraint-induced movement during stroke rehabilitation（VECTORS）：A single-center RCT. Neurology 73：195-201, 2009
13) Humm JL, et al：Use-dependent exaggeration of brain injury：is glutamate involved?. Exp Neurol 157：349-358, 1999
14) El-Helow MR, et al：Efficacy of modified constraint-induced movement therapy in acute stroke. Eur J Phys Rehabil Med 51：371-379, 2015
15) Swayne OB, et al：Stages of motor output reorganization after hemispheric stroke suggested by longitudinal studies of cortical physiology. Cerebral Cortex 18：1909-1922, 2008
16) 川人光男：脳の計算理論．産業図書，東京，1996
17) Imamizu H, et al：Multiple representations for visuomotor learning in the cerebellum：A functional MRI study. Neuroimage 7：S819, 1998
18) Aflame TN, et al：Possible origins of the complex topographic organization of motor cortex：reducetion of a multidimensional space into a two-dimensional array. J Neurosci 26：6288-6297, 2006
19) Barzel A, et al：Home-based constraint-induced movement therapy for patients with upper limb dysfunction after stroke（HOMECIMT）：a cluster-randomised, controlled trial. The Lancet Neurology 14, 893-902, 2015
20) 山本勝仁ほか：脳卒中亜急性期での家族仲介型CI療法によりADL・上肢機能に改善を認めた1例．作業療法ジャーナル 51：615-619, 2017
21) 原田朋美ほか：家族参加型の上肢集中練習により希望であった麻痺手での作業を達成できた一症例．作業療法 36：437-443, 2017
22) 西村翔太ほか：回復期リハビリテーション病棟入院中の脳卒中患者に対する病棟実施型CI療法の試み：ケースシリーズスタディ．作業療法 37：96-103, 2018

# V

# 課題指向型アプローチを効率化する手法

# V 課題指向型アプローチを効率化する手法

　CI療法に代表される課題指向型アプローチは，麻痺手の機能改善と日常生活での使用頻度の向上に対してエビデンスが確立されているアプローチである．ただし，それだけでは対象者の麻痺手の運動障害の問題を解決できないことは多々ある．実際，Hatemらも，発症からの時期，手の運動の有無，痙縮の高低によって，上肢に対する効率的なアプローチを選択するためのデシジョンツリーを示している[1]（図1）．これを見ても，さまざまな手法を組み合わせることが，脳卒中後の上肢の運動障害には非常に重要であることがわかる．本項では，課題指向型アプローチを可能，もしくは効率化するためのさまざまな手法を紹介する．

## 1 経頭蓋磁気・直流電気刺激

　非侵襲的な脳の技術には，磁気で刺激する経頭蓋磁気刺激（transcranial magnetic stimulation：TMS）と，微弱な電流で刺激する経頭蓋直流電気刺激（transcranial direct current stimulation：tDCS）がある．2016年に発刊されたAmerican Heart Associationにおけるエビデンスとしては，一つ以上の研究が実施されているものの[2,3]，日常生活活動に影響を与えるかどうかは不明とされる練習群のなかにrepetitive TMS（rTMS）とtDCSと上肢機能練習を併用したアプローチは分別されており，明確なエビデンスレベルは提示されていない[4]．

　刺激方法は二つある．一つは，rTMSで非損傷側の運動野を低頻度刺激で刺激し，非損傷側から損傷側への過剰な半球抑制を抑制する刺激方法，もう一つは，損傷側の一次運動野の興奮させることで，機能改善の効率性を向上させる刺激方法である．なお，TMSを用いた介入について，筆者らは経験したことがないので，ほかの書籍に任せることとする[5〜10]．

　tDCSには次のようなものがあり，いずれも上肢機能で有意な改善を認めている．
・非損傷側の過剰な活動性を抑制するために，抑制電極（Cathodal電極）を非損傷側の一次運動野に設置し，興奮性電極（Anodal電極）を損傷側前額部に設置する方法[3]
・損傷側の興奮性を増大するために，損傷側一次運動野上に興奮性電極を設置し，抑制電極を非損傷側前額部に設置する方法[11]
・損傷側の一次運動野に興奮性電極を，非損傷側の一次運動野に抑制性電極を設置する方法[12]（上記の2様式の刺激方法のよいところを併せもつ）

　また，tDCSはより強い刺激（多くの研究は2mA前後の電流量を使用，それ以上は皮膚かぶれなどのアクシデントの報告あり）[13]で長時間刺激するほど[14]，刺激後も効果の継続が望

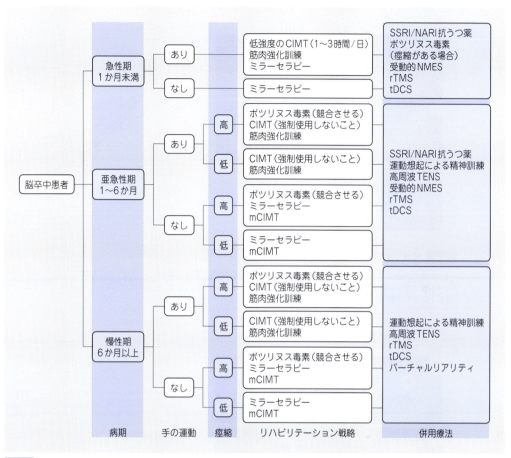

**図1** 脳卒中後の上肢麻痺に対する手法選択のためのデシジョンツリー
(文献1)より引用)

めると報告されている.

## 2　末梢電気刺激

　末梢電気刺激は,末梢の物理的な筋萎縮の改善・維持効果と,脳の学習に伴う可塑性を修飾する二つの効能が考えられている.ここではその2通りについて述べたい.

　脳卒中で麻痺が生じると,臥床時間の増加や麻痺手の学習性不使用(learned non use)が生じ,活動性が著しく低下する.これにより,物理的な末梢筋群の廃用は,急性期から加速度的に進むことが知られている.例えば,発症後の運動麻痺が重度であればあるほど不動は増し,筋萎縮が進むことが示されている[15].Nozoeら[16,17]やHiroseら[18]も,脳卒中発症後にエコーやCTを用いた研究で,麻痺側だけでなく非麻痺側の下肢の筋厚が有意に低下すると述べている[18](図2).

　超急性期から運動閾値による電気刺激を実施することで,筋萎縮の程度を予防することもわかっている[18](図3).

　また,末梢電気刺激による筋力増強のメカニズムとして,サイトカイン細胞の増加やイン

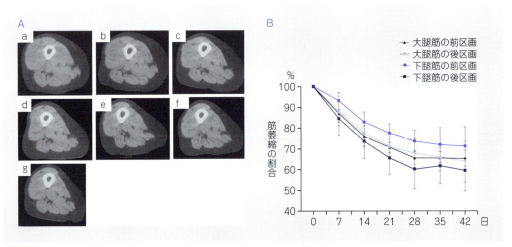

**図2** 廃用で生じる筋萎縮の実際

A) CTスキャンで評価した意識障害のある68歳女性の下肢の萎縮の推移．a)7日，b)14日，c)21日，d)28日，e)35日，f)42日の大腿部の状態．B)6名の意識障害患者の下肢の筋肉の状態の推移(有意な筋量の低下を認めている)
(文献18)より引用)

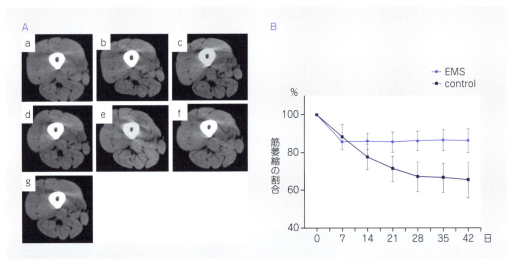

**図3** 廃用に対する末梢電気刺激療法の影響

A) CTスキャンで評価した電気刺激療法(EMS)を実施した意識障害のある57歳男性の下肢の萎縮の推移．a)7日，b)14日，c)21日，d)28日，e)35日，f)42日の大腿部の状態．B)11名(電気刺激療法群5名，対照群6名)の電気刺激療法を実施した群と対照群の意識障害患者の下肢の筋肉の状態の推移(有意な筋量の差を認めている)
(文献18)より引用)

スリン様成長因子の増大なども明らかになっている[19]．

　これまでは下肢に対する研究がほとんどで上肢に対する研究は見当たらないが，末梢の筋群に萎縮があると，いくら皮質脊髄路を経由する中枢からの下降性入力が高まったとしても，運動出力は増強しない．よって，脳卒中後の上肢麻痺に対してもできるだけ早期からこれらのアプローチが必須となる．

　ただし，急性期・回復期では，運動閾値の電気刺激や高強度の課題指向型アプローチは，多くのカロリーを消費する．従って，入院時の栄養状態が担保されていなければ，カロリー

**表1** 一般のリハビリテーションに末梢電気刺激療法を併用した効果
Fugl-Meyer 運動評価（FMA-U）スコアの群間比較

| 患者群 | 治療前 平均(SD) | 2週間 平均(SD) | 3週間 平均(SD) | 1か月 平均(SD) | 3か月 平均(SD) | 6か月 平均(SD) |
|---|---|---|---|---|---|---|
| NMES群（n=19） | | | | | | |
| 合計 | 8.4(2.5) | 15.9(4.9)*,** | 20.3(5.4)*,** | 22.6(5.7)*,** | 26.0(5.1)*,** | 29.8(3.6)*,** |
| 上肢近位部 | 4.0(2.8) | 7.2(3.6)* | 11.4(4.4)* | 13.1(5.0)*,** | 14.6(4.3)*,** | 15.0(5.1)*,** |
| 手関節 | 0.7(0.3) | 1.2(1.4)* | 1.8(1.9)*,** | 2.2(1.8)*,** | 3.0(2.1)*,** | 3.7(2.4)*,** |
| 手 | 2.3(1.2) | 2.8(2.0)*,** | 3.6(3.8)*,** | 4.0(3.2)*,** | 4.8(3.7)*,** | 5.3(4.0)*,** |
| 対照群（n=18） | | | | | | |
| 合計 | 8.2(3.4) | 12.5(5.0)* | 14.5(5.8)* | 17.7(6.2)* | 18.5(6.7)* | 20.3(12.3)* |
| 上肢近位部 | 4.3(2.9) | 6.2(3.4)* | 9.4(3.5)* | 10.1(5.5)* | 10.6(4.3)* | 12.0(5.0)* |
| 手関節 | 0.8(0.5) | 1.0(1.2) | 1.3(1.7)* | 1.6(1.8)* | 2.2(2.1)* | 2.5(2.2)* |
| 手 | 2.0(1.3) | 2.1(2.5) | 3.2(3.2)* | 3.0(3.6)* | 4.1(3.6)* | 4.3(4.1)* |

通常のリハビリテーションのみ実施した対照群に対して、6か月後まで有意な群間差を認めている
* NMES群と対照群のスコア間に有意差あり
** 同一群内で治療前と治療後のスコア間に有意差あり
NMES：神経筋電気刺激（neuromuscular electrical stimulation），SD：標準偏差（standard deviation）
（文献20）より引用）

の多くを練習で消費し、機能的な筋肥大は期待できない．この点も併せて配慮する必要があると考える．

次に、脳の学習に伴う可塑性の修飾に関して、多くの研究で、末梢電気刺激を実施すると同じ練習時間でもよりよい練習結果を導くことができると報告されている．

例えば、Lin らは、回復期に通常の理学療法・作業療法に加え、末梢電気刺激（周波数 30 Hz，パルス幅 300 μ秒，運動閾値）を棘上筋と三角筋、手指伸筋群に実施したところ、6 か月後までの有意な上肢機能の改善が認められたと報告した[20]（表1）．また、Ikuno らも、正中と尺骨神経に末梢電気刺激（周波数 10 Hz，パルス幅 1 mm 秒，感覚閾値）と、課題指向型アプローチを実施したところ、課題指向型アプローチを単独で実施した対照群よりも、効果量にて大きな改善を認めたと報告している[21]．

さらに、Shin らは感覚閾値帯の末梢電気刺激（周波数 35 Hz，パルス幅 200 μ秒，感覚閾値）を手関節伸筋群に実施した場合、末梢電気刺激を実施せずに通常のアプローチを行った対照群に比べて、上肢機能が有意かつ大幅な向上と有意な脳の可塑性変化を認めたと報告している[22]（図4）．これらから、単純に課題指向型アプローチを提供するよりも、末梢に電気刺激を装着したうえで練習を実施したほうが、より効率的に機能改善を導くことができる可能性を報告している．

Khaslavskaia らは、随意運動を単独で行った場合よりも、感覚閾値（周波数 30 Hz，パルス幅 1 mm 秒，感覚閾値）の末梢電気刺激の入力と随意運動を同時に実施したときに、皮質脊髄路の下降性の皮質脊髄路の興奮性を示す運動誘発電位の振幅が有意に向上すると述べている[23]（図5）．これによって、より効率的な機能回復が実現できると考えられている．

さらに、末梢電気刺激は近年、先に紹介した脳を直接的に刺激する rTMS や tDCS の効果を延長するといわれている．

例えば、Uy らは、tDCS 単独で実施したときに運動誘発電位の振幅を確認すると、10分

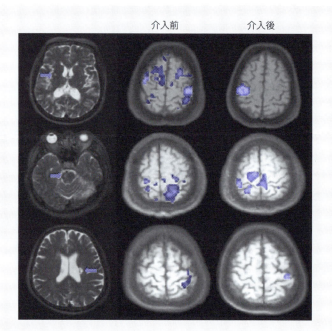

| 検査 | EMG 刺激群 検査前 | EMG 刺激群 検査後 | 対照群 検査前 | 対照群 検査後 | 検査セッション p 値 | 検査セッション ×グループ p 値 |
|---|---|---|---|---|---|---|
| BBT（ブロック） | 21.14±4.09 | 31.86±4.77 | 22.71±3.87 | 23.00±3.24 | 0 | 0 |
| 強度（kg） | 1.09±0.28 | 1.93±0.37 | 1.51±0.19 | 1.51±0.18 | 0 | 0 |
| 精度指数（accuracy index：%） | 33.42±6.99 | 55.11±7.47 | 34.57±5.54 | 38.57±6.58 | 0 | 0 |
| オンセットの遅延（秒） | 0.49±0.13 | 0.27±0.11 | 0.46±0.12 | 0.41±0.17 | 0 | 0.01 |
| オフセットの遅延（秒） | 0.77±0.15 | 0.44±0.12 | 0.90±0.43 | 0.83±0.47 | 0 | 0 |

**図4** 末梢電気刺激による脳の興奮性の変化と上肢機能の変化

介入前後で Box and Block Test が電気刺激療法をリハビリテーションに併用した群が通常のリハビリテーション実施群に比べて有意な改善を認め，脳の活動性も対照群に比べ有意な上昇を認めた
（文献22）より引用）

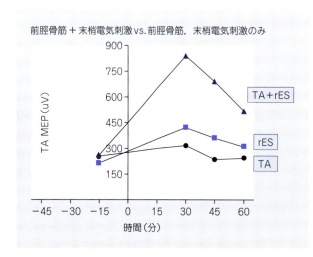

**図5** 末梢電気刺激療法と随意運動の併用が運動誘発電位に与える影響

末梢電気刺激を単独で実施する，もしくは随意運動を単独で実施するよりも，それらを同時に併用したほうが有意な運動誘発電位の振幅が向上し，刺激後60分までその修飾効果は延長した
（文献23）より引用）

間のtDCS刺激後15〜30分が経過すると刺激前の状況に戻っていたと報告している[24]．さらに，5分，10分間のtDCSと20分間の末梢電気刺激を実施すると，刺激後に向上した運動誘発電位は，30分後まで維持されたと報告している．実際，複数の研究者が皮質への直接刺激と末梢電気刺激を通常のリハビリテーションと併用し，さまざまな身体部位の機能改善につなげている[25〜28]．

筆者らも，生活期の脳卒中後上肢麻痺を呈した対象者に対し，両半球へのtDCS（損傷側に陽極設置，非損傷側に陰極を設置）と末梢電気刺激を併用したニューロモデュレーションとCI療法を併用し，従来のCI療法に比べ，約2倍程度のFugl-Meyer assessment（FMA）の改善を認めており[28]，末梢電気刺激の他療法との併用は，より短時間で大きな改善を得ることができる方法の一つであると考えている．

なお，肩関節亜脱臼に関する末梢電気刺激についての使用方法は，第Ⅲ章p69〜p71に記載してあるので，併せて参考にしてほしい．

### メモ　末梢電気刺激は運動閾値？感覚閾値？　どちらで使用するのが有効か？

Yoshidaら[29]は，無作為化比較試験で，変性性関節症の対象者に対し，通常の練習に感覚閾値と運動閾値の神経筋電気刺激をそれぞれ併用した群と，通常の練習を単独で実施した群（対照群）で比較検討を行った．その結果，随意的な等尺性の最大筋収縮は，感覚閾値と運動閾値の刺激を提供した群が，対照群よりも有意な改善を認めたと報告した．一方，歩行と行った運動スキルに関しても，感覚閾値と運動閾値を併用して練習を行った群が，対照群よりも有意な改善を認めたという．また，運動閾値で収縮を促した群についてのみ，複数名の脱落者を認めている．この研究では，筋出力や運動スキルに与える影響は，運動閾値と感覚閾値の電気刺激療法は大きく変わらず，逆に痛みなどにより運動閾値で実施したほうが，対象者に与える不利益は大きい可能性が理解できる．

ただし，屈筋と伸筋の相反神経刺激を利用する痙縮軽減目的の電気刺激では，相反筋群のⅠa線維の興奮性が必須なため，運動閾値での刺激が必ず必要となる．また，痙縮予防目的の電気刺激両方の有効性も複数の論文で示されている[30〜32]．

### メモ　末梢電気刺激のパラメータによる特徴の違い

電気刺激療法を併用する際には，特に電流強度とパルス幅が神経線維に与える影響を考慮しなければならない．図6に電流強度とパルス幅が神経線維に与える影響について記載するが，これらの二つのパラメータを変化させることで，刺激できる神経線維が異なることがわかっている[33]．例えば，どちらかのパラメータを向上させると，まずAβ（感覚）が，次に運動が，ほぼ同時にAδ（鋭い痛み）が刺激される．これからもわかるように，運動閾値までパラメータを向上させると，鋭い痛みが共存する．

また，臨床で電気刺激を行っても，運動閾値になかなか到達できず，痛みが先行してしまうケースを多々経験すると思う．これは，廃用や萎縮などの影響で，筋肉が脱神経をしてしまい，刺激に反応できない状況に陥っていることが考えられている．こうした筋に対しては，図6にあるように，パルス幅をより大きくすることで，脱神経状態にある筋肉に対してもアクセスすることができる．

最後に周波数について触れておく．周波数は1秒間に筋肉を刺激する頻度なので，長い時間の刺激が必要な場合は比較的低い頻度で，短い時間でもしっかり筋収縮を促したい場合は，高めに設定することが勧められている．

ちなみに，筋収縮を担保したい場合は20Hz以上の周波数を担保することが重要だとされており，この点に配慮して，パラメータを設定する必要がある．また，周波数は痛みに影響を与え，より高い周波数のほうが，感じる痛みが少ないといわれている．

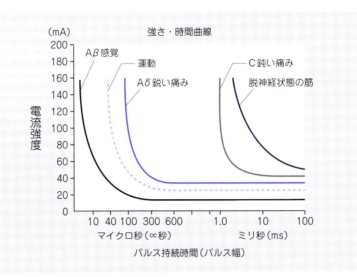

**図6** 電流とパルス幅が刺激する神経に与える影響

電流もしくは，パルス幅を調整することにより，感覚を司るAβ繊維，運動神経を刺激することができる．ただし，運動神経を刺激する際には，鋭い痛みを司るAδ線維と閾値が近いことからどうしても痛みを伴うことが多い．また，萎縮し脱神経状態に陥っている神経を刺激する際には，パルス幅を向上させることが必要となるため，廃用の影響で筋収縮が得難い対象者に対しては，パルス幅にて調整を行うことが求められる

（文献33）より引用）

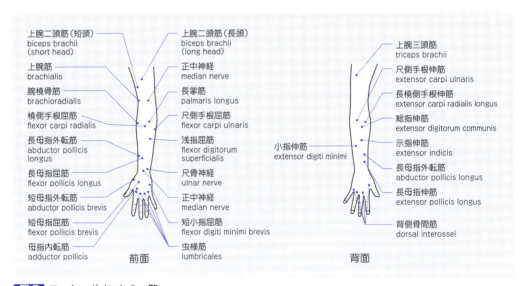

**図7** モーターポイントの一覧

（文献34）より引用）

---

**メモ　各筋肉を動かす際にはどこに電極を貼るの？**

　電流密度は電極の大きさに反比例するため，小さい電極は単一の筋肉を刺激できる利点があるものの，皮膚表面の痛覚受容体に対する刺激も大きくなるため，不快感や痛みを誘発しやすい．こうした電極の特性を理解しつつ，電極と皮膚抵抗をできるだけ落とす配慮（角質除去，湿潤環境の担保）を施したうえで実施する必要がある．

　**図7**に各筋肉のモーターポイントについて図を提示する．モーターポイントは，筋本体よりも神経繊維細胞の興奮閾値が低いため[34]，このポイントをしっかり刺激することが，痛みなどを伴わずに刺激を行うた

めに重要となる．

# 3 ミラーセラピー

　ミラーセラピーは，それ単独でもエビデンスがある程度確立されているアプローチ方法である．1995年にRamachandranらによって，上肢切断患者の幻肢痛軽減のために開発された[35]．その後Altschulerによって，脳卒中後の上肢麻痺に対する運動障害に応用された[36]．

　また，コクランのシステマティックレビュー[37]やYavuzerらの無作為化比較試験の結果から，6か月の長期効果の可能性も述べられている．さらに，特に手指の伸展を認めない症例に対する効果なども示されている[38,39]．

　ミラーセラピーのメカニズムで，経頭蓋磁気刺激を用いた研究がある．損傷側の一次運動野の活動性の向上を[40,41]，fMRIを用いたものでは，損傷側の一時運動野[42]と小脳外側・上側頭回・上後頭回の賦活[43]が報告されている．さらに，ミラーセラピーによって，損傷側の皮質内抑制と半球間抑制が修飾されること[44]や，麻痺手の実際の筋活動を促すこと[41]，左右脳のコミュニケーションが増加させることによって，損傷側の一次運動野内の皮質内抑制のバランスを向上させることで，左右非対称な脳の活動を正常化し，楔前部や帯状回皮質を活性化するといわれている[45〜47]．これらの脳活動から，運動イメージやミラーニューロンシステムを回復メカニズムと考えている報告が多い[40,41]．

　また楔前部は，自己身体のマッピングが存在し[48]，身体と空間の自己制御に関わる部位と考えられていることから，身体失認やイメージングの不備といった要素が潜在的にある事例に対しても有効な手段かもしれない．

　さて，ミラーセラピーを課題指向型アプローチにどのように活かすかという点について説明する．Yoonらは，ミラーセラピーを実施後にCI療法を実施した群と，CI療法を単独で実施した群を比較し，ミラーセラピー（手指だけでなく，手首，肘，肩に対しても実施）後にCI療法を実施した群は，CI療法を単独で行った群に比べ，上肢機能の有意な改善を認めたと報告している[49]（図8）．

　また，ミラーセラピーではないが，Pageらは小規模の無作為化比較試験で，イメージングを促進するメンタルプラクティスを修正CI療法前に実施した群は，修正CI療法を単独で実施した群よりも，上肢機能が有意に改善したと報告している[50]．筆者らも，課題指向型アプローチだけではほとんど改善しなかった手指機能が，ミラーセラピーと併用した期間から大きく改善した症例を経験している[51]．

　さらにKimらは，メンタルプラクティスを修正CI療法を実施する前に行った群と修正CI療法を単独で実施した群を比較検討し，上肢機能の有意な改善に加え，皮質脊髄路の興奮性が増したと報告している[52]．

　ちなみに，CI療法とミラーセラピーを比較した結果，両群ともに上肢機能は向上したが，CI療法にのみ，機能改善と生活活動の改善に相関関係があったと報告している[53]．これからも，どちらか単独によるアプローチというよりは，相乗効果を見込んだうえで，アプローチを行うことが重要だという印象がある．

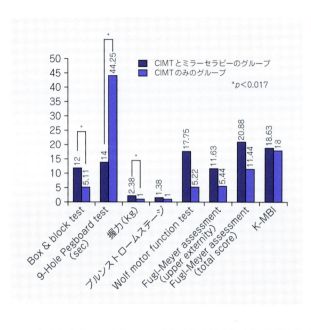

**図8** ミラーセラピーとCI療法の併用効果

Box and Block Test, 9hole peg, 握力で, 通常のCI療法よりも有意な改善を認めた
(文献49)より引用)

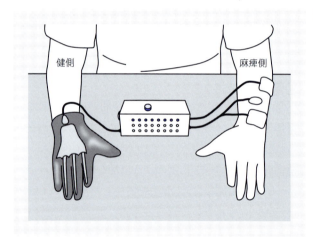

**図9** CCFESの実施場面
(文献55)より引用)

> **メモ** ミラーセラピーと類似の効果が期待できる電気刺激療法の併用療法について

また，ミラーセラピーと同様の効果があるかは不明な点が多いが，近年，健側の筋電をトリガーとして麻痺側の動きを出現させるcontra laterally controlled function electrical stimulation（CCFES）が注目されている[54,55]（図9）[55]．

この手法は促通を促したい健側の筋にセンサー電極を設置し，随意運動をトリガーとして麻痺側の同部位の運動を出現させる手法である．この方法により，介入前後で皮質脊髄路の興奮性の増大や，1週間後まで興奮性の持続が継続することを報告している[56]．

また，無作為化比較試験の検討も複数なされている．Knutsonらは，無作為化比較試験で，健側トリガーによるCCFESと，麻痺側の単純サイクルのパッシブな電気刺激を比較した結果，CCFESを実施した群のほうが，随意的な手指伸展角度と多種の上肢機能評価で有意な改善を認めたと報告している[57]．

CCFESの利点は，ミラーセラピーと同様に，重度の上肢麻痺を呈した対象者に対して，練習量を担保するための自主練習として，エビデンスがある程度確立されたアプローチを提供できる点にある．

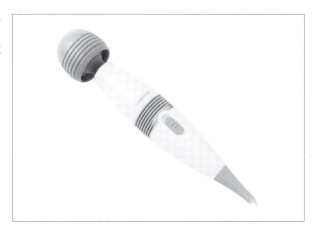

**図10** 振動刺激に用いる電気マッサージャー

写真はTHRAVE社製のマッサージャー．周波数が90～100Hzの機器を使用することが多い

## 4 振動刺激

　一般的に，振動刺激には電気マッサージャー（図10）を使用する．これは，筋緊張を低下させる手法である．一般的に，100Hzから200Hzの周波数の振動刺激を骨格筋に振動を与えると，筋紡錘のⅠa線維の求心性興奮を導く緊張性振動反射（tonic vibration reflex）が報告されている[58]．

　この方法を利用して，近年では振動刺激を用いた新たな筋緊張の抑制方法である direct application of vibratory stimuli（DAVS）が開発されている[59, 60]．この方法は，緊張性振動反射を提供すると，刺激開始当初は，緊張性振動反射によって筋が強い収縮を示すが，数分の刺激を継続することにより，刺激前に比べると明らかな筋緊張の低下が認められる手法である．

　この手法のメカニズムとして，NomaらはF波とM波の波形を用いて検討している．このなかで刺激実施後には，F波のF/M比の低下を示しており，脊髄の興奮性の低下を認めている[59, 61, 62]．これにより筋緊張の抑制効果があることが報告されている．

　ただし，データを注意深く観察すると，M波の低下も見られることから，痙縮に限局した徴候に加え，筋全体の疲労の影響も筋緊張の弛緩傾向に寄与している可能性もあるのかもしれない．いずれにせよ，従来のアプローチに比べるとこの手法を付随したほうがよりよい上肢機能の向上を認める報告が多いことから，有用な手段であると考える．

　さらに，Caliandroらも，無作為化比較試験により，痙縮に対し振動刺激を実施した群と偽振動刺激を提供した群を比較検討した結果，振動刺激を実施した群は有意な筋緊張の低下を認めたと報告している[63]．

　次に，振動刺激は運動失調の軽減にもつながる可能性がある．Kautらは，脊髄小脳変性症の患者がもつ脊髄小脳性の失調に対して，通常の練習に低頻度の振動刺激（6.5Hz）を併用した群と，偽振動（1Hz）を併用した群を比較したところ，振動刺激を実施した群で，運動失調の程度を示す scale for the assessment and rating of ataxia と上肢のスキルを評価する 9hole peg の値が，偽振動刺激を与えた群よりも有意に改善したと述べている[64]．彼らは，小脳以外のほかのネットワークを利用して，小脳の機能を代償しているという仮説を立てて

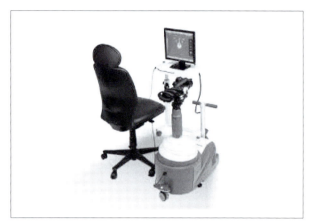

**図11** ReoGo®-J の外観
（帝人ファーマ株式会社ホームページより）

いる[65,66]．

　筆者らも，ABA デザインを用いた事例レベルではあるが，視床出血にて感覚脱失を呈した対象者に，約 90 Hz の振動と課題指向型アプローチを併用した期間と，課題指向型アプローチ単体で実施した期間で分析した．すると，併用した時期にのみ box and brock test で minimal clinical important difference（MCID）を超える変化を認めた．また，事例のコメントでは，「振動刺激をすると課題を行っている実感が強い」「自分の身体を使っている感じが強い」というコメントがあった．

　この結果からも，課題指向型アプローチに振動刺激を併用することで，課題指向型アプローチ単体よりも，良好な上肢の機能改善が得られる可能性があるといえる．

## 5　ロボット療法

　Lancet のガイドラインを確認すると，上肢に対するエビデンスで，CI 療法のほかにもう一つロボット療法が挙げられている．脳卒中後の上肢麻痺に対するロボット療法は，介助機構があるロボットアームによって，対象者の上肢運動をアシストし，できるだけ随意的に上肢の反復運動が可能になることを目的とした練習である．

　上に示したガイドラインでは，手指よりも肩・肘といった上肢にエビデンスが認められると報告されている．臨床で脳卒中後の対象者と対峙したことがある作業療法士なら，肩・肘の機能が低く，手指のパフォーマンスを最大限の発揮が困難であったり，そもそも単独での麻痺手使用が不可能な対象者のアプローチに関わったことが一度はあるだろう．そうした対象者，特に重度の近位麻痺を呈した対象者に対して，ロボットを用いた上肢機能アプローチは非常に有用であると考えられている．

　複数の研究者が，中等度から重度の近位部の上肢麻痺を呈した対象者がロボット療法の適応となり，これらの練習が上肢機能にアドバンテージを与えてくれると報告している[67,68]．

　我が国でもさまざまな機器が台頭しているが，日本人を対象にある程度の規模の無作為化比較試験を実施した機器は，現時点（2018 年 2 月）で 1 機種しか認められていない．その機種は，ReoGo®-J（帝人ファーマ株式会社，東京）（**図11, 12**）である．

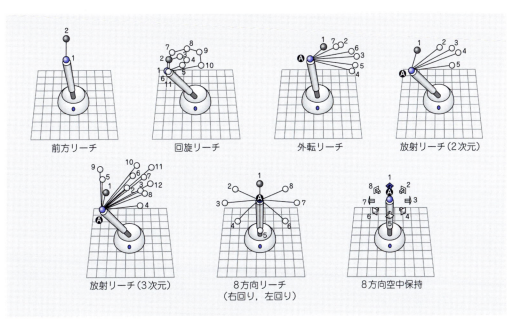

**図12** ReoGo®-J に搭載されている代表的な練習課題
（帝人ファーマ株式会社ホームページを元に作成）

　Takahashi らは回復期リハビリテーション病院で，従来のリハビリテーションと従来の自主練習（サンディングやプレーシングなど）を実施した群を対照群とし，従来のリハビリテーションに加え自主練習としてロボット療法を用いた介入群の効果を検討した．その結果，ロボット群は対照群に比べて，有意な上肢近位部の機能改善を認めた．加えて，この研究では介入群のみ，FMA の MCID を超える変化を認めたと報告した[68]．

　ただし，ロボット療法単独では，上肢機能は向上できるが，日常生活の麻痺手の使用頻度には影響を与えにくいことがわかっている[68,69]．

　このロボット療法の利点と欠点から見て，肩・肘に中等度から重度の障害を呈した対象者に対して，ロボット療法と CI 療法をはじめとした課題指向型アプローチを併用する必要がある．

　この点については，筆者らの研究が参考になる．1 回 1 時間のロボット療法と 30 分の CI 療法を週 3 回 10 週間（計 30 セッション）実施したところ，FMA と motor activity log（MAL）の使用頻度（amount of use：AOU）は有意な改善と，それぞれの生活期で MCID を超える改善を認めた[70,71]．この事実からも，ロボット療法と CI 療法は相互補完し得る可能性がある．

　ロボットに関しては，各学会が通常のリハビリテーションで使用できるように作業を進めていることもあり，近い将来，必ず一般的な作業療法のなかでも触れる機会が増えることが予測される．よって，ここで具体的な ReoGo®-J の使用方法についても触れておく．

### ReoGo®-J の具体的運用方法

　ReoGo®-J は医療機器（認証番号：226AHBZX00029000，管理医療機器・特定保守管理医療機器）として認証されている脳卒中後の上肢麻痺の改善を目的としたロボットである．

　まず，ReoGo®-J の上肢機能練習の位置づけに関わる運用方法だが，基本的には自主練習プログラムとして運用することが望まれる．作業療法士が対象者と 1 対 1 で実施できる練習時

間では，作業療法士にしかできない練習を行い，そのほかは，練習量を担保する手段として用いる．

また，自主練習の時間は，マネジメントが可能なら，課題指向型アプローチなど作業療法士と対象者が1対1で実施する練習の前に，ウォーミングアップとして使用するのがよいと筆者は考えている．

これは印象ではあるが，随意運動を惹起しながら練習をすることで，即時的に低緊張筋の緊張を向上し，高緊張筋の緊張を低下されるといったコンディショニング効果が考えられる．自主練習として作業療法士が関わる時間以外に，1時間程度の練習時間を設定することが一般的である．

次に練習プログラムの作成方法だが，これは作業療法士が必ず実施すべきである．難易度のそぐわない課題を実施しても対象者の上肢機能によい影響はないため，適切な難易度の課題を選定することが必要となる．実際には，ReoGo®-Jが有する「練習の種類」と「リーチ範囲」「ロボットによる介助量と抵抗」の三つの因子を調整することで，適切な難易度の課題を設定することとなる．

「練習の種類」について，ReoGo®-Jは17種類の練習課題をデフォルトで内蔵している．このなかでも，特に基盤となる練習に，図12に示すように，「前方リーチ」「回旋リーチ」「2D/3D放射リーチ」「2D/3D外転リーチ」「口元リーチ」「8方向リーチ/保持課題」などがある．

練習の難易度について説明する．課題を選定する際は，異常な共同運動パターンの逆の動きが動作に含まれれば含まれるほど，難易度は向上すると筆者らは考えている（第Ⅱ章，第Ⅲ章を参照）．

この考え方で課題の難易度を選定すると，前方リーチ→回旋リーチ→2D放射リーチ→外転リーチ→8方向リーチ→口元リーチ→3D放射リーチ→8方向保持課題の順番に難易度が困難となる．これらの難易度は前述したように，異常な共同運動パターンの逆の動きが含まれれば含まれるほど向上するが，そのなかでも特に，「外旋」方向への運動の強度に依存していると考えている．つまり，より外旋方向への運動強度が高い課題ほど，難易度が困難であるといえる．

次に「リーチ範囲」「ロボットによる介助量と抵抗」による難易度調整について説明する．介助量によってロボットは次の五つの介助モードが設定されている（図13）．

① 全介助モード（ロボットが全て介助をしてくれる）
② 初動時負荷モード（最初に随意的な閾値を超える力が入力されると，あとはロボットが全て解除してくれる）
③ 段階負荷モード（最初に随意的な閾値を超える力が入力されると，リーチ範囲の一部をロボットが全介助した後に停止する．その時点でもう一度閾値を超える随意的な入力を行うと，再び一部の範囲をロボットが全て介助する．これを全リーチ範囲にわたって繰り返す）
④ 軌道介助モード（対象者の随意的な入力に比例した介助量を，ロボットが出力する）
⑤ 自動運動モード（全て対象者の力で操作する）

ロボットは対象者の随意運動を補助するための介助機能があるため，初めてロボットを用いる作業療法士は，ロボットによる介助量によって難易度を設定しようとする場合が多い．しかし，筆者らはロボットの介助量によって難易度を設定するよりも，対象者の随意性を促すため

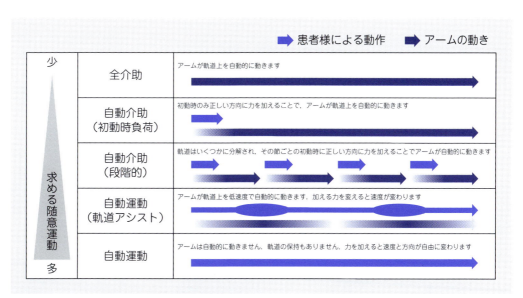

**図13** ReoGo®-J に搭載されている代表的な練習課題
（帝人ファーマ株式会社ホームページより作成）

**表2** ReoGo®-J における具体的な練習課題の組み合わせ

| FMA | 訓練 | 訓練モード | リーチ範囲 |
|---|---|---|---|
| 10点未満 | ・前方リーチ<br>・回旋リーチ | 全介助 | 50〜70％ |
| 10〜15点 | ・前方リーチ<br>・回旋リーチ | 自動介助（初動時負荷）〜　自動介助（段階的） | |
| 15〜20点 | ・前方リーチ<br>・回旋リーチ | 自動介助（段階的）〜　自動運動（軌道アシスト） | 50〜70％ |
| 20〜30点 | ・前方リーチ | 自動介助（初動時負荷）〜　自動運動 | 100％ |
| | ・回旋リーチ | | 70〜80％ |
| | ・放射リーチ<br>・外転リーチ | 自動介助（初動時負荷）〜　自動介助（段階的） | 50〜60％ |
| 30点以上 | ・前方リーチ | 自動介助（初動時負荷）〜　自動運動 | 100％以上 |
| | ・回旋リーチ | | 80％以上 |
| | ・放射リーチ | | 60〜100％<br>（場合によっては100％以上） |
| | ・外転リーチ | | 60〜100％<br>（場合によっては100％以上） |

に，「ロボットの介助モードは軌道介助モードに設定し，そのモードで実施できる最大限のリーチ範囲に設定する」ところから難易度調整を開始している．これらの方略を織り交ぜた難易度調整の方法を**表2**に示す．

また，Takahashi らの ReoGo study 実施時の難易度調整は，「ロボットの介助量」を中心に変更し，リーチ範囲はデフォルトの100％のまま運用していた[68]．その際の FMA の肩・肘・前腕の項目の改善量とほぼ同等の変化を，上記に示した難易度調整を同時期の回復期の対象者に実施した筆者らの新たな研究[72]では，約1/3の練習期間で実現していることからも，「練習

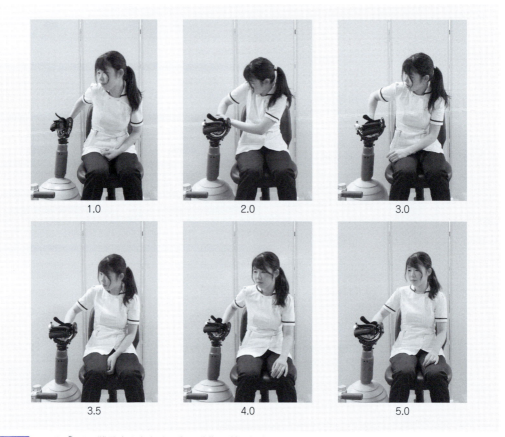

**図14** ReoGo®-J の難易度を向上する際の動作の質の目安
適切な難易度の練習を実施している際は，上記の動作の質を図る Quality of Movement（QOM）が 3.5〜4.0 の間に入るように三つのパラメータを調整する．3.5 以下の場合は困難すぎる場合が多く，4.0 以上の場合は，安易すぎる場合が多いと筆者らは考えている

の種類」「リーチ範囲」「ロボットによる介助量と抵抗」の三つの因子により難易度を調整するほうが良好であると思われた．

なお，難易度を調整する際には，練習課題実施時の対象者の動作の質が主観的な使いやすさ（quality of movement：QOM）（図14）で評価した際に，3.5〜4.0 に収まるように設定し，4.0 付近にまで改善したら，難易度を向上させていく．

### メモ　人とロボットはどちらが上肢機能を改善するか？

　この議論は，リハビリテーション領域にロボットの導入について検討された初期の時代から挙げられている，クリニカルクエスチョンの一つである．しかし，議論の大勢はすでに 2010 年の Lo らの論文によって結論づけられている．

　Lo らは，退役軍人を対象者に，作業療法士による高強度のアプローチとロボットを用いた上肢機能練習を無作為化比較試験によって比較検討を行った結果，2 郡間の上肢機能の改善に有意な差はなかったと述べている．ただし，ロボット練習の費用は，ロボット群が作業療法士による高強度の練習よりも有意に効率がよかったとしている[73]．

　この結果から，彼らはロボットを用いた練習は，より経済的な負担が少ないうえに，作業療法士による練習と同等の効果をあげることができるという結論を示した．

　この結論によって，近年では作業療法士による代替手段としてロボットを使用するのではなく，より練習

量を増やすために補助療法としての効果を検証する研究も増えている.

　Hesseらや Takahashiらの研究がその代表格ともいわれている. これらの研究では, 一般的な自主練習に比べるとロボット療法は良好な結果を残しているものが多く, ロボット療法は効果的な自主練習として運用が期待されていることがわかる[68,74].

## 6　ボツリヌス毒素施注

　脳卒中発症から1年を超えた時点で, 25％から43％の対象者に痙縮が認められると報告されている[75~78]. ボツリヌス毒素施注は, 上肢に対しては痙縮を低下させると報告されている[79]. また, メタアナリシスのなかでは, わずかではあるが, 日常生活活動で有意な改善を認めたと報告されている[80].

　ただしそれらは, 着替えや手のひらの衛生を保つために, 他動的に手を動かすことで介助がしやすいといった程度のもので, ボツリヌス毒素施注単体の介入では, 上肢機能の改善のエビデンスは確立されていない[81,82].

　しかし, ボツリヌス毒素A型施注とエビデンスが確立されている上肢機能アプローチ, ボツリヌス毒素A型施注とCI療法の併用療法の効果については, Sunらの研究が参考になる. この研究では, ボツリヌス毒素A型施注を実施した後にCI療法を行った群と, ボツリヌス毒素A型施注を実施した後に一般的なリハビリテーションを実施した群（対照群）を比較検討した結果, ボツリヌス毒素A型施注後にCI療法を実施した群のほうが, 対照群に比べ有意な上肢機能と実生活における麻痺手の使用頻度の向上と, 痙縮の減退を認めたと報告している. さらに, この傾向は介入後6か月もの間持続したと報告している[83].

　また, Frascarelliらは, ボツリヌス毒素A型施注後にロボット療法を提供した際, 有意な上肢機能の改善と痙縮の低下を認めたと報告している[84]. このように, ボツリヌス毒素単体では, 上肢機能に対する影響は小さいものの, エビデンスが確立されたアプローチを併用することで, 意味のある機能改善が認められると報告されている.

　また, 筆者らの研究では, 事例検討レベルではあるが, ボツリヌス毒素A型施注後, CI療法を実施した患者が, CI療法実施後1年間の間, 上肢機能と実生活での麻痺手の使用頻度の向上と, 痙縮の減退を認めたと報告している[85].

　痙縮の減退効果は, ボツリヌス毒素A型施注後3か月で薬剤の効果が切れるとの報告が多くあることからも, CI療法を併用し, 実生活での麻痺手の使用頻度の改善と, 長期的な機能改善をもたらすことで, 痙縮を増悪させるなんらかの機構に良好な影響を提供できたことが考えられた.

　我が国では, 脳卒中後に生じる痙縮に対するボツリヌス毒素の施注単位数は280単位とされているが, 海外ではさらに大容量の認可を得ている国もある. そのような国々では, 痙縮の高い筋群に対し, 大容量のボツリヌス毒素を実施し, 痙縮を抑制する傾向がある. 従って, 海外と我が国の違いを頭に入れたうえで, 先行研究の結果を見る必要がある.

　ちなみに, 我が国の麻痺手へのボツリヌス毒素A型の施注の実態としては, 蜂須賀ら[86]の報告（図15）などもあるので参考にされたい.

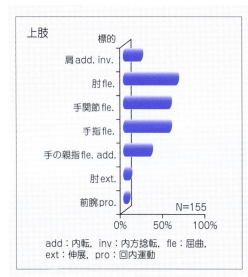

図15 我が国のボツリヌス毒素の施注量の目安
(文献86)より引用)

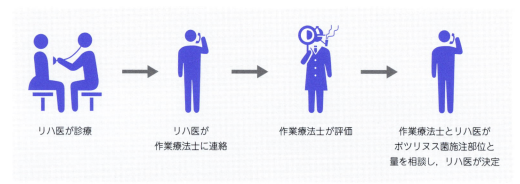

図16 ボツリヌス毒素の施注までの理想的な手続きの例

　このアプローチも，rTMSと並び，リハビリテーション科医のみが実施できるものだが，実施する際には臨床で練習を，実際に実施する作業療法士と医師の連携が非常に重要となる．

### メモ　ボツリヌス毒素A型施注における療法士の役割

　先行研究でもボツリヌス製剤の投与量については，一致した見解が得られていない．一般的に，医学的なエビデンスの観点から施注を考えると，筋緊張が高い筋肉に施注を試みることとなる．
　しかし，過剰な筋緊張による痛みなどを訴える対象者に対しては，それで十分であるが，「麻痺手を使いたい」と考えている対象者に機能回復の一助として施注する際には慎重になる必要がある．
　例えば，大胸筋に大量の施注を行った場合，肩関節周囲の固定性が消失し，今まで上がっていた上肢が上がらなくなることがある．さらに，手指屈筋群に大量に施注した場合は，手指で物品を把持できなくなることも少なくない．
　ボツリヌス毒素を施注する前には，施注医と対象者の今後の目標を共有し，対象者が目標とする行為が可能となるように，ボツリヌス毒素の施注部位や施注量を検討することが重要となる．図16に理想的な施注までの流れを記載するので，参考にされたい．

> **メモ** **作業療法士による徒手療法のガイドラインにおける位置づけ**
>
> 作業療法士が実施するストレッチや他動的な介入，モビライゼーションなどは，重度の麻痺の痙縮のマネジメントや拘縮の予防手段としてルーティンで用いられている[87]．しかし，アメリカ心臓協会（American Heart Association）のガイドラインでは，非侵襲の脳刺激と同様に，日常生活活動に影響を与えるかが不明な療法として分類されている[4]．

## 文献

1) Hatem SM, et al：Rehabilitation of motor function after stroke：a multiple systematic review focused on thechniques to stimulate upper extremity recovery. Front Hum Neurosci 13：442, 2016
2) Chang WH, et al：Long-term effects of rTMS on motor recovery in patients after subacute stroke. J Rehabil Med 42：758-764, 2010
3) Kim DY, et al：Effect of transcranial direct current stimulation on motor recovery in patients with subacute stroke. Am J Phys Med Rehabil 89：879-886, 2010
4) Winstein CJ, et al：Guideline for adult stroke rehalitation and vecovery：a guideline for healthcare professionals from the amerian heart association/American stroke association. strok 47：e98-169, 2016
5) 伊良皆啓治：脳神経刺激（tDCS, TMS, DBS）の現状と展望．計測と制御 54：82-86, 2015
6) 井上雄治：反復経頭蓋磁気刺激（rTMS）療法．神経治療 33：228-233, 2016
7) Oberman L, et al：Safety of theta burst transcranial magnetic stimulation：a systematic review of the literature. J Clin Neurophysiol 28：67-74, 2011
8) Kapur N：Paradoxical functional facilitation in brain-behaviour research. A critical review. Brain 119：1775-1790, 1996
9) 原貴敏ほか：脳卒中後上肢麻痺に対する低頻度反復性経頭蓋磁気刺激と集中的作業療法の併用療法が脳血流に及ぼす影響について．Jpn J Rehabil Med 50：36-42, 2013
10) 角田亘ほか：脳卒中後上肢麻痺に対する低頻度反復性経頭蓋磁気刺激と集中的作業療法の併用療法―1,000人超の患者に対する治療経験．脳卒中 35：274-280, 2013
11) Nair DG, et al：Optimizing recovery potential through simultaneous occupational therapy and non-invasive brain-stimulation using tDCS. Restor Neurol Neurosci 29：411-420, 2011
12) Bolognini N, et al：Neurophysiological and behavioral effects of tDCS combined with constraint-induced movement therapy in poststroke patients. Neurorehabil Neural Repair 25：819-829, 2011
13) Nitsche MA, et al：Excitability changes induced in the human motor cortex by weak transcranial direct current stimulation. J Physiol 15：633-639, 2000
14) Nitsche MA, et al：Sustained excitability elevations induced by transcranial DC motor cortex stimulation in humans. Neurology 57：1899-1901, 2001
15) English C, et al：Loss of skeletal muscle mass after stroke：a systematic review. Int J Stroke 5：395-402, 2010
16) Nozoe M, et al：Changes in quadriceps muscle thickness in acute non-ambulatory stroke survivors. Top in stroke Rehabil 23：8-14, 2016
17) Nozoe M, et al：Efficacy of neuromuscular electrical stimulation for preventing quadriceps muscle wasting in patients with moderate or severe acute stroke：A pilot study. Neuro Rehabilitaiton 41：143-149, 2017
18) Hirose T, et al：The effect of electrical muscle stimulation on the prevention of disuse muscle atrophy in patients with consciousness disturbance in the intensive care unit. J Crit Care 28：536, e1-7, 2013
19) Kern H, et al：Electrical stimulation counteracts muscle decline in seniors. Front Aging Neurosci 6：189, 2014
20) Lin Z, et al：Long-term effectiveness of neuromuscular electrical stimulation for promoting motor recovery of the upper extremity after stroke. J Rehabil Med 43：506-510, 2011
21) Ikuno K, et al：Effects of peripheral sensory nerve stimulation plus task-oriented training on upper extremity function in patients with subacute stroke：a pilot randomized crossover trial. Clin Rehabil 26：999-1009, 2012
22) Shin HK, et al：Cortical effect and functional recovery by the electromyography-triggered neuromuscular stimulation in chronic stroke patients. Neurosci Lett 442：174-179, 2008
23) Khaslavskaia S, et al：Motor cortex excitability following repetitive electrical stimulation of the common peroneal nerve depends on the voluntary drive. Exp Brain Res 162：497-502, 2005
24) Uy J, et al：Increased cortical excitability induced by transcranial DC and peripheral nerve stimulation. J Neuroscience Methods 127：193-197, 2003
25) Satow T, et al：Combination of transcranial direct current stimulation and neuromuscular electrical stimulation improves gait ability in a patient in chronic stage of stroke. Case Rep Neurol 8：39-46, 2016
26) Celnik P, et al：Effects of combined peripheral nerve stimulation and brain polarization on performance of a motor sequence task after chronic stroke. Stroke 40：1764-1771, 2009
27) Sattler V, et al：Anodal tDCS combined with radial nerve stimulation promotes hand motor recovery in the acute phase after ischemic stroke. Neurorehabil Neural

Repair 29：743-754, 2015
28) Takebayashi T, et al：Improvement of upper extremity deficit after constraint-induced movement therapy combined with and without preconditioning stimulation using dual-hemisphere transcranial direct current stimulation and peripheral neuromuscular stimulation in chronic stroke patients：a pilot randomized controlled trial. Front Neurol 8：568, 2017
29) Yoshida Y, et al：Comparison of the effect of sensory-level and conventional motor-level neuromuscular electrical stimulations on quadriceps strength after total knee arthroplasty：a prospective randomized single-blind trial. Arch Phys Med Rehabil 98：2364-2370, 2017
30) Alfieri V：Electrical treatment of spasticity. Reflex tonic activity in hemiplegic patients and selected specific electrostimulation. Scand J Rehabil Med 14：177-182, 1982
31) Daly JJ, et al：Therapeutic neural effects of electrical stimulation. IEEE Trans Rehabil Eng 4：218-230, 1996
33) 中村潤二：痙縮に対する電気刺激療法. 庄本康治編：最新物理療法の臨床適応. 文光堂, 東京, 18-40, 2012
33) Cameron MH 編：EBM 物理療法 第2版, 医歯薬出版, 東京, 242, 2006
34) 嶋田智明ほか：物理療法マニュアル. 医歯薬出版, 東京, 236-237, 1996
35) Ramachandran VS, et al：Touching the phantom limb. Nature 377：489-490, 1995
36) Altschuler EL, et al：Rehabilitation of hemiparesis after stroke with a mirror. Lacet 353：2035-2036, 1999
37) Thieme H, et al：Mirror therapy for improving motor function after stroke. Cochrane Database Syst Rev 14：CD008449, 2012
38) Michielsen ME, et al：Motor recovery and cortical reorganization after mirror therapy in chronic stroke patients：a phase Ⅱ randomized controlled trial. Neurorehabil Neural Repair 25：223-233, 2011
39) Dohle C, et al：Mirror therapy promotes recovery from severe hemiparesis：a randomized controlled trial. Neurorehabil Neural Repair 23：209-217, 2009
40) Garry MI, et al：Mirror, mirror on the wall：viewing a mirror reflection of unilateral hand movements facilitates ipsilateral M1 excitability. Exp Brain Res 163：118-122, 2005
41) Fukumura K, et al：Influence of mirror therapy on human motor cortex. Int J of Neursci 117：1039-1048, 2007
42) Shinoura N, et al：Mirror therapy activates outside of cerebellum and ipsilateral M1. NeuroRehabilitation 23：245-252, 2008
43) Matthys K, et al：Mirror-induced visual illusion hand movements：a functional magnetic resonance imaging study. Arch Phys Med Rehabil 90：675-681, 2009
44) Bartur G, et al：Electrophysiological manifestations of mirror visual feedback during manual movement. Brain Res 1606：113-124, 2015
45) Michielsen ME, et al：The neuronal correlates of mirror therapy：an fMRI study on mirror induced visual illusions in patients with stroke. J Neurol Neurosurg Psychiatry 82：393-398, 2011
46) Rossiter HE, et al：Cortical mechanisms of mirror therapy after stroke. Neurorehabil Neural Repair 29：444-452, 2015
47) Hamzei F, et al：Functional plasticity induced by mirror training：the mirror as the element connecting both hands to one hemisphere. Neurorehabil Neural Repair 26：484-496, 2012
48) Cavanna AE, et al：The precuneus：a review of its functional anatomy and behavioural correlates. Brain 129：564-583, 2006
49) Yoon JA, et al：Effect of constraint-induced movement therapy and mirror therapy for patients with subacute stroke. Ann Rehabil Med 38：458-466, 2014
50) Page SJ, et al：Modified constraint-induced therapy combined with mental practice：thinking through better motor outcomes. Stroke 40：551-554, 2009
51) 埴岡他：急性期よりCI療法やミラーセラピーをはじめてした多角的なアプローチを提供した一例. 投稿中.
52) Kim H, et al：The effects of mental practice combined with modified constraint-induced therapy on corticospinal excitability, movement quality, function, and activities of daily living in persons with stroke. Disabil Rehabil 9：1-9, 2017
53) Yumi Ju, et al：The effects of modified constraint-induced movement therapy and mirror therapy on upper extremity function and its influence on activities of daily living. J Phys Ther Sci 30：77-81, 2018
54) Yi X, et al：A blink restoration system with contralateral EMG triggered stimulation and real-time artifact blanking. IEEE Trans Biomed Circuits Syst 7：140-148, 2013
55) Knutson JS, et al：Contralaterally controlled functional electrical stimulation for stroke rehabilitation. Conf Proc IEEE Eng Med Bill Soc：314-137, 2012
56) Schmidt MW, et al：Long-lasting contralateral motor cortex excitability is increased by unilateral hand movement that triggers electrical stimulation of opposite homologous muscles. Neurorehabil Neural Repair 25：521-530, 2011
57) Knutson JS, et al：Contralaterally controlled functional electrical stimulation improves hand dexterity in chronic hemiparesis：a randomized trial. Stroke 47：2596-2602, 2016
58) Hagbarth KE, et al：Tonic vibration reflexes (TVR) in spasticity.Brain Res 2：201-203, 1966
59) Noma T, et al：Anti-spastic effects of the direct application of vibratory stimuli to the spastic muscles of hemiplegic limbs in post-stroke patients. Brain Inj 23：623-631, 2009
60) Kawahira K, et al：New functional vibratory stimulation device for extremities in patients with stroke. Int J Rehabil Res 27：335-337, 2004
61) 松元秀次：最新のリハビリテーション-痙縮のマネジメント-. Jpn J Rehabil Med 45：591-597, 2008
62) 松元秀次：最近の脳卒中リハビリテーション技術：痙縮に対する治療法. 総合リハビリテーション 35：

1441-1448, 2007
63) Caliandro P, et al：Focal muscle vibration in the treatment of upper limb spasticity：a pilot randomized controlled trial in patients with chronic stroke. Arch Phys Med Rehabil 93：1656-1961, 2012
64) Kaut O, et al：A randomized pilot study of stochastic vibration therapy in spinocerebellar ataxia. Cerebellum 13：237-242, 2014
65) Miyai I, et al：Cerebellar ataxia rehabilitation trial in degenerative cerebellar diseases. Neurorehabil Neural Repair 26：515-522, 2012
66) Doyon J, et al：Reorganization and plasticity in the adult brain during learning of motor skills. Curr Opin Neurobiol 15：161-167, 2005
67) Hsieh YW, et al：Dose-response relationship of robot-assisted stroke motor rehabilitation. the impact of initial motor status. Stroke 43：2729-2734, 2012
68) Takahashi K, et al：Efficacy of upper extremity robotic therapy in subacute poststroke hemiplegia：an exploratory randomized trial. Stroke 47：1385-1388, 2016
69) Kwakkel G, et al：Effects of robot-assisted therapy on upper limb recovery after stroke：a systematic review. Neurorehabil Neural Repair 22：111-121, 2008
70) Takebayashi T, et al：Therapeutic synergism in the treatment of post-stroke arm paresis utilizing botulinum toxin, robotic therapy, and constraint-induced movement therapy. PMR 6：1054-1058, 2014
71) 竹林崇ほか：重度から中等度上肢麻痺を呈した慢性期脳卒中患者に対する多角的介入におけるロボット療法の実際. 作業療法 36：148-158, 2017
72) 庵本直矢ほか：脳卒中後上肢麻痺に対するReoGo-Jを使用した回復期における自主訓練の安全性および有用性の検討. 作業療法 37：153-160, 2018
73) Lo AC, et al：Robot-assisted therapy for long-term upper-limb impairment after stroke. N Engl J Med 362：1772-1783, 2010
74) Hesse S, et al：Computerized arm training improves the motor control of the severely affected arm after stroke：a single-blinded randomized trial in two centers. Stroke 36：1960-1966, 2005
75) Kernan WN, et al：Guidelines for the prevention of stroke in patients with stroke and transient ischemic attack：a guideline for healthcare professionals from the American Heart Association/American Stroke Association. Stroke 45：2160-2236, 2014

76) Moura RC, et al：Predictive factors for spasticity among ischemic stroke patients. Arq Neuro-Psiquiatr 67：1029-1036, 2009
77) Urban PP, et al：Occurence and clinical predictors of spasticity after ischemic stroke. Stroke 41：2016-2020, 2010
78) Wissel J, et al：Early development of spasticity following stroke：a prospective, observational trial. J Neurol 257：1067-1072, 2010
79) Brainin M, et al：Poststroke chronic disease management：towards improved identification and interventions for poststroke spasticity-related complications. Int J Stroke 6：42-46, 2011
80) Shackley P, et al：Cost-effectiveness of treating upper limb spasticity due to stroke with botulinum toxin type A：results from the botulinum toxin for the upper limb after stroke (BoTULS) trial. Toxins (Basel) 4：1415-1426, 2012
81) Shaw LC, et al：Botulinum Toxin for the Upper Limb after Stroke (BoTULS) Trial：effect on impairment, activity limitation, and pain. Stroke 42：1371-1379, 2011
82) Wolf SL, et al：Further assessment to determine the additive effect of botulinum toxin type A on an upper extremity exercise program to enhance function among individuals with chronic stroke but extensor capability. Arch Phys Med Rehabil 93：578-587, 2012
83) Sun SF, et al：Combined botulinum toxin type A with modified constraint-induced movement therapy for chronic stroke patients with upper extremity spasticity：a randomized controlled study. Neurorehabil Neural Repair 24：34-41, 2010
84) Frascarelli F, et al：Robot-mediated and clinical scales evaluation after upper limb botulinum toxin type a injection in children with hemiplegia. J Rehabil Med 41：988-994, 2009
85) Amano S, et al：Constraint-induced movement therapy after injection of botulinum toxin type A for a patient with chronic stroke：One-year follow-up case report. Phys Ther 95：1039-1045, 2015
86) 蜂須賀明子, 他：上下肢痙縮に対するボツリヌス療法と機能改善. 脳卒中 38：363-368, 2016
87) Winter J, et al：Hand-on therapy intervention for upper limb motor dysfunction following stroke. Cochrane Database Syst Rev 15：CD006609, 2011

# VI

# 練習成果を生活環境に定着するための行動学的手法

# VI 練習成果を生活環境に定着するための行動学的手法

## 1 どうして行動学的手法が必要なのか

　近年の上肢へのリハビリテーションアプローチでは,「麻痺手の機能（capacity）」と,「生活で実際に麻痺手を使用できる能力（麻痺手の使用頻度・主観的な使いやすさ）（performance, use）」を分けて考える必要性が提唱されている[1,2]．この傾向は,世界保健機関（WHO）が障害に関する国際的な分類として採用されている国際生活機能分類（ICF）の枠組みに従って,上肢麻痺に関わる評価を分類する試みのなかでも同様に行われている．

　例えば,麻痺の程度を示す Fugl-Meyer assessment の上肢項目をこの枠組みに照らし合わせると,「心身機能・構造」に,Wolf motor function test（WMFT）や action research arm test, box and block test などは「活動」に,motor activity log は「参加」に分類されている[3]．

　これらは,他職種が関わるリハビリテーション分野で,ICF という共通の枠組みを使用することで,よりコミュニケーションを円滑に進めるための共通言語の創造という意味が大きかったといわれている[4]．

　しかし,脳卒中後の上肢麻痺を取り巻く環境のなかでは,ほかの理由もあると考えられている．脳卒中発症後に行われる室内でのリハビリテーションで改善した麻痺手の機能が,生活で実際に麻痺手を使用できる能力に反映されにくいという疑念が元になっている．リハビリテーション終了後の患者の57％が生活活動の継続が困難であったとも報告されている[5]．こうした背景もあり,リハビリテーションアプローチが,生活で実際に麻痺手を使用できる能力に対して与える影響を精査した研究が近年増えている．作業療法を行ううえでも,これらを理解し,対象者に応じた手法を選択する必要ある．

　ところで,生活で麻痺手を使用できる能力を測る検査は2通り提唱されている．一般的に使用されている検査は「患者の主観的な申告（レポート）」に頼る形態のものである．有名なものに motor activity log（MAL）の amount of use（AOU）や quality of movement（QOM）などがある．

　例えば第Ⅰ章では,患者の主観的な申告に頼った検査のボバースコンセプトを基盤としたアプローチや,固有受容覚性神経筋促進法（proprioceptive neuromuscular facilitation：PNF）といった機能指向的なアプローチに比べ,課題指向型アプローチの代表格の CI 療法が有効と報告されていることが多いと報告した[6,7]．

また，CI療法を実施した患者の上肢機能と，生活で麻痺手の使用頻度，さらに主観的な使いやすさの変化量は，その間に有意な相関関係があるといわれ，上肢機能の改善を，生活で実際に麻痺手を使用できる能力に結びつけることに成功している[8,9]．

一方，2016年に入ってから，課題指向型アプローチを猜疑する傾向も認められる．例えば，Winsteinら[10]も，脳卒中後中等度の麻痺を呈した患者に課題指向型アプローチを1年間提供した結果，通常の作業療法を提供した群に比べて，有意な差を認めなかったと報告している．Frenchら[11]も，システマティックレビューの結果，脳卒中後の上肢への課題特異型アプローチを含む反復課題練習のエビデンスは，低位から中位程度であると報告している．

さらに，Waddellら[12]は，課題指向型アプローチとほぼ同義で使用されている課題特異型アプローチが，上肢機能と生活で実際に麻痺手を使用できる能力に影響を及ぼすかを検討した．具体的には，患者の主観的な申告よりもより客観的な活動の尺度である活動量計（加速度計）を用いた．すると，加速度計の記録上，生活で実際に麻痺手を使用できる能力には影響を与えず，改善した上肢機能（action research arm testで測定）も，生活で実際に麻痺手を使用できる能力と相関がなかったと報告した．

ただし，この解釈は慎重にする必要があるとも筆者は考えている．例えば，課題指向型アプローチの代表格といわれているCI療法は，CI療法の要件として，1)反復的課題指向型アプローチ，2)麻痺手の使用によって行動を拘束すること，3)リハビリテーション室の練習成果を生活環境に定着するための行動学的手法（transfer package）が挙げられている[13]．しかしながら，Waddellらの研究では，CI療法のコンセプトのうち，1)の反復的課題指向型アプローチしか行っておらず，その結果，実際の生活への影響力を欠いていると，筆者らは考えている．つまり，脳卒中後の上肢麻痺に対して，課題指向型アプローチだけでは，不十分な可能性がある．

### メモ　オリジナルのCI療法と修正CI療法，forced use therapyの違い

Kwakkelら[14]は，Taubら[15]が1994年に実施した，1日6時間の練習，起きている時間の90％で非麻痺手を拘束し，実施するプロトコルとオリジナルのCI療法を定義している．一方，修正CI療法については，各国の医療保険の範疇でCI療法を運営するために，「1日に実施する練習時間を減らすこと」「1週間に行う頻度を減らすこと」「1日の日常生活で非麻痺手の拘束時間を減らすこと」「transfer packageを行わないこと」と定義している．

さらに，forced use therapy[16]については，作業療法士が練習として課題指向型アプローチを提供するものではなく，あくまでも終日（起きている時間全て）非麻痺手をスリングなどで拘束しながら，日常生活を麻痺手のみで過ごす試みである．

これらの療法ごとに別のシステマティックレビューを実施した場合（図1）[14]，CI療法や修正CI療法が，上肢の機能や主観的な生活での麻痺手の使用頻度と使いやすさで有効性を示しているが，forced use therapyのみ有効性を示せていないと報告している．

つまり，比較的先行研究で結果を残しているCI療法の要素を見ると，麻痺手を使用した反復的な課題指向型アプローチと並行して，「リハビリテーション室での練習成果を生活環境に定着するための行動学的手法（transfer package）」を行っている．

そこで，課題指向型アプローチに加えて，行動学的手法であるtransfer packageを行った場合と行わなかった場合で，脳卒中後の麻痺手に対するアプローチの結果に与える影響について，筆者ら[17]は比較試験を用いて調べた．

脳卒中後の片麻痺患者の麻痺手に対し，課題指向型アプローチに行動学的手法を実施した場

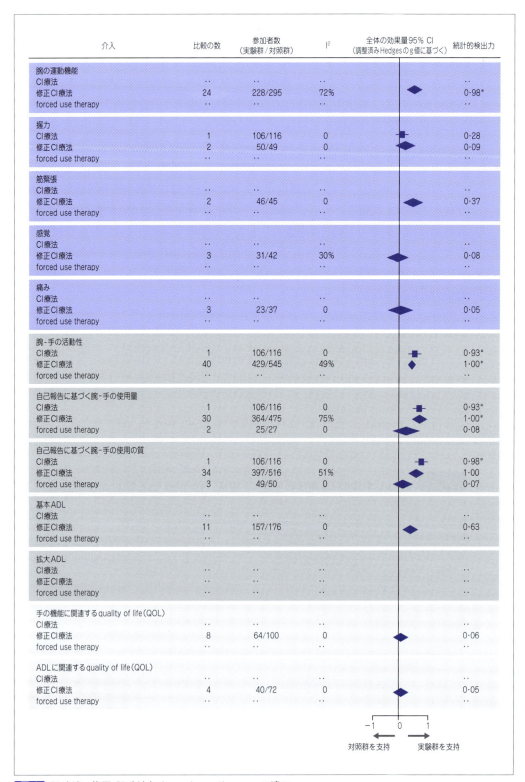

**図1** CI療法・修正CI療法とforced use therapyの違い

CI療法や修正CI療法に比べて，forced use therapyは明らかに効果が劣ることがわかる．
特に，自己申告方式の麻痺手を実際の生活で使用できる能力に関する項目の両療法の差は明らかである
（文献14）から引用）

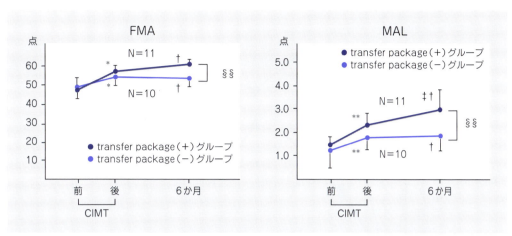

**図2** transfer package の有無による麻痺手の機能と実際に生活で麻痺手を使用できる能力の推移

課題指向型アプローチに transfer package を併用した場合，課題指向型アプローチのみを行った群に比べると介入直後は Fugl-Meyer assessment（FMA）の上肢機能には有意な差が認められる．一方，motor activity log（MAL）の amount of use（AOU）は，介入直後の時点ですでに有意な差が認められる．さらに，6 か月後には，介入後両群ともに，特別な追加介入を行っていないにもかかわらず，transfer package を実施した群は行っていない群に比べ，FMA と MAL の AOU が有意に向上する

\* 各群において CI 療法前後の変化が $P<0.05$ であった
\*\* ＊と同様の文で $P<0.05 \rightarrow P<0.01$
† 各群において CI 療法前から CI 療法終了後 6 か月の変化が $P<0.05$ であった
‡ 各群において CI 療法後から CI 療法終了後 6 か月の変化が $P<0.05$ であった
§§：各群間比較の結果 $P<0.01$ であった
（文献 17）のデータを引用し筆者が作成）

合と，実施しなかった場合を比較すると，課題指向型アプローチのみでは，短期的な上肢機能と，生活で実際に麻痺手を使用できる能力が向上するものの，アプローチ後 6 か月では，低下もしくは維持にとどまる．

一方，行動学的手法を追加した場合は，アプローチ後も有意に生活で実際に麻痺手を使用できる能力が向上することがわかっている（図2）[17]．加えて，Taub ら[18] の研究でも同様の比較を無作為化比較試験によって実施し，1 年後までの経過を追った結果，筆者らの結果と同様の結果を示した（図3）．

この行動学的手法を提供したときの長期的な上肢機能と，生活で実際に麻痺手を使用できる能力の経過に関するメカニズムについては，Ⅰ章の「2. 上肢アプローチにおける作業活動を用いたアプローチの台頭」に記載の通りであるので，ご参照いただきたい．これらを見ると，麻痺手を生活で使用し続けることにより，上肢機能は向上することが考えられる．

ただし，逆説的に考えれば，生活で実際に麻痺手を使用できる能力に影響を与えらなかった場合，Taub ら[19] が示した学習性不使用（learned non use）の状態（図4）に再び陥る可能性がある．学習性不使用の状況に陥った場合，Sanes ら[20] が，ネズミのヒゲにつながる神経を切断し，2 週間後に一次運動野のヒゲの領域が瞼と上肢の領域に吸収された基礎研究（図5）や，Liepert ら[21] が，人の足関節を装具で固定し生活した際，2 週間後に一次運動野の足関節の領域とそれに伴い随意運動が消失したことを示した研究などが明らかにしているように，麻痺肢の機能は低下する．この結果から，リハビリテーションアプローチでは，transfer package をはじめとしたなんらかの行動学的手法の併用は必要と筆者は考えている．

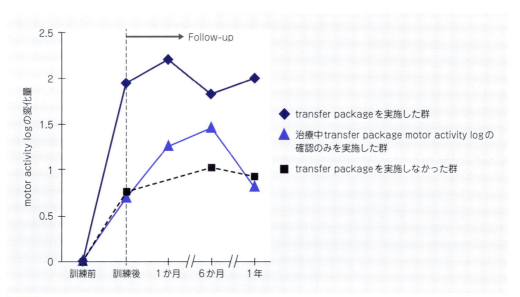

**図3** transfer package の有無による生活で実際に麻痺手を使用できる能力の推移

transfer package は，訓練後の麻痺手の使用頻度を大きく上昇させる．なお，transfer package の簡易版として，毎日 motor activity log の quality of movement を対象者に自己採点させるだけでも，何も実施しない群に比べて，訓練後の麻痺手の使用頻度は向上するといわれている

（文献 18）より筆者が一部改変し引用）

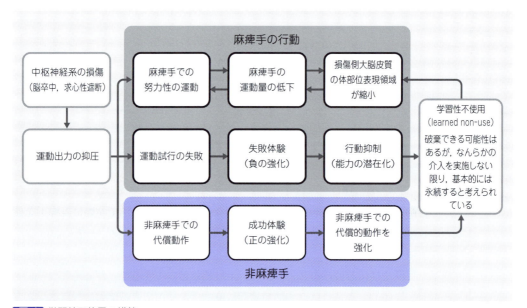

**図4** 学習性不使用の構築

脳卒中後の片麻痺の場合，麻痺で失敗体験をした後，非麻痺手で実施すると成功することが多く，その経験が成功体験となる．これによって，その後ほとんどの動作について，非麻痺手を用いて生活を過ごすようになる

（文献 19）より筆者が一部改変し引用）

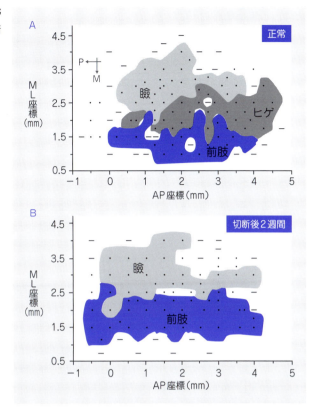

**図5** ヒゲ切断前後のラットの一次運動野
使用頻度が低下するとその行動に応じて，切断部位に相応した領域が減少する
（文献20）より筆者が一部改変し引用）

## 2 行動学的手法であるtransfer packageとは

　一般的に課題指向型アプローチの代表格と考えられているCI療法の重要な実施目的の一つに，リハビリテーション室で獲得した練習成果（上肢機能の改善）を対象者自身が過ごす実生活環境（自宅や地域のコミュニティ）に転移することが挙げられている．そして，この目的を達成するために，「課題指向型アプローチ」に加えて実施されているものが「transfer package」である．

　Morrisらは，transfer packageを進めるうえで，対象者の麻痺手を使う新たな行動が生活に定着するかという点に強く関連する二つの心理学的要因として，「自己効力感（self-efficacy）」と「認知された障害（perceived barrier）」があると報告している[13]．

### メモ　self-efficacyとperceived barrier

　これらの概念は，健康信念モデル（health belief model）の6要素[22, 23]（表1）のなかに含まれている．自己効力感（self-efficacy）はBandura[24]によって提唱された行動を変容するための主要な要素であり，「行動を実際に実施することができる自分の能力への確信」といわれている．

　また，「認知された障害（perceived barrier）」は，対象者が認識している「ある行動をとるために必要な物理的・心理的な対価（金銭・環境面や努力・労力などの量）」と定義されている．対象者が認知している障害は，客観的と主観的なものに分けられる．

　客観的な障害に対する認識は，環境因子といわれるものである．例えば，動作の難易度が高い状況，つまり，「食事時に箸を使う」や「高い場所に洗濯物を干す」など，難易度が高い状況を対象者は認識し，「難しすぎる，相当な努力や労力が必要，無理だ」と諦めてしまう状況を指す．

**表1** 健康信念モデル

| 概念 | 定義 | 有効な戦略 |
|---|---|---|
| 認知された脆弱性<br>perceived susceptibility | 自分がその状態になる確率が高いという認識 | ・集団や個人の性質や行動からリスク因子を決定する<br>・自分自身のリスクの正確な情報を提供する |
| 認知された重大性<br>perceived severity | ある状態がさらに重篤な状態をもたらすという認識 | ・現状を維持した場合,さらに状況が悪くなる可能性について正確な情報を提供する |
| 認知された利益<br>perceived benefit | ある行動をとることで脆弱性や重大性を減らすことができるという認識 | ・ある行動をとった結果,得ることができるポジティブな状況に関する情報を提供する |
| 認知された障害<br>perceived barrier | ある行動をとることが少ない物理的・心理的な対価(金銭的,努力,労力)によって大きな利益を得られるという認識 | ・必要以上の対価を想像させるような誤った情報を訂正する<br>・利益を実現するために必要な対価を下げる(環境調整や難易度調整) |
| 行動のきっかけ<br>cue of action | ある行動を促すために必要な情報提供 | ・ハウツーやそれによる成功例の提示 |
| 自己効力感<br>self-efficacy | ある行動をうまくやり遂げることができるという確信 | ・実際の行動によるトレーニング<br>・段階的な目標設定<br>・言葉による強化<br>・望ましい行動の例を提示 |

(文献22, 23) を参考に作成)

一方,主観的な行動に対する認識は,動作を行ったことがなく,できるわけがないといった「自己の動作に対する成功体験や自信(自己効力感)の欠如」や,麻痺手を生活動作で使用するための方法がわからないといった「問題解決に関わる知識や技術(技法)の欠如」が挙げられる.

客観的な障害に対する認識を下げるためには,環境に対する難易度調整を行う(例:食事に使う箸を介助箸に変更する).一方,主観的な障害に対する認識を下げるためには,動作に対する課題指向型アプローチを通して,成功体験と問題解決技法を習得することで,麻痺手を用いた活動に対する自己効力感を獲得することが重要であるといわれている[13].以下に,上記の二つの要因を含んだ健康信念モデルを用いて解釈した事例を記載する.

### 健康信念モデルを基盤にした介入

脳卒中後の上肢麻痺を呈した対象者が,「麻痺に対するリハビリテーションは,作業療法士の徒手的なアプローチで回復するもの」「手が動くようになれば,生活で使用する」という認識がある場合,「生活で麻痺手を使うことがリハビリテーションにつながる」という認識をもっていないため,作業療法士が「生活で使ってください」と提示しても,「よくなったら使います」と指導に従わないこともあるかもしれない.健康信念モデルは,このような状況でコンプライアンスに当てはまらない対象者への対応のための考え方である.

麻痺手を生活で使っていない人は,麻痺は発症時に一過性に悪くなるものではなく,生活で使わないことで現状よりもさらに悪化する可能性を受け入れるまで(認知された脆弱性),指導された方針に従わないことが予測される.彼らは,現状のまま麻痺手を使用しなかった場合,より麻痺が重篤化することを認識する必要がある(認知された重大性).

彼らが生活で麻痺手を使用するために,作業療法士は自助具をはじめとした環境調整や動作変更を行い,努力や労力を減少するための試みを行う(認知された障害).これにより,思っていたよりも安易に麻痺手を要望の動作で使うことができ,麻痺手の悪化を防ぐどころか,さらなる改善を促す可能性がある(認知された利益).そのため,麻痺手を使用する目標を決め,

**表2** リハビリテーション室での練習成果を生活環境に定着するための行動学的手法（transfer package）

| リハビリテーション室での練習成果を生活環境に定着するための行動学的手法（transfer package）<br>（adherence-enhancing behavioral strategies） |
|---|
| 1. 毎日 motor activity log の quality of movement を自己評価する<br>　 daily administration of motor activity log |
| 2. 麻痺手に関わる日記をつける<br>　 home diary |
| 3. 実生活で麻痺手を使用するために，存在する障害を克服するための問題解決技法の獲得<br>　 problem solving to overcome apparent barriers to use of the more affected upper extremity in real-world situation |
| 4. 行動契約<br>　 behavioral contract |
| 5. 介護者との契約<br>　 caregiver contract |
| 6. 自宅での麻痺手の使用場面の割り当て<br>　 home skill assignment |
| 7. 自主練習の指導<br>　 home practice |
| 8. 毎日の練習内容の記録<br>　 daily schedule |

（文献 13）を著者が改変）

実際の練習のなかで麻痺手を使う環境や能力を培うことで自信を深めるように，課題指向型アプローチの練習を行う（自己効力感）．

上記の心理学的な背景をもつ transfer package だが，今まで全く使用していなかった麻痺手を，「生活のなかで使う」という行動に変容するには，構成された八つの手法を用いることとなる（**表2**）[13]．これら八つの手法は，麻痺手の観察（monitoring），麻痺手を生活で使用するための問題解決技法（problem-solving），麻痺手を生活で使用することに対する行動契約（behavioral contract）の三つの因子に分けられると考えられている[13]．

観察は，達成したい活動や目標に必要な技能や能力を自ら観察し，書類にまとめるアプローチである．これらは，自らの能力向上や行動を変容するときに用いられる最も一般的な手法の一つである[25,26]．

transfer package による麻痺手の観察でも，対象者は実際に麻痺手を使用した際に，さまざまな観点の観察を作業療法士から求められる．例えば，達成したい活動や目標を実施したときの，活動のやり方，一度の活動に必要な時間，1日に行った頻度，努力・労力の程度，心理的な反応などで，それらを詳細に記載させる．そして，作業療法士に対して内容を毎日報告することで，現状の麻痺手の生活で実際に使用できる能力がどの程度かを，対象者と作業療法士が把握することが求められる．

次に，問題解決とは，①達成したい活動や目標を妨げている要因を明らかにする，②その要因を解決するための策を複数創出する，③創出した解決策のなかから実施可能で適切な策を選択する，④実際にやってみてその策が適切かどうかを評価する，⑤必要であれば，ほかの策を選び実施する，という過程から成り立つといわれている[27]．

最後に，行動契約は次の三つを目的とした手法である．

① 対象者は麻痺手を生活内で使用することによる利益を作業療法士や医師から説明され，それを行わなかった場合の脆弱性や重大性を理解する

② 達成した活動や目標を明らかにする

③ 活動に対して，実際に麻痺手を使用したときに観察した事項に対して，問題解決技法を指導し，対象者が実際に，いつ，どの場面で，どのような手法によって行うかについて，作業療法士と対象者の間で合意をとる

これらの手法を用いることで，対象者は上肢に対するアプローチを吟味し，自分にとって明確な目的を明らかにするだけでなく，麻痺手を生活で使用することの利益を理解し，それを実現するためにどのような具体的な方法でアプローチされるかについて，議論のうえ合意することができる．

これら三つの要因に分けられる八つの方法論を一部もしくは全て行うことで，課題指向型アプローチによって向上した上肢機能を，生活で実際に使用できる麻痺手の能力に転移できる可能性がある．実際，Taubら[18]の研究ではCI療法の実施に際し全ての要素を導入することで，生活で実際に麻痺手を使用できる能力を向上させ，長期的な効果につながることが報告されている（筆者ら[17]の研究では，毎日MALのQOMを自己評価することは行っていない）．それでは，以下に手続きの流れと八つの手法の具体的な実施方法を述べる．

## 1 transfer package の構成要素

### ① 毎日MALのQOMを自己評価する（麻痺手の観察：monitoring）

MALは，生活での麻痺手の使用頻度（AOU）や主観的な使いやすさ（QOM），つまり，生活で実際に麻痺手を使用できる能力を患者の自己申告（主観）によって示す評価である．

評価項目は，生活で実際に使用する活動（食器を使って食事，シャツやブラウスのボタンをつけるなど）が挙げられている．これらをAOU（表3）[28]では「0：患者を全く使用していない」～「5：脳卒中発症前と同程度使用している」という使用頻度，QOM（表4）では「0：患側を全く使用していない」～「5：脳卒中発症前と同様に，動作に患側を使用している」という順序尺度で評価する検査である．

一般的に我が国で使用されているMALでは，高橋ら[28]が公式に翻訳した14項目（表5）のものが有名である．検査としてのMALは妥当性・信頼性が確立されており，CI療法を実施した際には，従来の治療法を実施した対照群に比べ，生活で実際に麻痺手を使用できる能力を測るための反応性も高かったと報告されている[28〜31]．

しかしCI療法は，対象者に毎日MALのQOMを自己評価させる際，何点か通常のMALの使用方法と異なる点がある．例えば，MAL自体も，MAL-14を用いず，MAL-30（表6）を用いることが一般的である[29,30]．

MALのQOMの自己評価は，毎日のアプローチ中，もしくは生活活動の一環で，対象者自身にMAL-30の全ての項目を評価し，その内容を自ら書面に記載させるよう指導することが必要となる．

加えて，MALのQOMを自己評価する際の順序尺度も，通常の評価時と異なる点がある．評価のMALは0.5点刻みで評価するが，MALのQOMの自己評価では0.25点刻みで評価をさせることと，若干異なる順序尺度を使用する必要がある（表7）[32]．

また，MALのQOMを対象者が適切に評価できるように，図6のような写真と採点基準を示しながら，作業療法士が事前に教育を行うことも必要となる（アラバマ大学バーミング

### 表3 AOU（amount of use：使用頻度）

0. 患側は全く使用していない（不使用：発症前の0％使用）
1. 場合により患側を使用するが、極めてまれである（発症前の5％使用）
2. 時折患側を使用するが、ほとんどの場合は健側のみを使用（発症前の25％使用）
3. 脳卒中発症前の使用頻度の半分程度、患側を使用（発症前の50％使用）
4. 脳卒中発症前とほぼ同様の頻度で、患側を使用（発症前の75％使用）
5. 脳卒中発症前と同様の頻度で、患側を使用（発症前と同様：100％使用）

（文献28)）

### 表4 MAL（motor activity log）のQOM（quality of movement）の順序尺度

0. 患側は全く使用していない（不使用）
1. 動作の過程で患側を動かすが、動作の助けになっていない（極めて不十分）
2. 動作に患側を多少使用しているが、健側による介助が必要、または動作が緩慢か困難（不十分）
3. 動作に患側を使用しているが、動きがやや緩慢または力が不十分（やや正常）
4. 動作に患側を使用しており、動きもほぼ正常だが、スピードと正確さに劣る（ほぼ正常）
5. 脳卒中発症前と同様に、動作に患側を使用（正常）

（文献28)）

### 表5 MAL（motor activity log）-14 日本語版

（文献28)より引用）

1. 本・新聞・雑誌をもって読む
2. タオルを使って顔や身体を拭く
3. グラスをもち上げる
4. 歯ブラシをもって歯を磨く
5. 髭剃り/化粧をする
6. 鍵を使ってドアを開ける
7. 手紙を書く/タイプを打つ
8. 安定した立位を保持する
9. 服の袖に手を通す
10. 物を手で動かす
11. フォークやスプーンを把持し食事をとる
12. 髪をブラシや櫛でとかす
13. 取っ手を把持してカップをもつ
14. 服の前ボタンをとめる

### 表6 MAL（motor activity log）-30

1. 照明のスイッチを操作する
2. タンスを開ける
3. タンスから衣服を取り出す
4. 電話をとる
5. キッチンカウンターやほかのものの表面を拭く
6. 車の乗り降り時に麻痺手を使う
7. 冷蔵庫を開く
8. ドアノブをひねって、ドアを開ける
9. テレビのリモコンを使う
10. 手を洗う
11. 蛇口のレバー/ノブの開け閉め
12. 手をタオルで拭く（手を乾かす）
13. 靴下を履く
14. 靴下を脱ぐ
15. 靴を履く
16. 靴を脱ぐ
17. アームレストを支えながら立ち上がる
18. 座る前に椅子を引く
19. 座った後に椅子をテーブルに寄せる
20. グラスやドリンクボトル、カップや缶をもち上げる
21. 歯を磨く
22. ファンデーションや化粧水、シェービングクリームを塗る
23. ドアの解錠に鍵を使う
24. 文字を書く
25. 手でものを運ぶ
26. フォークやスプーンを使って食べる
27. 髪を束ねる
28. とってのついたカップをもち上げる
29. シャツのボタンをつける
30. 半分に切ったサンドウィッチやフィンガーフードを食べる

（文献31)を筆者が引用し和訳）

ハム校では動画にて教育を行っている[33)]）．

　いずれにせよ、自身で麻痺手をMAL-30で示された特定の項目で評価することで、どの程度使いやすいと考えているのかを毎日観察することが可能となる．

　また、MALのQOMの自己評価は、アプローチ後に対象者が自宅に帰った後なども電話

**表7** MAL(motor activity log)の QOM(quality of movement)を自己評価する際の細かなルール

(文献32)の内容を元に筆者が表を作成)

0. 患側は全く使用していない(不使用)
1. 活動の一部分は可能だが,
    ・異常な共同運動のみで実施している
    ・活動中の多関節間の協調性が著しく欠ける
2. 活動を完遂できるが,
    ・異常な共同運動の影響を受ける
    ・過度の体幹の代償動作を伴う
    ・活動時は非麻痺手の助けが必要
    ・近位関節のコントロールの欠如
    ・良好な運動能力の欠如
    ・体重を支えるような活動が少しだけ可能
    ・動作スピードが著しく遅い
3. いくらか分離運動は可能だが,
    ・いくらか異常な共同運動の影響を受ける
    ・活動が遅い
    ・活動中の多関節間の協調性が中等度欠ける
    ・活動の正確性の欠如
    ・体重を支えるような活動がかなりの困難を伴いながら可能
    ・原始的な把握運動が残存
4. 正常に近い動きだが,
    ・わずかに動作が遅い
    ・活動中の多関節の協調性が軽度欠ける
    ・体重を支えるような活動が中等度の困難を伴いながら可能
5. 正常な動作

などの通信機器を用いて,フォローすることで[13],対象者のモニタリングを長期に渡り追跡できる可能性がある.

ただし,筆者らの研究では,対象者に毎日MALのQOMの自己評価をさせなかった.その理由としては,MALのAOUを効果指標として用いていたため,毎日MALのQOMを自己評価することがバイアスとなる可能性を考えたためである(毎日,MALのQOMの自己評価を対象者に実施させると,自ずと特定の活動に対しモニタリングが関与するため,MALのAOU自体も主観的な観点から過少・過大評価することでバイアスとなる可能性が考えられたため).つまり,研究の妨げとなる可能性があったため実施しなかったのである.

また,Taubらは,CI療法において,transfer packageに含まれる八つの方法論を行う代わりに,毎日のMALのQOMの自己評価のみを1年間実施した結果も示している[18].transfer packageと毎日のMALのQOMの自己評価を行わなかった群に比べ,有意なMALのAOUの改善を認めたものの,1年後にはほぼ変わりのない値を示している.

よって,毎日MALのQOMの自己評価を単独で行うことよりも,transfer packageの一部に組み込み,そのほかの手法も同時に運用したほうが,効果が高い可能性がある.

② **麻痺手に関わる日記をつける**

日記をつける方法は,過去の研究では日誌法などと呼ばれ,ある行動を変容させたり,定着させたりするために使用されている[34].基本的に,麻痺手に関わる日記は,毎日実施することが推奨されている.筆者らの研究[17]では,対象者自身が自ら紙媒体の日記を記載せずに,口頭による報告を作業療法士が紙媒体に起こすという形で実施したが,理想としては,紙媒体にしっかりと自らの手で,自らの文字で残すことが必要とされている.さらに,筆者らは,アプローチ期間のみ口頭による報告を受けたが,できればアプローチ後も継続的かつ恒常的に独力で日記を記すことが推奨されている[13].

日記の内容としては,後に記す行動契約や自宅での麻痺手の使用場面の割り当てで示され

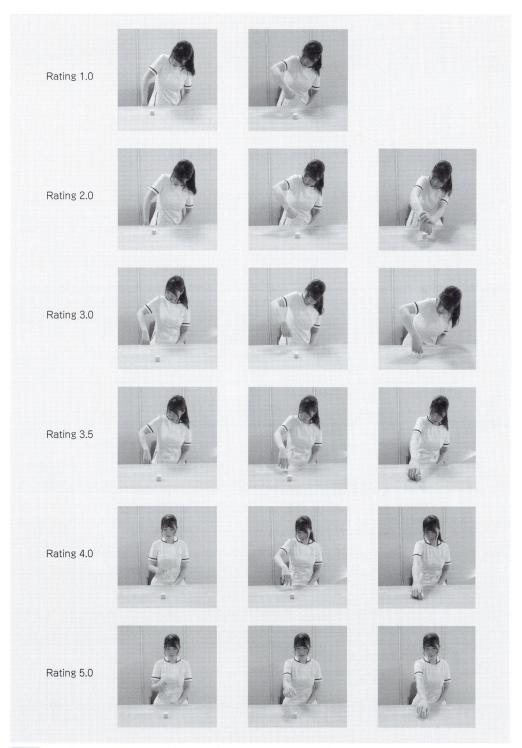

図6 MAL(motor activity log)のQOM(quality of movement)の測り方を教育する際の資料の例

| 集中訓練中　平日用 | | |
|---|---|---|
| 時刻 | 活動 | コメント |
| 7：00 | 起床 | ・かけ布団を麻痺手で外した |
| 7：10 | 洗顔 etc | ・歯磨き粉をつける際，麻痺手で歯ブラシを固定 |
| 7：30 | 朝食 | ・牛乳を非麻痺手で開ける際に，麻痺手で固定<br>・牛乳を麻痺手でもち上げようとするが，困難 |
| 8：30 | 病院へ出発 | ・電車のドア付近の手すりを麻痺手でもつ<br>・パスカードを麻痺手で当てる |
| 10：00～12：00まで集中訓練 | | |
| 12：10 | 昼事 | ・弁当を麻痺手で支える．昨日よりもしっかりと支えることができている．使いやすい<br>・ペットボトルを麻痺手で飲む．昨日より上がりやすさを実感 |
| 13：00～16：00まで集中訓練 | | |
| 16：10 | 帰路 | ・麻痺手で小銭を自動販売機に入れる．肩を越えてると，親指が中に入って，少し小銭が傾いてしまう |
| 19：30 | 夕食 | ・茶碗を初めて麻痺手でもちながら，ご飯を食べる．気を許すと落ちそうになるが，なんとかできた<br>・妻が両手で食べているのを見て，涙を流していた．両手を使うことを人が見ているのだと実感 |
| 20：00～ | 食事後 | ・扉の開閉，電気のスイッチの操作には，すべて麻痺手で実施した．ほぼできるが，丸いノブの扉がやや困難 |

**図7　麻痺手に関わる日記の例**
（文献5）の書式を参考に筆者らが作成した書式を用いて実施）

た活動や，それ以外に対象者が自主的に麻痺手を使用した活動に関して，活動のやり方，一度の活動に必要な時間，1日に行った頻度，努力・労力の程度，心理的な反応，について記すことを指導する．実際に対象者が記した日記を図7に記す．

日記をつけるときに重要視したいのは，対象者のセルフモニタリングを促進することである．これは，日記とともに①MALのQOMの自己評価でも同様である．Morrisら[13]もセルフモニタリングを向上させることが，練習で獲得した機能を生活に転移するために重要な要素になると述べている．

セルフモニタリングが向上することの利点は，対象者が自分の問題点を具体的に理解することができる，自分の思考の変化について気づくことができる，今までの経験からステレオタイプに構築された上肢に対するアプローチと，その効果に対する考え方を変えることができる，などがある．

日記を実施する目的は，セルフモニタリングを促通し，問題解決を進めるための思考を構築することである．しかし，日記やMALのQOMの自己評価という手続きが先行し，形式的に手続きを遂行するだけになった場合，この手続き自体が形骸化しやすいので，注意する必要がある．

③ **実生活で麻痺手を使用するために存在する，障害を克服するための問題解決技法の獲得**

問題解決技法の獲得は，transfer packageの八つの手法のなかでも特に重要な手法であると筆者は考えている．また，最も作業療法士のスキルが求められる手法だともいえる．

行うことはいたって単純で，MALのQOMの自己評価や日記の内容について，作業療法士と対象者が話し合うことである．具体的には，CI療法を実施する際に決定した目標や，後に⑥で解説する自宅での麻痺手の使用場面の割り当てで実施した作業活動で，「麻痺手を使用しない・できない理由（問題点）」を明らかにすることである．そして，この「実生活で麻痺手を使用するために存在する障害を克服するための問題解決技法の獲得」で，作業療法士と対象者が，麻痺手をより使用できるようにするためにはどのように問題点を解決するかを相談し，解決していく必要がある．

　この手続きは，先に示した健康信念モデルのperceived barrierに対する介入であると筆者らは考えている．つまり，生活での麻痺手の使用場面の難易度を問題解決技法（麻痺手を使いやすくするための環境調整［難易度調整］の仕方）として教育し，生活で麻痺手を使用するための努力を少なくし，利得（麻痺手を生活で使い，便利だと認識すること）を感じやすくするための手続きである．以下に事例を通して，この手続きの流れについて記載する．

### 問題解決技法の指導の具体的な流れ
作業：作業療法士，対：対象者

#### ■1日目
作業「昨日麻痺手を使用する場面を決定したと思います（後述の「④行動契約」，「⑥自宅での麻痺手の使用場面の割り当て」にて麻痺手の使用場面の決定について，詳細に記載）．そのなかの「髭剃り」に関する使用状況に関する日記を見せてもらえますか？」

対「（日記を出しながら），昨日，作業療法士さんから教えてもらったように，T字の安全剃刀は危ないので使わずに，以前に購入していた小さな簡易のシェーバーを使ってみました」

作業「いかがでしたか？　使ってみた感想は」

対「いや，難しかったですね」

作業「動作のどの過程が一番難しかったですか？　例えば，シェーバを握れなかったとか，握れるけど途中で落としてしまうとか？」

対「握るのはよいほうの手でもたせたので大丈夫でした．肩や肘を曲げて顔に近づけていこうとすると，半分ぐらいのところで手がこわばって親指が内側に曲がり（母指内転），シェーバーから親指が外れてしまうのです」

作業「腕を上げると力が入るので，痙縮が強くなるため指が曲がってしまうのです．それでは指が引っかかるようにシェーバーの握り部分に親指を固定できるようにプラスチックパテを設置しましょうか？　指が離れなければ，実施は可能ですか？」

対「それはいいですね．可能だと思います．やってみましょう」

　この日のタスクプラクティスの時間を使用して，実際に使用するシェーバーの母指の内側にパテで滑り止めを設置し，対象者に握ってもらう．

対「これはいい，握りやすくなった」

作業「これで指は離れ難いので，自宅でもう一度やってみてください」

■2日目

作業「昨日は髭剃りの様子はどうでしたか？　日記を見せてもらえますか？」

対「（日記を見ながら）親指は離れなくなったけど，逆に腕がほとんど上がらなくなったんですよ．どうしてですかね？」

　その日のtask practiceの時間を利用して実際にその動作を実施してもらい，実施できない理由を作業療法士が評価する．

作業「わかりました．肩や肘を顔に近づけていくにあたり，肩周囲の表面にある大きな筋肉は活動していますが，肩の関節運動を滑らかに動かすときに働く，深部の筋肉（棘下筋，小円筋，肩甲下筋など）の働きが弱いのです．ですから，練習のなかにこれらの筋肉を使う課題を少しずつ入れていきましょう」

と説明し，shapingのなかに「肩関節30〜50°屈曲位で肩関節外旋を必要とする輪投げの作業課題」や「肩関節30°屈曲位にて前下方へのリーチによりブロックを把持し，肩甲骨下制と肩関節伸展位で物品をリリースするブロックを用いた作業課題」などを入れながら，

作業「作業課題を実施すると肩を外にひねる，肩の外旋という動きを鍛える作業課題です．こうした作業課題を実施していると肩の深部の筋肉の働きが改善し，肩が無理なく上がってきます」

対「知らなかった．わかりました」

作業「とりあえず練習を数日続けて，こちらが可能と判断したときに，もう一度お声かけしますので，その際に髭剃りをもう一度挑戦してみてください」

対「わかりました」

■3日目から5日目

　課題指向型アプローチ中，肩の外旋や伸展，肩甲骨の下制を必要とするような新たな作業課題を提供した場合や，作業課題の難易度を向上させた場合には，

対「これは，肩をスムーズに上がるように，肩を後ろに引かずに腕だけを曲げるときに役立つ作業課題だね．肩の外旋が僕は難しいから，これがポイントだよね」

　という練習の意図を対象者が察するようなコメントなどが認められると，対象者が自身の問題を解決するために，「どのような関節運動の改善が，自分が目標としている作業活動の実現に直結するのか」という点を理解し始める．

■6日目

作業「（⑥自宅での麻痺手の使用場面の割り当てでは）本日，自宅で久々にシェーバーを実施してみましょうか．その前に一度，練習時間中にリハーサルを行いましょう」

　その日のtask practiceの時間を利用し，一度実際に実施してみる．

対「まだ早いと自分では思っていたけれど，意外に顎下まで上肢全体が無理なく上がってくるし，シェーバーが頬に当たるようになってきた．これなら，生活でもできるかもしれない．すごいな．全然顔に届かなかったのに，できるようになってきた．これも外旋の練習をたくさんやったからかな」

作業「それでは，本日の『⑥自宅での麻痺手の使用場面の割り当て』に再び，『ヒゲをシェーバー

で剃る』の項目を入れておきますので，また明日どうだったか日記に書いておいてくださいね」
対「わかりました」

■ 7日目以降
　同様にさまざまな生活動作に対して，6日目までと同様の活動を同時多発的に実施していく．

　上記のように，簡単なものは1日目の問題解決技法の教育のみで完遂できるが，困難な作業活動は，作業療法室と自宅の間を行き来しつつ，作業療法士と対象者が試行錯誤をしながら実施していく．対象者が成功体験を得られるように促すことで，対象者自身が「課題指向型アプローチにおける課題作成」や，「生活において実際に麻痺手を使用するための方法」について学んでいくことができる．
　ここで重要なことは，単純に難易度や環境の調整を行い，「このように工夫すればできる」ということを伝えるだけでない．対象者が行う①MALのQOMの自己評価，②日記の記載を通して，自らの身体の問題点をモニタリングし，その問題点を解決するために実施している課題指向型アプローチの内容や意味と照らし合わせるアプローチに必要な，一連の思考を経験・獲得することである．
　こうした成功体験を重ねると，介入後半は対象者が自ら実施した工夫を報告することも増えてくる．実際，筆者の経験では，ジッパーを開閉して着脱するブーツから，手を引っかけることができる装飾用のベルトがついたスリッポンタイプのブーツに対象者が変更してきた例や，カフのついたカップなどを自ら取り寄せて，使用し始める例などもあった．

### ④ 行動契約
　行動契約とは，作業療法士が対象者とか関わる際に「生活で使ってください」と声をかけるだけにとどまっている行為を，より構造的な公のシステムとして，対象者に麻痺手を使うことを推進させるための手法である．

　行動契約は，今まで作業療法室で実施できているにもかかわらず，生活活動に転移できないジレンマを解決するための一助となる．対象者は，練習によって獲得した機能を生活に活かすために，作業療法士とともに実施する活動を決定し，麻痺手の使用を約束する．その際に，①麻痺手で実施する作業活動，②両手で実施する作業活動，③非麻痺手で実施する活動，に分類する．

　特に，③の非麻痺手で実施する活動は，対象者の生活上でスピードを要する活動や危険を伴う作業活動を優先的に選別する．どの場面でどのような様式で生活活動を実現し，麻痺手を使用するのかを決定し，同意を得ることが重要である．

　ちなみに，アラバマ大学の行動契約は，実際の生活で実施する作業活動を上記のカテゴリーに分類し，対象者との間で麻痺手を使う場面の同意をとるというものにとどまっている[13]．

　そこで筆者らは我が国でCI療法を実施するうえで，いくつかの修正を加えている．筆者らの研究で実施した行動契約[17]では，対象者から同意を得るだけにとどまらず，麻痺手の使用場面を麻痺手の機能に応じて決定し，「CI療法の特徴を説明し，対象者がアプローチに受けるか，どうかの意思決定」と，「CI療法においてどのような作業活動を目標として設定するかといった意思決定」も同時に実施している．

「療法の特徴を説明し，対象者の参加に対する意思決定」は，例えば，リハビリテーション科以外で治療を実施する際，特に外科術などでは，医師が対象者に対して実施する外科術の利益とそれによって生じる不利益（死亡率など）を明確に伝え，対象者に自己判断するに足りる情報を提供したうえで，実施に対する意思決定を行わせることが通常である．また，それらについて「同意書」などの公の書類作成を行い，医師と対象者の双方同意のもとで治療介入が提供されるのが一般的である．

これと同様に，練習を行う場合も，上肢へのアプローチを行う際の利点や欠点について，上記に挙げた健康信念モデルに従いつつ，情報提供を実施して，対象者の意思決定を促すことが重要になる．

### メモ　意思決定の方法

医療者と対象者の間で，対象者の意思決定を促す手法として，パターナリズムモデル（paternalism model），インフォームドコンセントモデル（informed consent model），シェアードデシジョンメイキングモデル（shared decision making model）が提唱されている．

パターナリズムモデルとは，医療場面では医師や作業療法士という比較的強い立場にある人間が，対象者に代表される弱い立場の人間の利益になるであろうと，対象者の意思にかかわらず，医師や作業療法士が良好と判断した手法を提供する行為を指す．

つまり，本人の意思決定はほぼなされず，権威のある者の意思によって本人のその後の行動が決定するというものである[35]．これらは，1970年代までは主流になっていたものの，対象者の人権をないがしろにしているという社会問題に発展し，現在は主流ではなくなっている．

近年これにとって代わっているのが，対象者の自由意思を尊重するインフォームドコンセントモデル[36]とシェアードデシジョンメイキングモデルといわれる意思決定を促す方法である．どちらも患者の利益と自己決定権を尊重するものであり，近代の意思決定を促す手法として使い分けることが推奨されている．

インフォームドコンセントモデルは，意思決定が対象者に委ねられており，主に手法を選択するための余地が少ない場合（ある疾患に対する治療についてエビデンスが確立された唯一無二のものがある場合）に主に用いられる手法である[37]．

一方，シェアードデシジョンメイキングモデルは，医師や作業療法士と対象者が協働して意思決定を行うことが特徴的である．このモデルでは，意思決定を行うためのエビデンスが曖昧・不明，もしくは同等のエビデンスがある手法が複数存在する場合などに，対象者の意見だけではなく，専門家としての医師・作業療法士の意見も聞いて意思決定を行うものである．このモデルでは，医師・作業療法士は，主に①情報の収集者・対象者に対する情報の解説者，②対象者が疑問を質問できる指導者，③対象者が選択肢を選ぶ際の助言者，④意思決定に関わる行動を行う場所・時期，その他対象者にとって最適の状況を整える交渉者，⑤対象者の意思決定をサポートし，強化する世話人といった役割が挙げられている[38]．

---

麻痺手を生活で使用するために実施する行動契約は，まず，「療法の特徴を説明して，対象者のアプローチへの参加に対する意思決定」を行う際には，より具体的な資料を提示しながら説明することが必要である．筆者らは，CI療法を行う際には，対象者にこのアプローチの本質である，「生活で麻痺手を主体的に使用する重要性」について説明を行い，アプローチに参加するかどうかの意思決定を促す．以下に筆者が過去に経験した生活期の対象者との会話例を載せる．

面接①　生活で主体的に麻痺手を使用することの重要性
作業：作業療法士，対：対象者

作業「今回は，上肢に対してCI療法というアプローチを行います．ただ，説明の前に一つ質問をさせてください．対象者さんは今までどのような上肢に対する作業療法を受けてこられましたか？」

対「まず，ベッドに寝て，作業療法士さんが手を触って柔らかくしてくれました．私の手はすぐに硬くなるので結構時間がかかるんです．で，柔らかくしてもらった後，作業療法士さんが助けてくれながら，手を伸ばしたり，腕を上げたり何回も繰り返します．作業療法士さんがほぐしてくれた後は，動きやすいんです」

作業「そうですよね．動きやすいですよね．それでは，動きやすくなった後は，生活でも麻痺した手を使われるのですか？」

対「とんでもない．作業療法士さんがほぐしてくれた後じゃないとうまく動かないから使っていません．もっと手が動くようになったら生活でも使っていこうと思っています」

作業「そうですか．少し説明させていただきたいことがあります．今回受けていただくCI療法というアプローチですが，海外や日本でたくさんの研究がなされています．その研究のなかで，麻痺手を改善するという良好な結果を残しているので，脳卒中の治療ガイドラインで勧められているアプローチなのです」

対「はい，知っています」

作業「この方法ですが，今まで対象者さんが関わってこられたアプローチと異なり，僕らはほとんど対象者さんの身体には触りません．その代わり，対象者さんが練習で麻痺手を使用される際に，より楽に使えるような練習課題を考えて，提供します」

対「大丈夫でしょうか．私の手はすぐに硬くなってしまうのですが」

作業「こちらをご覧ください（図8）[39]．この図はみなさんが硬さとおっしゃる痙縮というものを見る指標なのですが，練習前後で，この波形が小さくなっているのがわかりますか？このように，作業療法士が身体に触れないアプローチを行っても手の硬さは改善されてきます（必要であれば，介入によって変化したほかの対象者の手の動画なども見せる）」

対「そうなんですね」

作業「次に，さらに麻痺手を改善するためには，練習を通して目標を決定することが必要といわれています．さらに，それらの活動で，麻痺手を積極的に使っていただくことが重要になってきます．特に麻痺手でやってみたいことなどはありますか？」

対「とにかく，手を動くようにしてほしいです．それができればなんでもできると思うので．また，生活で手を使うようにと，以前も作業療法士さんから言われていましたが，やはり作業療法士さんがほぐしてくれないと難しいので，手がよくなったら使おうと思います」

作業「お返事ありがとうございます．ただし，その考え方に大きな誤解があります．例えば，こちらの図をご覧ください（図9）[32]．グラフが二つあると思います．このグラフは麻痺手の改善具合と生活中の使用頻度を示しています．両グラフの対象者さんは，これからあなたが作業療法室で受けるアプローチと同じ練習を行った群です．でも，上のグラフの群は，上肢が介入前後でよくなり，さらに介入から6か月後にかけて，特別な介入を受けていないにもかかわらず麻痺手は改善しています．逆に，下のグラフの群は，介入前後ではかろうじてよくなっているものの，6か月後を過ぎたあたりには麻痺手の機能が再び悪化してきています」

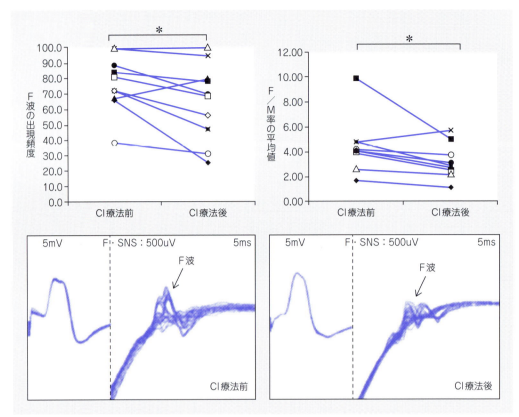

**図8** 対象者にアプローチの説明をする際に使用する資料の例（1）
（文献39）より引用）

対「そうですね．何が違うのですか？」
作業「上のグラフの方々は，麻痺手を改善するために，作業療法室での練習に加え，生活で実際に麻痺手を使っていただいた方々です．逆に，下のグラフの方々は，作業療法室の練習のみ実施し，生活ではあえて使うことを促さなかった方々なのです．つまり，『（練習で）改善したら使う』ではなく，『改善するために（練習や生活）で使用する』という意識をもっていただくことが重要です」
対「そうですね」
作業「例えば，これから50時間の練習を行います（CI療法では，1日5時間10日間の集中練習を実施する）．もし，対象者さんが麻痺手を練習の目標を含む生活行為のなかで使用してくださったら，上のグラフの方々と同様の経過をたどる可能性が大きくなります．逆に，麻痺手を使用されないということであれば，下のグラフの方々と同様の経過をたどる可能性が大きくなります．

　対象者さんの大切な時間とお金（生活期にCI療法を実施した場合，医療保険を使用した場合でも約5万円程度の自己負担がある）を費やしていただき，下のグラフの方々と同じような経過をたどる可能性が大きいのでしたら，今この療法を受けないという選択肢もあります．そこをしっかりとお考えのうえ，CI療法への参加の意思決定を行ってください」

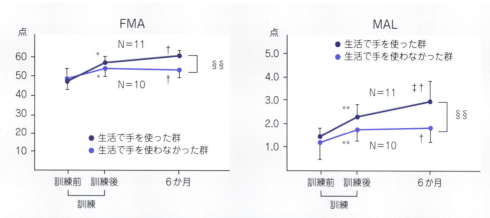

*各群においてCI療法前後の変化が$P<0.05$であった
** *と同様の文で$P<0.05 \rightarrow P<0.01$
†各群においてCI療法前からCI療法終了後6か月の変化が$P<0.05$であった
‡各群においてCI療法後からCI療法終了後6か月の変化が$P<0.05$であった
§§：各群間比較の結果$P<0.01$であった

麻痺手を生活で使用しなかった群は
集中練習で一時的に麻痺手が改善しても元に戻る可能性

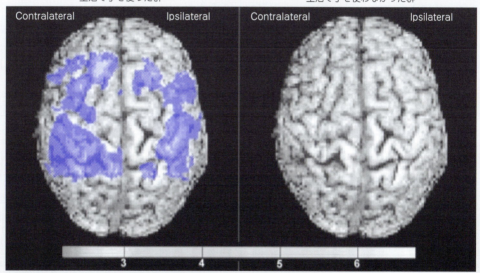

生活場面で麻痺手を使うことに依存して変化する脳領域

**図9** 対象者にアプローチの説明をする際に使用する資料の例（2）
（文献32）より引用）

このようなやりとりを通して，リハビリテーション科医師と作業療法士が協力しながら，結果を確実に出すために必要な対象者の意識改革と治療に対する参加の意思決定を促す．ただし，このような意思決定の手続きをたとえ行ったとしても，CI療法への参加を拒む方は経験上，ほとんど認められない．大切なことは正確に説明をし，意思決定への参画を誘導することが重要である．

　一般的にCI療法単独で実施する場合は，脳卒中後の上肢麻痺に対するエビデンスは確立されていることもあり，上記のようにCI療法ありきのインフォームドコンセントモデルを用いて，意思決定を促すことが一般的である．

　しかし，麻痺がやや重度であるなど，CI療法の基準から外れた症例のように，エビデンスが確立されていない探索的かつオーダーメイドのアプローチを行う場合は，不足する部分を補うための手段（ボツリヌス療法や電気刺激療法，装具療法など）のエビデンスが不明確な部分は，医師や作業療法士と対象者が意見を出し合い合意に至る，シェアードデジションメイキングモデルを用いて，意思決定を促す必要がある．こうしたやりとりにより，対象者がどのような介入を受け，自らがどのように振る舞えば，一般的に示されている結果を獲得できるのかを理解し，それを履行しようと自ら意思決定することが大切である．

　ただし，エビデンスが確立されているこのアプローチについて懇切丁寧に説明しても，「自分には合わない」「自分の求めるものとは異なる」と感じる対象者も存在する．こうした我々作業療法士にとっては「提案したアプローチの拒否」という負の側面をもつ意思決定をする対象者に対しては，「こうすればよくなるのに，どうして拒否するのだろう．難しい対象者さんだ」などと感情的に信念対立を起こしてしまってはならない．対象者が受けるアプローチは，作業療法士と対象者が，それぞれの立場から意見を出し合って意思決定を行うものであり，「やらない」という意思決定を尊重し，受け入れることも重要な手続きである．

　もし，対象者が「やらない」ことを選択した場合も，彼らが何を望み，今後どのようになりたいのか，そして，それを達成するために現存する最適なアプローチは何なのか，を考えつつ，ほかのアプローチを提案し，より深く彼らのニーズを探索する必要がある．

　さて，アプローチに関する説明を実施し，対象者のアプローチに対する参加の意思決定が完了すれば，次は「アプローチを実施する際の目標について意思決定」を促すこととなる．ただし，麻痺手の練習に際して，対象者が必要とする目標は，対象者の背景や現在の麻痺手の機能といったさまざまな要素によって影響を受ける．よって，選択肢は対象者ごとに異なり，膨大になることが予測される．こうした状況では，医師や作業療法士と対象者がともに目標設定を行う，シェアードデジションモデルを利用するとよい．

　それでは，「アプローチの作業活動レベルの目標設定に関する意思決定」に関して，具体的な方法を以下に詳細を述べる．

> **メモ**　シェアードデジションメイキングモデルはほかのモデルよりも優れているのか？
>
> 　二つ以上の不確かな選択肢がある場合は，もちろんシェアードデジションメイキングモデルを使用するべきだが，そのような場面もしくは手法が唯一無二の場面で，インフォームドコンセントモデルを使用した場合でも，問題点はいくらか認められる．
> 　例えば，インフォームドコンセントモデルで医学的治療方針を決定した際，医師が対象者側が意思決定を行ったと認識している割合が約80％であるのに対し，対象者側が自分で意思決定を行ったと認識している割合

は37％でしかないと報告した[40]．また，患者は情報を受け取るものの，その情報の理解は困難であり，医師に対して適切な質問すらできていないとも報告されている[41]．

一方，シェアードデシジョンメイキングモデルは，このような問題点を解決できる可能性を秘めている．実際，がんや心疾患，統合失調症，うつなどで，従来のモデルを用いた意思決定よりも，シェアードデシジョンメイキングモデルを用いたほうが，対象者の主体性，参加，疾患に対する知識などが向上したと報告されている[42〜45]．しかしこのモデルでは，医師や作業療法士が意図せず自身の価値観で偏った情報を提供し，意思決定に影響を与える可能性が常に存在している[46]．

アプローチを通して，麻痺手を用いて達成したい目標を決定するときに，ただ単純に「どこで麻痺手を使うことができればあなたにとって便利ですか？」などという大雑把な質問の仕方では，対象者から具体的な項目を聞き出すことは難しく，対象者からは「元に戻してください」や「動くようにしてください」といった抽象的な返事が返ってくることが多い．

そこで筆者らは，CI療法開始当初は，「対象者の生活リズム」の面接で，15分から30分ごとに実施する作業活動を聴取し，そのなかで語られた作業活動から，対象者にとって意味のある活動を抽出しようとする試みを実施していた．この手法は，人間作業モデルのoccupational questionnaires[47]という30分ごとに作業活動を聴取する試みに近い印象がある．

ただし，この手法を用いると，対象者の1日の作業活動をこと細かに聴取する必要があり，1人に対する面接時間が1時間程度かかり，非常に非効率的である．そこで，効率的に対象者が麻痺手で実施したい具体的な活動を抽出するために，以下のエイドを利用することが経験上有用であると思われる．

> **メモ** シェアードデシジョンメイキングモデルに補助的なエイドは必要か？
>
> シェアードデシジョンメイキングモデルを用いて，対象者の意思決定を促す際，適切な情報を提供することが困難であるといわれている．そこで，この問題を解決するために，エイドの利用が推奨されている[48]．
> エイドとは，療法の選択肢をまとめたビデオディスク・ブックレット・コンピューターサポートシステム・カードなどが挙げられている[49]．シェアードデシジョンメイキングモデルを用いた意思決定にエイドを用いた際の利点として，①意思決定に関わる疾患と治療に関わる知識の向上，②（対象者の価値が不明瞭および知識がないことに起因する）対象者の意思決定に関する葛藤が減少する，この2点は強いエビデンスが示されている．次に，③対象者の意思決定や療法への主体的参加，④正確なリスクに対する理解の促進は，中等度のエビデンスが示されている．最後に，⑤対象者の価値と選んだ療法の意味の一致率の向上は，弱いエビデンスが示されている．
> いずれにしても，シェアードデシジョンメイキングのモデルを用いた意思決定の特徴を最大限に引き出すためには，エイドの存在が必要不可欠であるということがわかる．

一つ目のツールは，アラバマ大学がCI療法を実施する際に使用している麻痺手の使用場面を言語（文字）でまとめた「home skill assignment list[32]（図10）」である．このリストは，自宅生活のさまざまな場所（洗面台，トイレ，リビングなど）で実施すると予測される麻痺手を用いた活動が一堂にまとめられたものである．

二つ目のツールは，作業療法を提供する対象者が，目標を決定する際に実施する面接で使用するツールであるaid for decision-making in occupation choice（ADOC）[50] 図11 やADOC for hand（ADOC-H）（図12）[51]である．

入浴
- 石けんを利用した洗体
- タオルを使用する（入浴後）
- 棚からタオルをとる / タオルを取り替える
- その他_____

トイレ
- 便器の水を流す
- 便器の蓋の開閉
- トイレットペーパーを広げる / ちぎる
- トイレットペーパーのロールを外す / 取り替える
- その他_____

整容
- 身体（顔以外）に化粧水を塗る
- シャンプーやソープなどが入っている容器のポンプを押す
- 鼻をかむ / 鼻を拭くためにちり紙およびハンカチを使用する
- 歯磨き粉のキャップを取り除く
- 歯ブラシを使用して歯磨きを行う
- 薬の仕分けをする
- その他_____

**図10** 浴室周辺における課題

（文献32）より引用）

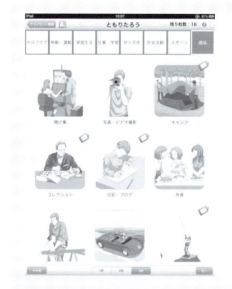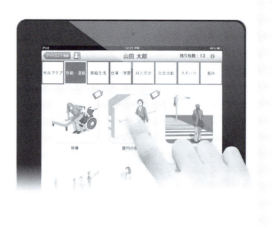

**図11** aid for decision-making in occupation choice（ADOC）
視覚情報を作業療法士と対象者で共有しながら，目標となる活動を決定するツール

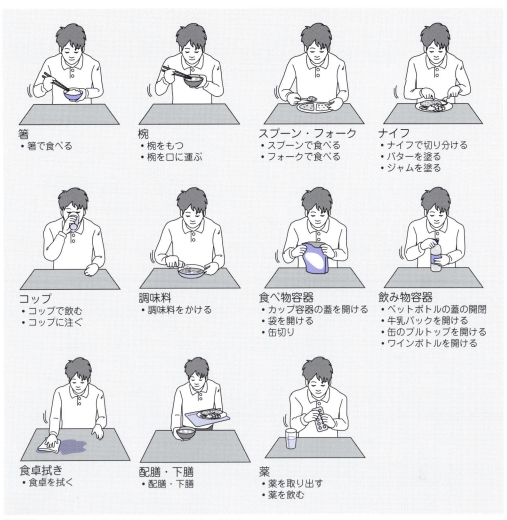

**図12** 予測される麻痺手を用いた活動（食事の場合）

---

> **メモ** **ADOC-H**[51]
>
> Tomoriと筆者らが中心になり開発した目標決定のためのツールである．ADOCのプラットフォームを利用した，スマートフォンとタブレット型コンピュータで使用できるアプリケーションである．日常生活活動や手段的日常生活活動の作業活動を16カテゴリー（食事，整容など）に分け，130枚のイラストで作業活動の上肢の使用状況を簡便に示している．特徴としては，例えば食事のカテゴリーのなかでも「箸を使う」「ナイフを使う」「お椀をもつ」など，細かな工程や役割に関するイラストが用意されており，どの作業活動のどの場面で手を使いたいのかという，具体的な面接を可能とするツールである．また，作業療法士と対象者で決定した作業活動の一覧はすぐにプリントアウトでき，作業活動の達成状況や未実施・失敗時の問題解決技法を記載することで，対象者に麻痺手を使用するための教育的なツールとしての役割もある．

これらは，対象者の潜在的に抱えている価値のある作業活動を抽出するために，有用なツールであると筆者は考えている．さらに，筆者らの事例レベルの検討では，文字で書かれたhome skill assignment listよりも絵で目標が確認できるため，「より麻痺手を使う目標や使う場面が思い浮かびやすい」といった感想が対象者からも得られている[52]．この経験から，以下

にADOC-Hを用いて目標設定を行った面接時の会話を記す．

### 面接②　目標設定（ADOC-Hを使用する方法）
作業：作業療法士，対：対象者

作業「CI療法の説明をさせていただき，受けていただくことにご納得なさったと思います」
対「はい．理解しました．やっぱり楽な方法なんてないですよね．騙されたと思って，手を使う決心もできました．よろしくお願いします」
作業「ありがとうございます．一緒にやっていきましょう．では，練習を始める前に目標を決めていこうと思います．対象者さんは，利き手である右手に麻痺を負われていますが，その麻痺手を用いて達成したい目標は何かありますか？」
対「いやー，いきなり言われても思いつかないですね」
作業「それでは，1日の生活を思い浮かべながら，麻痺手を含めた両手で行う活動で，あなたにとって大切な作業活動を探していきましょう．それではこれを見てください（ADOC-Hの画面を取り出す）．このアプリは，生活活動のなかで，麻痺手を使用する場面を100以上用意しています．このなかで，あなたが現在健側だけで行っていて，不便だと感じていた作業活動や，両手でできればいいなと思う作業活動を一緒に探していきましょう」
対「そうですねー．（ADOC-Hの食事場面を見ながら）あ，そうそう，私昔はお友達と外食に行くのがすごく好きだったんです．雑誌などで新しい店を探しては，よくお友達を誘ったの．ただ，今は食事をとろうとすると，左手でお箸をもっても，右手でお皿やお椀を支えることができないでしょ．だから，顔を近づけて迎え箸になるのがカッコ悪くて，恥ずかしかったの．そんなこと思って誘いを断っているうちに，お友達も疎遠になっていったんです」
作業「なるほど．ありがとうございます．お話ししてくださって．それでは，両手で食事がとれることを目標に実施していきましょう．現在，上肢の状況は中等度ぐらいの麻痺ですね（ブルンストロームステージⅣ）．ですから，私たちとしては，食器を使って食物を口に運ぶ動作をお勧めしたいのですが．いかがですか？」
対「食器を使うのですか？　あるいは箸とかスプーンを使うのですか？　それは，難しすぎる気がします．皿を支えることや，口元にもってくるなどのほうが簡単でよいのではないですか？」
作業「経験則になりますが，お椀をもって口元に運ぶ作業活動の難易度は比較的高いです．逆に食器の操作は，フォークやスプーン，箸を用いた活動は比較的困難を伴うものです．しかし，介助箸を使用すれば，難易度は比較的低い作業活動だと考えています．
　また，健側の手でお椀やお皿を支えながら食事をとれば，麻痺手による食器の操作で不足した部分を補うこともできます．できれば，この方法を目標にあげていきたいと思っています．ただ，あくまで対象者さんのお気持ちを尊重するつもりですが．いかがでしょう？」
対「素人はその辺はわからないので，先生がそうおっしゃるなら，そのプランでいってみます」
作業「本当ですか，ありがとうございます」

　面接でこのような会話を重ね，対象者にとって麻痺手を用いた意味のある作業活動を目標と

して設定していく．ただし，目標設定は1項目決定して終了ではなく，複数項目設定することが重要である．

そして，それぞれの目標に設定された作業活動の難易度が異なることが重要である．つまり，一つの目標が達成されたら，次の目標が存在し，その目標が達成されたら，また次の目標が存在するといった，段階的な目標設定が重要であると考えている．

筆者らが過去に実施した研究[17]では，アプローチを実施する際に，10項目の目標として，上記の方法を用いて作業活動を聴取した（この研究では，研究の便宜上10項目の目標を決定したうえでアプローチを行っているが，行動契約を結ぶ際，「10項目」の目標を決めなければならないというルールはない）．

そして，目標設定で大事なのは，段階的な目標が設定ができるようにすることである．対象者に対して1日に実施する練習時間，さらにアプローチを行う練習期間に応じて，複数目標を設定することが重要であると考える．

しかし，ADOC-Hなどのツールを使用して面接を実施しても，「10項目中三つしか目標が設定できない」「思いつかない」という対象者がいるのも事実である．そこで，そういった対象者には，無理に目標設定を強いずに，一度麻痺手を使った課題指向型アプローチを体験させる．そのなかで，わずかな麻痺手の機能改善や，以前できなかった活動の再獲得などの変化が見られた場合に，再度目標設定の面接をすると，対象者が主体的な目標を口にすることも少なくない．

複数の目標を決定することが作業療法士の目的となりしつこく面接を強いると，対象者の不満が募り，作業療法士と対象者の信頼関係に悪影響を及ぼすことも経験上認められる．この辺りは，作業療法士が方法論に縛られずに，対象者の立場に立って臨機応変に対応することが必要である．

最後に，上記の手続きが終了したら，用意した同意書（契約書）（**図13**）[32]に設定した目標を記載し，記載されている説明事項を理解し，アプローチに参加する旨を対象者のサインにより公的に表明させる．これにより，アプローチと麻痺手の目標と，生活のなかでの作業活動の麻痺手の積極的使用に対して同意・契約を行う．

---

**メモ　段階的な目標設定の意義**

Bernらは，健常人を対象に，「ルーチン群：ジュースと水を決まった順番で提供する群」と「ランダム群：ジュースと水をランダムな順番で提供する群」に割りつけた．結果は，ランダム群のほうがルーチン群に比べ，両側の側坐核と，腹側線条体ドーパミンの照射に関連する領域が大きく活動していた[53]．

これは，ヒトの動機づけは，予測と報酬の誤差に関連するものであることを示している．つまり，負の誤差は動機づけの低下を，正の誤差は動機づけの向上を見出すとしている（**図14**）[53]．負の誤差の強化により，動機づけが低下する現象を学習性無力感という．さらに，彼らの研究によると，正確に結果を予測できた場合，誤差が生じないため，正の強化がなされず，動機づけが低下する可能性がある．目標設定でも，この報酬予測の誤差という考え方が重要であると筆者は考えている．

例えば，難易度が非常に高い目標を設定した場合，その目標に近しい課題指向型訓練を経験するなかで，身体や麻痺手の変化を対象者が見て，設定した目標の実現可能性を予測した場合，予測と実際の成果（報酬）の負の誤差が大きすぎて，対象者の動機づけは徐々に低下し，学習性無力感を呈することが考えられている．

逆に，難易度が非常に低い目標設定をした場合，課題指向型訓練を経験するなかで，その成果を予測して完全に達成してしまうと，予測と実際の成果（報酬）の差はほとんどなく，学習はそこで終了し，動機づけは徐々に減退することが考えられる．

**実生活における麻痺手の使用に関する同意書**

麻痺手に対する訓練は，患者さん自身が麻痺手の現在の状況を理解し，麻痺手を使うことを自ら計画し，実生活で積極的に麻痺手を使用することで，はじめて本当の効果がもたらされる治療法です．また，これらを理解していただけず，「手がよくなってから生活で使う」と考え，麻痺手を生活ではほとんど使わずに，集中訓練だけ実施した場合，訓練によって一時的に改善した機能は6か月をめどに元に戻ることが，私たちの研究でわかっています．

せっかく，時間と費用をかけた訓練の成果を無駄にしないため，そして訓練後の麻痺手の機能をさらに改善するためにも，訓練室内での集中訓練とともに，実生活で積極的に麻痺手を使用していただきながら，麻痺手の使い方を学んでいただきます．

そのために，麻痺手に対する訓練を受診いただく患者さんには，

1. 訓練を実施するにあたり，麻痺手を使って行いたい動作10項目を作業療法士に教えてください．そして，生活のなかで麻痺手を使用してください
2. 上記で決定した10項目の目標以外に，作業療法士が現状の麻痺手の状況で可能な生活動作を提案します．患者さんは提案された動作を生活のなかで必ず使用してください．そして，そのなかで必要性を感じた動作があれば，患者さん自身が麻痺手を使用する場面を提案してください．
3. 目標動作と作業療法士から提案された動作は，必ず積極的に麻痺手を使用してください．
4. 麻痺手を使った結果，麻痺手に関わる成功体験や失敗体験を日記に記してください．その内容を元に，作業療法士は訓練内容を修正と使用方法のアドバイスを行い，問題点の解決を目指します．

ご自身の麻痺手を回復させるためにも，積極的に治療に参画してください．

1. 茶碗・お椀を麻痺手でもちたい
2. ナイフ・フォークを麻痺手で両手で使う
3. 牛乳パックを開けたい
4. 服の着脱（ボタン）を両手で実施
5. 新聞を両手で保持し読みたい
6. 頭皮・髪を麻痺手で洗いたい
7. じゃんけんでチョキをきれいに出したい
8. 古新聞や古雑誌を紐でくくる（十字に）
9. 小さな物品をフワッと正確にもちたい
10. ネクタイを両手で締めたい

上記の目標10項目と，毎日提案される動作について，（氏名）◯◯◯ ◯◯◯ は，麻痺手を使用する意味を理解したうえで，毎日の日記の作成とともに積極的に麻痺手を使用します．

サイン（氏名）◯◯◯ ◯◯◯

**図13 行動契約書の例**
（文献32）を参考に筆者が使用しやすいように作成）

これらは，学習性無力感と呼ばれている．これらの観点から，脳卒中後片麻痺患者に対する目標設定は，対象者の状況に合わせたさまざまな難易度のものを複数設定し，確実性と不確実性，多様性を兼ね備えた挑戦的な環境を常に継続して用意することが重要であると思われる．

ところで，米国のCI療法では，行動契約のなかに，「麻痺手の使用を促すための非麻痺手へのミットなどを用いた拘束に対する同意」に関する記載も含まれている．しかし，筆者らの介入では，非麻痺手の拘束を原因とした転倒などの危険性を考慮して，作業療法室での練習時間と自宅生活では，特別な理由（道具の脅迫的使用や前頭葉症状の亢進などにより，麻痺手を適切使用できない対象者）がない限り，ミットなどを用いた拘束は行わない．従って，筆者らの行動契約からは非麻痺手に関する事項も削除してある．

### メモ　非麻痺手の拘束が麻痺手への介入に与える影響

Brogårdhらは，慢性期の脳卒中後片麻痺患者に対し，課題指向型アプローチと起きている時間の80〜90％で非麻痺手をミットで拘束した群と，ミットをつけずに麻痺手で課題指向型アプローチと生活を実施した群に無作為に割り付け，1日3時間の練習を2週間実施した．結果は，アプローチ前後と1年後まで，2群の間に有意な上肢機能と生活で実際に麻痺手を使用できる能力に差がなかったことを示した[54]（**表8**）．

また，Krawczykらは，慢性期の脳卒中後片麻痺患者に対し，1日5時間のCI療法を実施する際に，課題

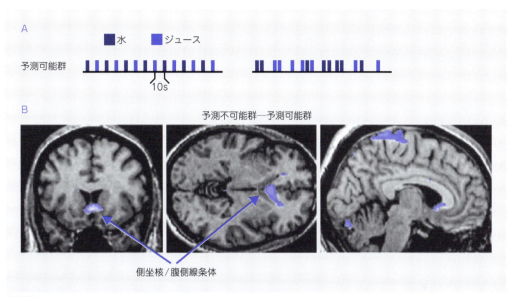

**図14 報酬に対する予測可能群と予測不可能群対照群の脳活動の違い**
A）課題の提示方法の違い
B）予測不可能群は予測可能群に比べ、側坐核と線条体の活動性が高かった
（文献53）より筆者が引用し、一部改変）

**表8 麻痺手の拘束を行った群と行わなかった群の差**

|  | 1年後 vs CI療法前 | 1年後 vs CI療法後 | 群間差 |
|---|---|---|---|
| Sollerman score |  |  |  |
| ミットをしたグループ | +31.0† | +11.0† | 有意差なし |
| ミットなしのグループ | +25.0† | +15.0* |  |
| motor assessment scale |  |  |  |
| ミットをしたグループ | +5.0† | +3.0† | 有意差なし |
| ミットなしのグループ | +6.0* | +1.0 |  |
| motor activity log amount of use |  |  |  |
| ミットをしたグループ | +1.5† | +0.8* | 有意差なし |
| ミットなしのグループ | +0.8* | +0.8 |  |
| motor activity log quality of movement |  |  |  |
| ミットをしたグループ | +1.6† | +0.9† | 有意差なし |
| ミットなしのグループ | +1.2* | +0.8* |  |

*：$P<0.05$，†：$P<0.01$
ミットによる拘束の有無にかかわらず、1年後までの麻痺手の機能、生活での使用頻度と麻痺手の使用感に有意差を認めない
（文献54）より引用し著者が一部改変）

指向型アプローチと生活において、スリングで拘束する群（スリング拘束群）と、随意的に非麻痺手の使用を拘束する群（随意拘束群）に無作為に割り付けて経過を観察した。すると、アプローチ直後と12か月後の両群の日常生活で、実際に麻痺手を使用できる能力に差がなかったことを示した[55]。

これらの臨床結果と同じ文脈で、CI療法の開発元であるUABのMorrisら[13]は、Taubの「非麻痺手のミット、スリングやその他の拘束具について、麻痺手を使うことを意識させるお守り以外のなにものでもない」という言葉を紹介したうえで、「constraint（拘束）」という言葉は、身体的な拘束という意味だけでなく、日常生活でも、麻痺手の使用を拘束する意味も兼ねているとしている。

### ⑤ 介助者との契約

　介助者との契約も，行動契約と同様に口頭ではなく，書面に残す公のものを作成する必要がある．この介助者との契約は，介助者に対象者が取り組んでいる自宅でのプログラムを理解させ，生活で対象者が挑戦しようとしている作業活動に対する過剰な解除を防止することや，作業療法士が提供した麻痺手が使えるように設定した環境や方法を理解して，対象者が麻痺手を生活でより使用できるように援助できることを促す手段である．

　方法としては，対象者と実施した行動契約の内容を介助者と共有してもらい，作業療法士が麻痺手を使用する場面と使い方を介助者にも理解してもらう．この手続きにより，対象者の最もそばにいる者として，一緒によりよい方法を考える，協働する姿勢をもってもらうことが望ましい．

　介助者との契約では，①対象者が現在実施しているアプローチのプログラムの理解度を向上させること，②介助者に生活での麻痺手の使用場面の正しい介助の方法を教育する，③対象者が安全に麻痺手を使用できるように配慮してもらうこと，を念頭に置いて説明を実施し，作業療法士と対象者が実施した行動契約の契約書や，別に介助者用に作成した書類にサインをしてもらい同意を得る．

　また，対象者と介助者の家族関係が良好な場合は，介助者との契約を発展させ，対象者の人に対して設定した目標設定や，現状の能力に応じた課題指向型アプローチの難易度調整に必要な知識について，指導を行う．

　具体的には，午前中の1対1の作業療法の時間に，臨床場面に同伴してもらい，その日に行ってもらう課題指向型アプローチ（特に shaping［作業の手段的利用］）の種類や難易度の設定を紹介し，対象者のスマートフォンなどで練習中の動画や写真などを撮ってってもらう．また，その際に介助者から出た質問などを書類にまとめる．そして，介助者主導で，動画や書類を参考にしつつ，午後から1～2時間程度の自主練習を実施してもらい，練習量を確保する[56]．

　さらに海外では，Barzelらが，慢性期の脳卒中患者を対象に，家族を指導し，家族が実施したCI療法と従来型の神経筋促通術を含むアプローチを無作為化比較試験で比較検討した結果，WMFTで測った上肢機能に有意な群間差は認めなかったが，MALのAOUとQOMは，家族が実施したCI療法群のほうが有意に改善したと述べている[7]．

　さらに，課題指向型アプローチ（特に shaping［作業の手段的利用］）を病棟看護師などにきめ細やかに指導し，病棟内でのマネジメントを病棟で介助者となる彼らに依頼する方法もなされている．

　この方法では，対象者が決定したときから，練習の目的を看護サイドと作業療法士が共有し，作業療法士はその活動を可能にするための課題選択や難易度調整，問題解決技法をはじめとした行動学的手法を提供する．

　そして，毎日実施する午前中の練習のなかで生じた問題点や現在の上肢に適した難易度調整などを，昼休みを利用したウォーキングカンファレンスを通して，作業療法士から看護師にコミュニケーションをとる．午後からは，看護師がその情報を利用して，課題指向型アプローチを病棟で実施して練習量を確保する．

　西村らは，亜急性期の脳卒中患者を対象に，これらの病棟実施型のアプローチを実施し，

FMA が 30.83±10.07 点〜49.33±9.71 点，MAL の AOU が 0.65±0.67 点〜3.28±1.32 点，QOM が 0.64±0.60 点〜3.28±1.32 点の有意な改善を認めている[57]．

このように，人的環境因子に対して，それらをマネジメントするための手法として，介助者との契約は存在する．そしてこの契約は，環境を調整することで作業療法士の技術によるところなく，対象者の上肢機能や行動が改善する CI 療法の側面を支えている手続きである．

### ⑥ 自宅での麻痺手の使用場面の割り当て

対象者は，アプローチを受けている作業療法室を出た後，獲得した機能を生活のなかで活かしていく必要がある．「自宅での麻痺手の使用場面の割り当て」は，麻痺手を生活での作業活動に使うことを促すための手段である．

「自宅での麻痺手の使用場面の割り当て」は，毎日練習時間の最後，もしくは練習中に作業療法士と対象者で話し合って実施する．この手続きの対象となる作業活動は，初日に実施した行動契約で，①麻痺手で実施する作業活動，②両手で実施する作業活動，に割り当てられたものである．

作業療法士は，日々の練習のなかで，改善した上肢機能を見定め，現在の麻痺手の状況で実施可能な作業活動を 10 項目毎日割り当てる（この際，割り当てられる作業活動は，行動契約で決定した目標とは別のものとする．自宅での麻痺手の使用場面の割り当ては練習目標とは違い，麻痺手の物理的な使用頻度を増加するために割り当てる）．割り当てた生活活動は，口頭で対象者に伝えるだけではなく，書面に記載したうえで対象者に提示する（図15）[32]．

割り当てる 10 項目の作業活動のうち，五つは現状の麻痺手の状況で無理なく，比較的簡便に実施できるものを選ぶ．残りの五つは現状の状況から見ても若干難しく，挑戦的なものを選ぶ．割り当てた 10 項目の作業活動は，次回のアプローチ実施時までに，少なくとも 30 分間，必ず自宅で実施してくるように指導する．

次回のアプローチ時に前回割り当てた作業活動を書面で確認し，実際に対象者が実施可能だった作業活動は，書面のリストから削除し，新規の作業活動を追加して，再び生活活動のなかで対象者に挑戦させる．

一方，実施不可能だった作業活動は，176 ページに示した「実生活で麻痺手を使用するために存在する障害を克服するための問題解決技法の獲得」の手続きをアプローチ中に実施し，新たに提示した方法で再びチャレンジし，次回のアプローチ時に結果を報告させる．この手続きを毎日，アプローチごとに繰り返して実施していく．

なお，対象者には「自宅での麻痺手の使用場面の割り当て」の書面リストから実施可能な作業活動を削除した後も，生活のなかで，継続して麻痺手を使用することを強く求める．

アプローチ当初は，作業療法士が対象者に提案する形をとることが多いが，「実生活で麻痺手を使用するために存在する障害を克服するための問題解決技法の獲得」を通して，対象者が問題解決技法を獲得してくると，対象者のほうから自発的に提案してくることが増える印象がある．その際は，積極的に対象者の意見を取り入れ，成功した際は賞賛し，失敗した場合は再び「③実生活で麻痺手を使用するために存在する，障害を克服するための問題解決技法の獲得」の手続きを，繰り返して実施する．

最後に，筆者らの研究では，自宅での麻痺手の使用場面の割り当てに 1 日 10 項目の作業活動を割り当てている．しかし，これは自宅と作業療法室を行き来する外来診療で実施して

```
┌─────────────────────────────────────────────────────────────────┐
│  麻痺手の使用場面の設定                                              │
│                                                                 │
│  氏名：○○　○○                                                    │
│                                                                 │
│  日にち：平成○年　○月○日                         5日目               │
│                                                                 │
│  実際に挑戦する活動              挑戦は？      麻痺手の使用感／コメント    │
│                                                                 │
│   1. 麻痺手で右手の爪を切る          □                              │
│                                                                 │
│   2. 麻痺手を使って古新聞を十字にくくる  □                            │
│                                                                 │
│   3. 両手で雑誌をもって立ち読みする    □                              │
│                                                                 │
│   4. ショッピングカートを両手で押す    □                              │
│                                                                 │
│   5. 店で品物を麻痺手でとってカゴに入れる □                            │
│                                                                 │
│   6. 本棚から麻痺手で本をとる         □                              │
│                                                                 │
│   7. 本を麻痺手で本棚にしまう        □                               │
│                                                                 │
│   8. コロコロ使って麻痺手で掃除する    □                              │
│                                                                 │
│   9. 麻痺手で食品のラップを外す       □                              │
│                                                                 │
│  10. 麻痺手で紅茶のティーバックをカップ                                │
│      から出す                     □                                │
│                                                                 │
│  ※コメント欄には，麻痺手を使わなかった理由，難しかった理由，もう少しどのような工夫があれば使えるかなど │
│   を忌憚なくお書きください．作業療法士は赤字でコメントします               │
└─────────────────────────────────────────────────────────────────┘
```

**図15** 使用場面の指定に用いる書類の例
（文献32）を参考に筆者が作成）

いるため，この数の割り当てが可能になっている．

　これに対して，回復期など入院環境でこれらのアプローチを実施する際には，1日の練習時間も短いことや，入院環境で対象者が麻痺手を使うことができる作業活動が少ないため，これほど多くの作業活動を割り付けることが困難な場合もある．

　筆者らのグループでは，回復期リハビリテーション病棟で，さまざまな「自宅での麻痺手の使用場面の割り当て」の方法を探索している．例えば，1日に2項目，1週間に14項目を目安に実施した研究[57]や，1週間に最初に5項目の使用場面を割り当て，週末に自宅への外泊で実際に麻痺手を使用し，翌週に報告するという手続きなどを実施し，それぞれMALのAOUとQOMの臨床での意味のある最低限の変化（minimum clinical important difference）である0.5点を超える改善を認めている．

　このことから，現法通り実施するのではなく，アプローチを実施する状況や練習時間によって柔軟に割り当てる作業活動の数を変更するなど，調整を加えつつ，実施可能な範囲でこの

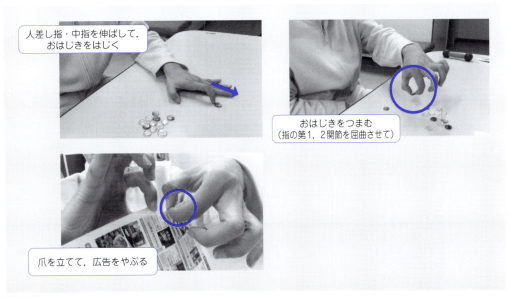

**図16** 自主練習の書類

手続きを実施することが重要だと考えている．

⑦ **自主練習の指導**

アプローチ実施中，どうしても10項目の「⑥自宅での麻痺手の使用場面の割り当て」が困難な場合，足りない項目数については，自宅で15～30分の間，麻痺手を用いた反復的な自主練習を実施する．

この際は，一般的に自宅にて使われる道具（重ねることができる紙コップなど）を用いて，実際に作業療法室などで行う課題指向型アプローチを再現する．作業療法士は，「自宅での麻痺手の使用場面の割り当て」で作業活動を指定する，現状の上肢機能に準じた自主練習を提供するか，もしくはそれら両方を同時に提供することで，麻痺手の使用を促す．

ただし，どちらの手法を使用するにしても，過負荷になりすぎると対象者のモチベーションが極度に低下するので，注意が必要である．この戦略は，特に自宅で長時間テレビを観ているなど，比較的活動性の低い対象者に有効な手段である．例のように，自宅であまり麻痺手を使用する機会をそもそももっていない対象者にとって，「自宅での麻痺手の使用場面の割り当て」よりも，より効果的に麻痺手を使用する機会を提供することができる．

このように，自宅での麻痺手の使用場面を割り当てるほかに，アプローチの終盤に向かうにつれ，これらの自主練習のバリエーションも増加させていく．そして，最終的には，アプローチ終了時に今後上肢の機能改善しうる麻痺手の関節運動などを考えて，これまで提供してきた自主練習を中心に10～15項目の課題を作成し，対象者に提供する．

自主練習を提供する際には，図16のような資料を一緒に提供する．この資料に基づき，アプローチ終了後も対象者が1日1課題から2課題，30分程度の時間をかけて実施するように指導する．

⑧ **毎日の練習内容の記録**

作業療法士は，アプローチ中の練習内容を詳細に毎日記録する．この記録は，1日に対象

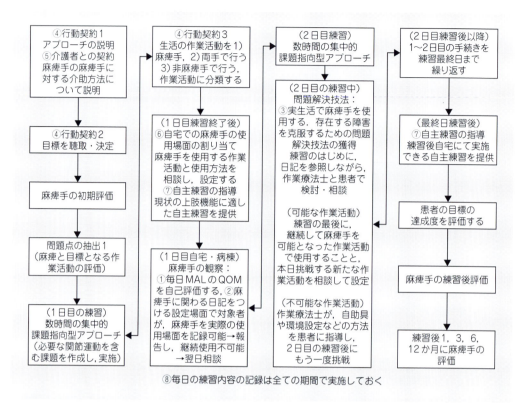

**図17** CI 療法の課題指向型アプローチと transfer package の流れの例
（文献58）より引用）

者がどのような課題をどのくらいの時間実施したか，どのような難易度で shaping や task practice といった課題指向型アプローチを行ったかなどを書面とリストにしておくことで，対象者が期間中に行ったアプローチ内容を実施終了後も再現できる．

## 2 CI 療法の手続きの流れ

図17に一般的な CI 療法のプロトコル（1日4時間30分〜5時間30分の課題指向型アプローチと 30 分の transfer package）の課題指向型アプローチと，transfer package の流れの一例を示す[58]．一般的には，1日目の冒頭に179ページの「④行動契約」を行う．ここで医師か作業療法士は，①アプローチの説明を行い，参加の意思決定を促す．これにより，対象者が実施される療法の特徴を理解するとともに，対象者が受けようとしているアプローチを成就するために，自らがどのような行動をとらなければならないかを理解することができる．

この説明後，自分にこのアプローチは合っていないと判断した場合は，その場で中止を申し出る対象者もいるかもしれない．ただし，それも対象者の主体的な意思決定である．その場合は，その決定を医師や作業療法士が受容・尊重し，ほかのアプローチ方法の情報を提供しなければならない．提案したアプローチを拒絶されることに対する信念対立は，対象者との関係性を歪めてしまう可能性があるので，慎重に対応しなければならない．

経験論になるが，筆者が15年間アプローチを行ってきたなかで，この説明を受け，アプロー

チの中止を申し出る対象者は非常に少ない印象がある．また，対象者のアプローチへの参加の意思決定がなされたときは，必要であれば192ページの「⑤介助者との契約」も行っておくとよい．

次に，②対象者の目標を聴取・決定していく．ここではADOC-Hなどのツールを使いながら，意思決定を促していく．ここでアプローチを行うための目標設定ができれば，対象者の身体的特徴に対する関節運動の評価と目標を達成するために必要な関節運動の評価をする．さらに，課題指向型アプローチの課題を作成しつつ，1日目の練習を開始する．

1日目の練習終了間際に，transfer packageの時間を設け，今の生活のなかで実施している作業活動を，1）麻痺手，2）両手，3）非麻痺手で実施する作業活動に分類する．ここでは主に，3）非麻痺手で実施する作業活動を決定してする．この分類が終了したら，193ページの「⑥自宅での麻痺手の使用場面の割り当て」を実施する．

この手続きでは，先ほど非麻痺手で実施する作業活動については，基本的には割り当ての対象とせずに実施していく（対象者が成功体験を積み，それらの作業活動でも麻痺手で使用したいと希望が出た場合は対応する）．この際，毎日割り当てた作業活動に関しては，リストにまとめる．

さらに，割り当てた作業活動の麻痺手の使用を通して，麻痺手の使いやすさを確認してもらいながら，自分の麻痺手の様子を①毎日MALのQOMを自己評価しつつ，②麻痺手に関わる日記をつけてもらう．なお，その日の対象者との「⑥自宅での麻痺手の使用場面の割り当て」の実施する作業活動が10項目に満たなかった場合は，足りなかった項目数分の自主練習を設定して提供する（⑦自主練習の指導）．仮に自主練習を割り当てた場合は，1項目につき15〜30分実施するように指導し，②麻痺手に関わる日記にも，その実施状況を記載することを指導する．

---

### メモ　MALのQOMの自己評価と日記がなかなか実施できない

筆者の印象だが，この作業は提供に時間を要することや，対象者がなかなか対応してくれないなど，transfer packageの手続きのなかでも苦戦することが多い．

特に，もともと日記を書く習慣がない症例や，麻痺手が利き手で，非利き手での書字もかなり拙劣で努力を必要とする症例にその傾向は顕著な印象がある．ただし，日記の目的は「セルフモニタリング」の向上にあるので，この機会を喪失することは，行動学的手法の根幹を揺るがすことになりかねない．そこで近年，探索的に実施しているのが，上記の二つの手法の利点を合わせたものである．

例えば，筆者らが共同研究で実施しているものに次のものがある．①毎日MALのAOUを自己評価する，②麻痺手に関わる日記，という二つの手続きに，「⑥自宅での麻痺手の使用場面の割り当て」も合わせて簡便化し，実施するものである．毎日，「⑥自宅での麻痺手の使用場面の割り当て」を実施し，割り当てられたそれぞれの作業活動に対し，MALのAOUの順序尺度を使用し，評価する．さらに，問題点が見つかった場合は，備考欄に記載するものである（表9）．

これらを実施した石垣ら[59]は，先行研究で実施された通常のHANDS療法にこの手法をtransfer packageの一部として実施した．これにより，従来法のHANDS療法単体の介入では，MALのAOUがMCIDを超えていなかったが，修正した方法では，MCIDを超える効果を得られたとしている．

手続きが優先されると，目的が形骸化することが多い．よって，あくまでもこの手続きは，対象者自身が自分のリハビリテーション観や身体状況を理解したうえで，今後の変容につなげていくことを目的としていることを理解し，介入方法に工夫を加えることが重要である．

---

2日目，練習時に対象者が1日目に記した①MALのQOMの自己評価，②麻痺手に関わる

**表9** ①毎日 MAL の AOU を自己評価する，②麻痺手に関わる日記の二つの手続きに，⑥自宅での麻痺手の使用場面の割り当て，の利点を集めた探索的アプローチの例

| | 麻痺側上肢を使用できること | 2/2 | 2/3 | 2/4 | 2/5 | 2/6 | 2/7 | 2/8 | 2/9 | 2/10 |
|---|---|---|---|---|---|---|---|---|---|---|
| ① | 化粧水をつける | 5 | 5 | 5 | 5 | 5 | 5 | 5 | 5 | 5 |
| ② | 小さなバッグをもつ | 5 | 5 | 5 | 5 | 5 | 5 | 5 | 5 | 5 |
| ③ | ズボンのホックを留める | 4 | 3 | 4 | 4 | 0 | 0 | 4 | 4 | 4 |
| ④ | ドアの開閉 | 4 | 5 | 5 | 5 | 5 | 5 | 5 | 3 | 3 |
| ⑤ | 歯ブラシをもって歯磨き粉をつける | 2 | 2 | 5 | 5 | 5 | 5 | 5 | 4 | 4 |
| ⑥ | 立ち座りのときに両手で支える | 3 | 3 | 4 | 4 | 3 | 3 | 3 | 3 | 3 |
| ⑦ | パジャマのボタンをとめる | 0 | 0 | 0 | 0 | 1 | 0 | 0 | 0 | 0 |
| ⑧ | 電気のスイッチ操作 | 1 | 4 | 3 | 4 | 5 | 5 | 5 | 5 | 5 |
| ⑨ | 新聞を両手でもって読む | 0 | 1 | 0 | 3 | 4 | 3 | 3 | 2 | 2 |
| ⑩ | お盆・茶碗を押さえる | 1 | 1 | 1 | 1 | 1 | 2 | 2 | 3 | 3 |
| ⑪ | リモコン操作 | 0 | 0 | 0 | 2 | 2 | 2 | 3 | 2 | 2 |
| ⑫ | クローゼットの開閉 | 0 | 1 | 4 | 4 | 5 | 5 | 4 | 4 | 4 |
| ⑬ | 装具のベルクロの着脱 | | | 3 | 3 | 3 | 3 | 3 | 3 | 3 |
| ⑭ | 水道の蛇口操作 | | | | 3 | 5 | 5 | 5 | 5 | 5 |
| ⑮ | エレベーターのボタンを押す | | | | | 5 | 3 | 2 | 0 | 1 |
| ⑯ | 字を書く | | | | | 2 | 1 | 0 | 2 | 2 |
| ⑰ | 両手でタオルを絞る | | | | | 2 | 0 | 2 | 2 | 2 |
| ⑱ | 洗面器をもつ | | | | | | 1 | 1 | 2 | 2 |
| ⑲ | 薬の封を破る | | | | | | | 5 | 5 | 5 |
| ⑳ | 引き出しの開閉 | | | | | | | | 2 | 2 |
| ㉑ | 血圧計のボタンを押す | | | | | | | | 2 | 2 |
| ㉒ | 靴下を履く | | | | | | | | 1 | 1 |

（文献 59）より引用）

日記を確認し，実施可能だった活動と，実施不可能だった作業活動について話をする．実施可能だった作業活動は，その後の継続的な実施を約束し，作成しているリストから外す（自主練習についても同様）．そして，その日に新たに挑戦してもらう作業活動を割り当てる．

ただし，リストから外したからといって，その場面で麻痺手を使わなくていいということではなく，一度リストに挙げた作業活動は，その後も継続的に麻痺手の使用を意識させる（自主練習の場合は，対象者の時間に合わせて実施の継続の是非を決定する）．

一方，実施不可能であった作業活動については，練習中にその問題となった部分を，②麻痺手に関わる日記，に記載している内容と対象者の意見から明らかにし，その問題を解決するために，作業療法士と対象者が相談する（176 ページの「③実生活で麻痺手を使用するために存在する，障害を克服するための問題解決技法の獲得」）．この手続きのもと，立案された問題解決技法をその日の練習終了後，自宅に帰った後に試行し，その結果を再び日記などにまとめ，2 日目と同様，「③実生活で麻痺手を使用するために存在する，障害を克服するための問題解決技法の獲得」，「⑥自宅での麻痺手の使用場面の割り当て」，「⑦自主練習の指導」を3 日目以降も繰り返し実施する．

最終日（10 日目）の練習終了後には，今後の上肢機能の改善を期待できる関節運動を促す自主練習を作成し，書類にまとめ対象者に提供する．この書類を最後に，日々作成した「②麻痺手に関わる日記」，「③実生活で麻痺手を使用するために存在する，障害を克服するための問題

解決技法の獲得」，「⑥自宅での麻痺手の使用場面の割り当て」などをまとめ記載した書類を対象者に提供し，練習後の最終評価に移る．その後は，長期的な経過を観察するために，アプローチ後1・3・6・12か月後に評価を再度実施する．

ただし，この運用方法は1日5時間，10日間のプロトコルの手続きの流れである．この流れを参考に，それぞれの臨床現場に適応した，さまざまな形態で結果を検証することが重要である．

## 文献

1) Young NL, et al：The context of measuring disability：does it matter whether capability or performance is measured?. J Clin Epidemiol 49：1097-1101, 1996
2) Bailey RR, et al：Quantifying real-world upper limb activity in nondisabled adults and adults with chronic stroke. Neurorehabil Neural Repair 29：969-978, 2015
3) 天野暁ほか：脳卒中後に影響を受けた上肢に対する評価手段．J Clin Rehabilitation 26：19-26, 2017
4) Jette AM：Toward a common language for function, disability, and health. Phys Ther 86：726-734, 2006
5) Hartman-Maeir A, et al：Activities, participation and satisfaction one-year post stroke. Disabil Rehabil 29：559-566, 2007
6) Huseyinsinoglu BE, et al：Bobath Concept versus constraint-induced movement therapy to improve arm function recovery in stroke patients：a randomized controlled trial. Clin Rehabil 26：705-715, 2012
7) Barzel A, et al：Home-based constraint-induced movement therapy for patients with upper limb dysfunction after stroke（HOMECIMT）：a cluster-randomised, controlled trial. Lancet Neurol 14：893-902, 2015
8) van Delden AL, et al：Match and mismatch between objective and subjective improvements in upper limb function after stroke. Disabil Rehabil 35：1961-1967, 2013
9) Fleming MK, et al：Self-perceived utilization of the paretic arm in chronic stroke requires high upper limb functional ability. Arch Phys Med Rehabil 95：918-924, 2014
10) Winstein CJ, et al：Effect of a task-oriented rehabilitation program on upper extremity recovery following motor stroke. JAMA 315：571-581, 2016
11) French B, et al：Repetitive task training for improving functional ability after stroke. Cochrane Database Syst Rev 17：CD006073, 2016
12) Waddell KJ, et al：Does task-specific training improve upper limb performance in daily life poststroke?. Neurorehabil Neural Repair 31：290-300, 2017
13) Morris DM, et al：Constraint-induced movement therapy：characterizing the intervention protocol. Eura Medicophys 42：257-268, 2006
14) Kwakkel G, et al：Constraint-induced movement therapy after stroke. Lancet Neurol 14：224-234, 2015
15) Taub E, et al：An operant approach to rehabilitation medicine：overcoming learned nonuse by shaping. J Exp Anal Behav 61：281-293, 1994
16) van der lee JH, et al：Forced use of upper extremity in chronic stroke patients：results from a single-blind randomized clinical trial. Stroke 30：2369-2375, 1999
17) Takebayashi T, et al：A 6-month follow-up after constraint-induced movement therapy with and without transfer package for patients with hemiparesis after stroke：a pilot quasi-randomized controlled trial. Clin Rehabil 27：418-426, 2013
18) Taub E, et al：Method for enhancing real-world use of a more affected arm in chronic stroke：transfer package of constraint-induced movement therapy. Stroke 44：1383-1388, 2013
19) Taub E, et al：New treatments in neurorehabilitation founded on basic research. Nat Rev Neurosci 3：228-236, 2002
20) Sanes JN, et al：Rapid reorganization of adult rat motor cortex somatic representation pattern after motor nerve injury. Proc Natl Acad Sci USA 85：2003-2007, 1988
21) Liepert J, et al：Changes of cortical motor area size during immobilization. Electroencephalogr Clin Neurophysiol Suppl 97：382-386：382-6, 1995
22) Rosenstock IM, et al：Social learning theory and the Health Belief Model. Health Educ Q 15：175-183, 1988
23) Rimer BK, et al：Theory at a glance：a guide for health promotion practice. http://sbccimplementationkits.org/demandrmnch/ikitresources/theory-at-a-glance-a-guide-for-health-promotion-practice-second-edition/（平成29年5月10日現在）
24) Bandura A：Self-efficacy：Toward a unifying theory if behavioral change. Psychol rev 84：191-215, 1977
25) Dominick KL, et al：Adherence to physical activity. In：Bosworth HB, Oddone EZ, Weinberger M, editors patient treatment adherence：concepts, interventions, and measurement. Lawrence Erlbaum Associates, New Jersey, 2006
26) Kripalani S, et al：Interventions to enhance medication adherence in chronic medical conditions. a systematic review. Arch Intern Med 167：540-550, 2007
27) Dishman RK：Determinants and interventions for physical activity and exercise. In：Bourchard C, Shepard RJ, Stephens T, Sutton JR, McPherson BD, editors. Physical activity, fitness and health：International proceedings and consensus statement. Champaign IL：Human Kinetics：214-238, 1994
28) 高橋香代子ほか：新しい上肢運動機能評価法・日本語

版 Motor Activity Log の信頼性と妥当性の検討．作業療法 28：628-636, 2009

29) Uswatte G, et al：Reliability and validity of the upper-extremity Motor Activity Log-14 for measuring real-world arm use. Stroke 36：2493-2496, 2005

30) Uswatte G, et al：Contribution of the shaping and restraint components of Constraint-induced Movement therapy to treatment outcome. NeuroRehabilitation 21：147-156, 2006

31) Uswatte G, et al：The motor activity log-28：assessing daily use of the hemiparetic arm after stroke. Neurology 67：1189-1195, 2006

32) 竹林崇：Transfer package について．道免和久編，ニューロリハビリテーション．医学書院，東京，2016

33) UAB CI therapy research group：University of Alabama, Birmingham (UAB), 2011

34) Allport GW：The use of personal documents in psychological science, Social Science Research Council, New York, 1942

35) エリオット・フリードソン：医療と専門家支配．進藤雄三ほか訳，恒星社厚生閣，東京，118-148, 1992

36) 上村貞美：患者の権利－インフォームド・コンセントを中心に－．虫明満編．人のいのちと法－生命倫理と法－．法律文化社，京都，58, 1996

37) Beachamp TL, et al：Principles of biomedical ethics. 6th edition, Oxford university press, New York, 114-115, 2009

38) Charles C, et al：Shared decision-making in the medical encounter：what does it mean? (or it takes at least two to tango). Soc Sci Med 44：681-692, 1997

39) Kagawa S, et al：Effects of constraint-induced movement therapy on spasticity in patients with hemiparesis after stroke. J Stroke and Cerebrovasc Dis 22：364-370, 2013

40) Strull WM, et al：Do patients want to participate in medical decision making?. JAMA 252：2990-2994, 1984

41) Garrison M, et al：The law of bioethics, individual autonomy and social regulation. West Academic, St Paul：112-122, 2003

42) van Roosmalen MS, et al：Randomized trial of a shared decision-making intervention consisting of trade-offs and individualized treatment information for BRCA1/2 mutation carriers. J Clin Oncol 22：3293-3301, 2004

43) Morgan MW, et al：Randomized, controlled trial of an interactive videodisc decision aid for patients with ischemic heart disease. J Gen Intern Med 15：685-693, 2000

44) Malm U, et al：Integrated care in schizophrenia：a 2-year randomized controlled study of two community-based treatment programs. Acta Psychiatr Scand 107：415-423, 2003

45) Von Korff M, et al：Effect on disability outcomes of a depression relapse prevention program. Psychossom Med 65：938-943, 2003

46) 仲田洋美：Informed consent と shared decision-making．腫瘍内科 10：268-273, 2012

47) Model of human occupation theory and application. http://www.cade.uic.edu/moho/productDetails.aspx?aid=41（平成 29 年 5 月 10 日現在）

48) Stacey D, et al：Decision aids for people facing health treatment or screening decisions. Cochrane Database Syst Rev 28：CD001431, 2014

49) Joosten EA, et al：Systematic review of the effects of shared decision-making on patient satisfaction, treatment adherence and health status. Psychther Psychosom 77：219-226, 2008

50) Tomori K, et al：Utilization of the iPad application：Aid for Decision-making in Occupation Choice. Occup Ther Int 19：88-97, 2012

51) Ohno K, et al：Development of a tool to facilitate real life activity retraining in hand and arm therapy. British J Occup Ther 80：311-318, 2017

52) 大谷愛ほか：Aid for decision-making in occupation choice for hand (ADOC-H) 紙面版の CI 療法における試用．作業療法ジャーナル 49：1141-1145, 2015

53) Berns GS, et al：Predictability modulates human brain response to reward. J Neurosci 21：2793-2798, 2001

54) Brogårdh C, et al：A 1 year followed after shortened constraint-induced movement therapy with and without mitt poststroke. Arch Phys Med Rehabil 91：460-464, 2010

55) Krawczyk M, et al：Effects of sling and voluntary constraint during constraint-induced movement therapy for the arm after stroke：a randomized, prospective, single-centre, blinded observer rated study. Clin Rehabil 26：990-998, 2012

56) 原田朋美ほか：家族参加型の上肢集中練習により希望であった麻痺手での作業を達成できた一症例．作業療法 36：437-443, 2017

57) 西村翔太ほか：回復期リハビリテーション病棟入院中の脳卒中患者に対する病棟実施型 CI 療法の試み．作業療法 37：96-103, 2018

58) 竹林崇ほか：CI 療法．リハビリナース 9：320-324, 2016

59) 石垣賢和ほか：回復期における簡略化した Transfer Package を追加した Hybrid Assistive Neuromuscular Dynamic Stimulation Therapy (HANDS療法) が麻痺手の使用に与える影響について．（印刷中）

# 和文索引

## あ行

アーツ・アンド・クラフツ運動 2
安静時運動閾値 133
一次運動野 22
インタラクション 101
インナーマッスル 66
インフォームドコンセントモデル 180
ウェブスペース 72
運動閾値 147
運動学習理論 4
運動学的評価 52
運動制御のシステムモデル 4
運動前野 22
運動誘発電位 133
エイド 185
エビデンス 20
エンカレッジメント 101
オーバーリーズニング 22
オフラインの運動 23
オペラント条件学習 22
オンラインの運動 24

## か行

回旋筋腱板 68
階層理論 18
階層論 16
介入試験 26
海馬 22
学習性不使用 5
学習性無力感 189
可塑性 7, 8
課題指向型アプローチ 3, 52, 84
課題特異型アプローチ 3
肩関節亜脱臼 147
活動量計 52
カナダ作業遂行測定 39, 49
カペナースプリント改良型 59
簡易上肢機能検査 45
感覚閾値 145
還元主義 16
関節内圧 69
観念運動失行 94
観念失行 94
機能指向型アプローチ 14
機能予後 130
キャノニカルニューロン 18
強化学習 134
教師あり学習 134
教師なし学習 134
共同運動パターン 53
棘下筋 68
棘上筋 69
緊張性振動反射 151
クライエント中心 3
痙縮 40
経頭蓋磁気刺激 22, 142
経頭蓋直流電気刺激 142
肩甲下筋 69
健康信念モデル 169, 170
肩甲帯 74
効果量 35
後根 5
行動強化 87
行動契約 171
行動のきっかけ 170
興奮性電極 142
誤学習 73
国際障害分類 16
国際生活機能分類 16
コーチング 101
ゴールデンスタンダード 35

## さ行

最小可変変化量 34
作業治療 2
作業の目的的利用 10
作業療法教育最低基準 3
三角筋中部線維 74
シェアードデシジョンメイキングモデル 180
視覚アナログスケール 50
自己効力感 85, 170
自己組織化マップ 135
仕事治療 2
システムモデル 17
失敗体験 90
周波数 145
手指伸展装具 75
小円筋 69
障害指向型アプローチ 14
上後頭前頭束 23
小脳 22
神経筋促通術 4
身体失認 73, 94
スパイダースプリント 59
生態理論 4, 17

正の強化　6
世界作業療法連盟　3
世界保健機関　16
セルフエフィカシー　85
セルフモニタリング　176
セロトニン　85
全国作業療法推進協会　2
線条体　87
前頭葉　22
前部帯状回　87
早期学習　24
装具療法　59
ソマトトピー　135

### た行

大胸筋　74
帯状回　22
帯状束　22
帯状帯　87
大脳脚　22
タイプA行動パターン　89
対立装具　73
ダブルトランスレーション　35, 39
遅延学習　24
注意の分配　94
中枢運動神経伝導時間　133
中枢神経システム　20
デシジョンツリー　142
テノデーシスアクション　72
テーピング　74
動機付け　89
道徳療法　2
徒手筋力テスト　41
トップダウン評価　53
ドーパミン作動ニューロン　86

### な行

内部モデル　91
内包後脚　22
内包前脚　22
難易度調整　177
日誌法　174
ニューロモデュレーション　147
人間作業モデル　185
認知された重大性　170
認知された障害　169, 170
認知された脆弱性　170
認知された利益　170
ネガティブフィードバック　104
脳弓　22
脳梁　22

### は行

背側カックアップスプリント　78
背背側視覚経路　24
背腹側視覚経路　24
パターナリズムモデル　180
パルス幅　145
半球間抑制　94, 149
反射理論　18
半側空間無視　94, 95
ハンドリング　14
皮質脊髄路　22
皮質内抑制　53, 149
フィードバック　101
腹側線条体　104
物理療法　59
負の強化　6
ブルンストロームステージ　35
プロトラクション　74, 76
文脈　17
扁桃体　104

報酬　8, 84
ポジティブフィードバック　104
補足運動野　22
ボツリヌス毒素A型　157
ボツリヌス毒素施注　157
ボトムアップ評価　52
ボバースコンセプト　14

### ま行

末梢電気刺激　143
麻痺手の観察　171
脈絡　17
ミラーセラピー　149
ミラーニューロンシステム　149
無作為化比較試験　8
メンタルプラクティス　149
目標指向型アプローチ　17
目標設定　17
モチベーション　85
モデリング　101
問題解決技法　171

### や行

抑制電極　142
予測報酬誤差　84

### ら行

ラッシュモデル　39
リーズニング　22
リトラクション　76
臨床上の最小変化量　34
連合線維　22
練習量　130
ローテーターカフ　68
ロボット療法　152

## 数字・欧文索引

1人称　108
2人称　108
3人称　108
action research arm test　41
ADOC　46, 185
ADOC-H　187
aid for decision-making in occupation choice　46, 185
amount of use　46
AMPS　46
Anodal 電極　142
AOU　46
ARAT　41
assessment of motor and process skills　46
A 型傾向安定表　89
BBT　45
behavioral contract　171
box and block test　45
BRS　35, 39
Brunnstrom recovery stage　35
Canadian occupational performance measure　39
Cathodal 電極　142
CCFES　150
CI 療法　5
client-centered　3
constraint-induced movement therapy　5
context　17
contra laterally controlled function electrical stimulation　150
COPM　39, 49

cue of action　170
DAVS　151
direct application of vibratory stimuli　151
effect size　35
FAS　44
fast learning　24
FMA　35
forced use therapy　5
Fugl-Meyer assessment の上肢運動項目　35
functional ability scale　44
functional independence measure　35
GABA　53
goal directed approach　17
health belief model　169
home skill assignment list　185
ICF　34
informed consent model　180
international classification of functioning, disability and health　34
late learning　24
learned non use　5
MAL　39, 46
manual muscle test　41
MAS　40
MCID　34
MDC　34
MI　41
minimal clinically important difference　34

minimal detectable change　34
MMT　41
modified Ashworth scale　40
monitoring　171
moral treatment　2
motor activity log　39, 46
motricity index　41
NSPOT　2
occupational cure　2
occupational questionnaires　185
paternalism model　180
perceived barrier　169, 170
perceived benefit　170
perceived severity　170
perceived susceptibility　170
performance time　44
PNF　14
pre-shaping　73
problem-solving　171
proprioceptive neuromuscular facilitation　14
QOM　46, 82
quality of movement　46, 82
ReoGo®-J　152
research setting　65
self-efficacy　169, 170
SF-36　39
shaping　10
shared decision making model　180
Short Form 36 Item Health Survey　39
simple test for evaluating hand

function　45
SIS　49
soft tissue manipulation　14
STEF　45
stroke impact scale　49
task practice　10
task-oriented approach　3
task-specific approach　3
tDCS　142

the National Society for the Promotion of Occupational Therapy　2
TMS　142
transcranial direct current stimulation　142
transcranial magnetic stimulation　142
transfer package　10, 168

translational study　20
VAS　50
visual analog scale　50
WFOT　3
WMFT　39, 43
Wolf motor function test　39, 43
work cure　2
World Federation of Occupational Therapists　3